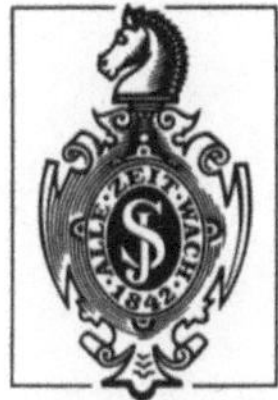
ALLE ZEIT WACH
1842

Burkhard Helpap

Leitfaden der Allgemeinen Entzündungslehre

Mit 66 zum Teil farbigen Abbildungen
und 41 Tabellen

Springer-Verlag Berlin Heidelberg New York
London Paris Tokyo

Professor Dr. Burkhard Helpap
Städtisches Krankenhaus Singen
Pathologisches Institut
Virchow-Straße 10
7700 Singen, Bundesrepublik Deutschland

ISBN 978-3-662-00857-7 ISBN 978-3-662-00856-0 (eBook)
DOI 10.1007/978-3-662-00856-0

CIP-Kurztitelaufnahme der Deutschen Bibliothek
Helpap, Burkhard: Leitfaden der Allgemeinen Entzündungslehre
/ Burkhard Helpap. – Berlin ; Heidelberg ;
New York ; London ; Paris ; Tokyo :
Springer, 1987
ISBN 978-3-662-00857-7

2123/3145-543210

Vorwort

Kenntnisse über die Grundlagen der Entstehung und des Ablaufes einer Entzündung gehören zum Basiswissen der klinischen Medizin. Die Konzentration der Allgemeinen Pathologie in den deutschen Lehrbüchern, bestimmt durch den Gegenstandskatalog, hat dazu geführt, daß die allgemeine Entzündungslehre teilweise sehr lückenhaft im Zusammenspiel von Biochemie, Morphologie und Immunologie abgehandelt wird.

In der vorliegenden Monographie ist daher versucht worden, einen Leitfaden der allgemeinen Entzündungslehre zu erarbeiten, der sich sehr ausführlich mit der Mediatorenfunktion, Morphologie und Pathophysiologie vaskulärer und zellulärer Phasen der Entzündung auseinandersetzt. Es werden grundsätzliche biochemische, immunologische und zelluläre Reaktionen beschrieben mit Ausblick auf Diagnostik und Therapie von Entzündungserkrankungen der klinischen Medizin.

Die Ergebnisse stützen sich auf 15jährige experimentell-morphologische Analysen. Die experimentellen Untersuchungen sind durch die Deutsche Forschungsgemeinschaft (Forschungsvorhaben: Wundheilung HE 537) großzügig gefördert worden.

Für die Assistenz beim Tierexperiment, vor allem für die Anfertigung der Zeichnungen danke ich meiner langjährigen Medizinisch-Technischen Assistentin Frau Inge Heim. Großer Dank gebührt meiner Doktorandin Frau Dr. Ute Riedlinger für die unermüdliche Literaturanalyse. Für die kritische Durchsicht des Manuskriptes und für wissenschaftliche Hinweise danke ich den Herren Prof. Dr. Otto Haferkamp und Prof. Dr. Burkhard-Dieter Bültmann, Pathologisches Institut der Universität Ulm sehr.

Dem Springer-Verlag danke ich für das entgegengebrachte Verständnis und für die schnelle und problemlose Drucklegung.

Singen, September 1986 BURKHARD HELPAP

Inhaltsverzeichnis

1 Einleitung

Entzündung ist eine Reaktion lebenden Gewebes auf jede Art von Verletzung (Robbins et al. 1981).

Diese Definition umfaßt folgende Gesichtspunkte:

1. Zell- oder Gewebsschädigung (Alteration). (Cottier 1980b; Tabelle 1).
2. Reaktion der Gefäße, Blut- und Bindegewebszellen am Ort der Gewebsschädigung (lokale Reaktion).
3. Reaktion des Gesamtorganismus (systemische Reaktion; Tabelle 2).

Der lokalen Reaktion liegt ein einheitliches, unspezifisches Reaktionsmuster zugrunde. Sie beginnt mit einer *vaskulären Phase* und äußert sich in einer Störung der Durchblutung und der Gefäßdurchlässigkeit für plasmatische Proteine. An die vaskuläre Phase schließt sich eine *zelluläre Phase* an. Weiße Blut-

Tabelle 1. Ursachen von Gewebsalteration und Entzündung. (Nach Cottier 1980b)

Mechanisch-traumatische Noxen	Schnittwunden Rißwunden Quetschwunden Stichwunden Schußwunden Gewebszertrümmerung Stumpfe Traumen
Thermische Noxen	Hitzeschäden Kälteschäden
Strahlen	Ionisierende Strahlen UV-Strahlen
Unbelebte Fremdkörper	
Mikroorganismen	Bakterien Viren Pilze Parasiten Protozoen
Chemisch-toxische Noxen	
Endogene Noxen	Ischämie Blutung Stoffwechselprodukte Pathologische Immunreaktionen

Tabelle 2. Systemische Reaktionen. (Billingham und Gordon 1976; Canonico et al. 1979; Cottier 1980b; Kushner et al. 1980; Courtoy et al. 1981; Kushner 1982; Kampschmidt et al. 1982)

Schmerz
Fieber
Sepsis
Hypovolämischer Schock

Plasmatische Veränderungen:

Eiweiße:	BKS-Beschleunigung Konzentrationsabfall: Albumin, Transferrin Konzentrationsanstieg: Alpha-1-saures Glykoprotein, Alpha-1-Antitrypsin, Alpha-1-Antichymotrypsin, Haptoglobin, Zoeruloplasmin, Fibrinogen, Gammaglobuline, Alpha-2-Makroglobulin, C-reaktives Protein, Serum-Amyloid, A-Protein (SAA)
Kationen:	Abfall: Zink (Zn), Eisen (Fe) Anstieg: Kupfer (Cu)
Zellen:	Leukozytose, Leukopenie, Linksverschiebung, Monozytose, Eosinophilie

Veränderte Syntheseaktivität der Leber

Endokrine Veränderungen:	Anstieg von Insulin, Glukagon, TSH, T3, T4, ACTH, Kortisol, Aldosteron, Vasopressin
Metabolische Veränderungen:	Steigerung des Gesamtstoffwechsels Negative Stickstoffbilanz Azidoseneigung Blutzuckeranstieg

Erhöhter Sympathikotonus
Vorübergehende RES-Depression

Immunsuppression

Tabelle 3. Einflußfaktoren auf den Ablauf der Entzündung. (Mod. nach Cottier 1980b)

Lokale Faktoren:

Art und Intensität des auslösenden Reizes
Schweregrad und Ausdehnung der Alteration
Art des betroffenen Gewebes
Temperatur
Durchblutung

Allgemeine Faktoren:

Hereditäre Faktoren
Alter
Geschlecht
Ernährungszustand
Begleiterkrankungen
Endokrine Einflüsse
Vegetative Einflüsse
Stoffwechselstörungen

Exogene Faktoren:

Pharmaka

zellen (Leukozyten) werden randständig im Gefäß (*Margination*), und treten durch die Gefäßwand aus in den angrenzenden Interzellularraum (*Emigration*). Von dort aus wandern sie gezielt in die Richtung des entzündungsauslösenden Reizes (*Chemotaxis*), sammeln sich dort an (*Aggregation*), und erfüllen verschiedene zellspezifische Funktionen. Mit einem regelrechten Ablauf dieser Phasen geht die Entzündung über in eine *Heilungsphase*, in der das nekrotische Material resorbiert und die Kontinuität des Gewebes meist in Form einer bindegewebigen Narbe wiederhergestellt wird.

Systemische Reaktionen geben oftmals einen ersten Hinweis auf das Vorliegen einer entzündlichen Erkrankung. Als teilweise spezifische, im wesentlichen jedoch unspezifische Parameter dienen sie der Diagnostik und der Beurteilung des Verlaufes entzündlicher Erkrankungen.

Sowohl die lokale als auch die systemische Reaktion unterliegen zahlreichen Einflußfaktoren (Tabelle 3), die den Ablauf der entzündlichen Reaktion modifizieren (Canonico et al. 1979; Cottier 1980b).

Nach Morphologie und Verlauf werden akute und chronische Entzündungen unterschieden (van Furth 1980). Die Übergänge sind fließend.

Sowohl für den in seinem Grundmuster einheitlichen Entzündungsablauf, als auch für die sehr verschiedenartigen Ausgestaltungen der lokalen und systemischen Reaktion sind folgende Faktoren verantwortlich:

1. Mediatoren sind chemische Substanzen, die durch Zell- oder Gewebsalteration direkt oder indirekt biologisch wirksam werden und verschiedene Entzündungsreaktionen hervorrufen. Um als Mediator zu gelten, muß eine Substanz verschiedene Kriterien erfüllen (Johnston et al. 1979).

2. Zellen (neutrophile Granulozyten; mononukleäre Phagozyten, Lymphozyten, eosinophile Granulozyten, basophile Granulozyten) und ihre spezifischen Funktionen wie Zellwanderung, Phagozytose, Degranulation.

Die folgenden Abhandlungen sollen

1. Einsicht in die Zusammenhänge der verschiedenen Mediatorsysteme vermitteln,
2. die Bedeutung des Zusammenspiels zwischen Mediatoren und Zellen erfassen,
3. den Beitrag der Zellen zum Ablauf der Entzündung besonders im Hinblick auf die Entstehung pathologischer Verlaufsformen (massive Gewebszerstörung, chronische Entzündung, fehlerhafte Immunreaktion, gestörte Wundheilung) untersuchen,
4. die Bedeutung fehlender Mediatoren einerseits und pathologisch übersteigerter Mediatoraktivität andererseits für die Entstehung von Erkrankungen diskutieren,
5. eine mangelhafte Zellfunktion der ungehinderten Zellaktivität gegenüberstellen.

Die genaue Kenntnis der Zusammenhänge ist von diagnostischem Wert

1. Für die Erfassung von entzündlichen Erkrankungen und
2. für die Beurteilung ihres Verlaufes.

Sie vermittelt darüber hinaus Ansatzpunkte für eine kausale und symptomatische Therapie und liefert möglicherweise Hinweise auf das Scheitern bisheriger Therapien in bestimmten Fällen.

Die z. T. sehr kompliziert ablaufenden Mechanismen bei der Entzündung zeigen bei detaillierter Betrachtung und Analyse für die verschiedenen entzündlichen Erkrankungen ein entsprechend unterschiedliches klinisches Korrelat, bei relativ einheitlichem morphologischem Muster. Dies unterstreichen vor allem die entzündlichen Erkrankungen mit bekannter und unbekannter Ätiologie.

Der vorliegende Leitfaden versucht hier in das klinisch-therapeutische Geschehen einzugreifen und Grundlagen für kausale und symptomatische Therapieansätze zu schaffen. Zudem werden Hinweise gegeben, die das Scheitern bisheriger Therapien in bestimmten Krankheitsfällen erklären.

Somit besteht die Aufgabe dieses Leitfadens darin, die schwierige morphologische Materie der allgemeinen Entzündungslehre verständlich für Klinik und Therapie zu gestalten.

2 Die allgemeine Entzündung, ihre Mediatoren und ihre Zellen

2.1 Die vaskuläre Phase

2.1.1 Die Durchblutungsstörung

Die lokale Reaktion beginnt mit einer kurzfristigen, durch das autonome Nervensystem gesteuerten Vasokonstriktion.

Dieser folgt eine Zunahme des Bluteinstromes in das Wundgebiet (*Hyperämie*) (Abb. 1) (Woodward und Owen 1977; Urbascheck und Urbascheck 1979).

Die Ursachen dieser Hyperämie sind

1. eine Dilatation der Arteriolen, wodurch die Gesamtstromstärke in das nachgeschaltete Gefäßgebiet zunimmt,
2. eine Öffnung präkapillärer Sphinkteren und
3. ein erhöhter Widerstand der Venolen (Zweifach 1964).

Der Blutstrom im venösen Stromgebiet vermindert sich. Die Blutflußgeschwindigkeit verlangsamt sich. Der intravasale Druck nimmt zu (Urbascheck und Urbascheck 1979). Nach Gewebsverletzungen kommt es bald zur prästatischen Verlangsamung und schließlich zum Stillstand der Blutsäule.

Die Ursache dieser Verlangsamung des Blutstromes liegt in einer Steigerung der Viskosität des Blutes, welche offenbar auf einem initialen Plasmaverlust beruht (Movat 1979a).

2.1.2 Die Permeabilitätsstörung

Der zeitliche Ablauf der Permeabilitätsstörung variiert je nach Art und Dauer der Einwirkung des entzündlichen Reizes und der Art der daran beteiligten Mediatoren (Abb. 2).

So beginnt die mittels ^{125}I radioaktiv markiertem, menschlichem Serumalbumin gemessene Permeabilitätssteigerung nach intradermaler Endotoxingabe unmittelbar nach Injektion, erreicht ein Maximum nach 2 Stunden und fällt im Laufe der nächsten 4 Stunden wieder ab (Kopaniak et al. 1980).

Zum Vergleich nimmt die Gefäßdurchlässigkeit nach thermalem Gewebsschaden innerhalb der ersten Minute rasch zu und zeigt danach einen allmählichen Anstieg (Owen und Farrington 1976).

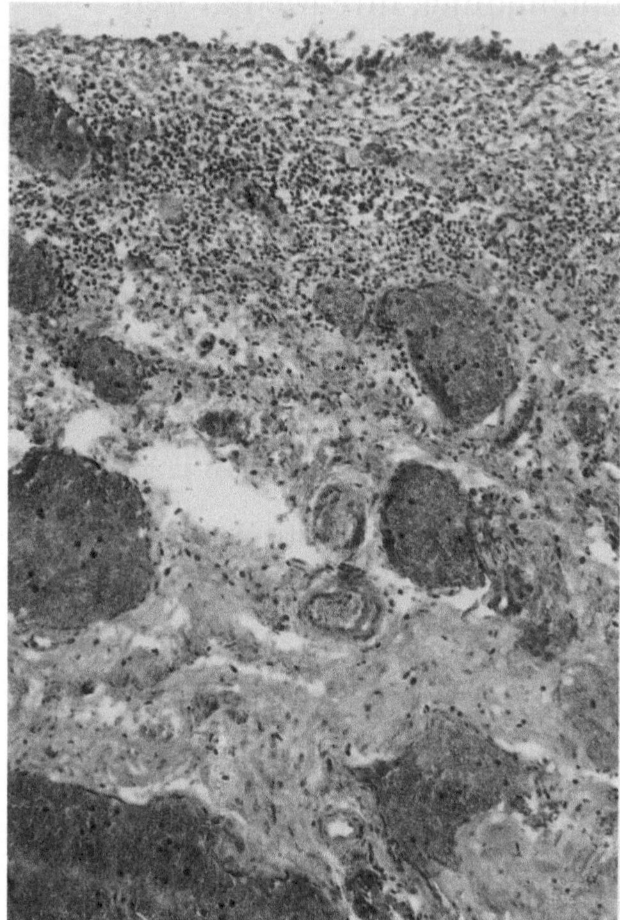

Abb. 1. Hyperämie der Kapillaren in der frühen vaskulären Phase der Entzündung. Hämatoxylin-Eosin-Färbung, Vergr. 42mal

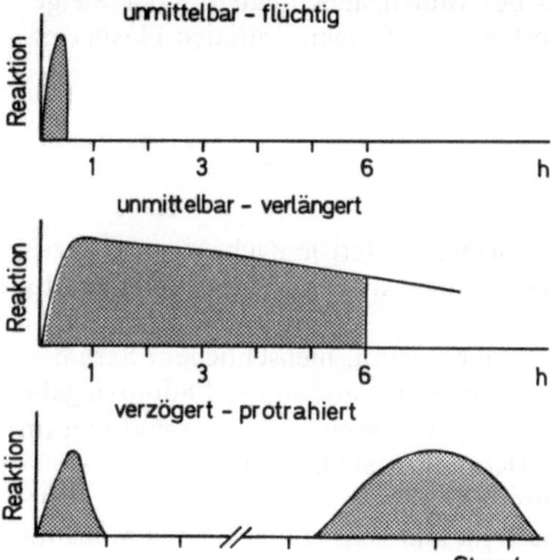

Abb. 2. Formen des Flüssigkeitsaustrittes und zeitlicher Verlauf. Flüchtige Initialreaktion vor verzögert protrahiertem Flüssigkeitsaustritt. (Modifiziert nach Ryan und Mayno 1977)

Nach UV-Bestrahlung von Meerschweinchenohren verläuft die Permeabilitätsstörung in 2 Phasen. Auf einen initialen, raschen Permeabilitätsanstieg folgen ein kurzfristiger Abfall und ein erneuter, langsamer Anstieg (Woodward und Owen 1977).

Die Ursachen der Permeabilitätserhöhung sind

1. die Einwirkung vasoaktiver Mediatoren auf das Gefäßendothel, und
2. die direkte Schädigung des Gefäßendothels, die sich besonders bei schweren Gewebsschäden bemerkbar macht (Cotran und Majno 1964; Cotran 1982).

Die mediatorbedingte Permeabilitätserhöhung beschränkt sich hauptsächlich auf das Gebiet der postkapillären Venolen, während der direkte Gefäßschaden auch das Gebiet der Kapillaren erfaßt (Cotran und Majno 1964; Movat 1979a; Cotran 1982).

Die morphologischen Grundlagen der Permeabilitätsstörung lassen sich licht- und elektronenmikroskopisch erfassen, indem man nach Injektion von Farbstoffen, kolloidalen Teilchen oder Makromolekülen (z. B. Ferritin bei elektronenmikroskopischen Untersuchungen) den Übertritt der Substanzen aus dem Gefäßsystem verfolgt (Cashley-Smith und Carter 1979).

Die Wirkung vasoaktiver Mediatoren (Histamin, Serotonin, Bradykinin, C3a, C5a) beruht auf einer sofortigen, vorübergehenden Öffnung der Endothelzellverbindungen in kleinen und mittleren Venolen (Cashley-Smith 1979; Cotran 1982). Dadurch können Plasmaproteine, Elektrolyte und Wasser zwischen den Zellen in das Interstitium gelangen. Die Endothelzellen verkürzen sich mit Hilfe kontraktiler Elemente (Aktin, Myosin) (Majno et al. 1969). Begünstigend auf ein zusätzliches, passives Auseinanderweichen der Endothelzellen wirkt außerdem die Zunahme des intravasalen Druckes, bedingt durch den vermehrten Bluteinstrom (Silberberg 1979).

Die mediatorbedingte Permeabilitätserhöhung ist kurzfristig, und steht im Vordergrund bei milden entzündlichen Reaktionen.

Der direkte Gefäßschaden beruht auf einer Endothelzellnekrose. Die Permeabilitätsstörung hält somit länger an (Cotran 1982).

Die Passage durch die Basalmembran, einer weiteren physiologischen Barriere für Makromoleküle, ist noch weitgehend ungeklärt. Es sind jedoch elektronenmikroskopisch nachweisbare Diskontinuitäten beschrieben, durch welche Makromoleküle vermehrt Durchtritt finden (Cotran und Majno 1964).

2.1.3 Die Exsudation von Blutplasma

Eine Folge der erhöhten Gefäßpermeabilität ist der Austritt von Plasma in das Interstitium (*Exsudation*) (Abb. 3). Die Plasmaproteine treten entlang ihres Konzentrationsgradienten in das Gewebe aus. Auf Grund ihrer Wasserbindungskapazität ziehen sie Wasser nach sich. Es entsteht ein *Ödem*. Begünstigend auf den Flüssigkeitsaustritt wirkt der durch die Hyperämie erhöhte intravasale Druck (Silberberg 1979). Als entgegengesetzte Kraft baut sich eine Spannung der festen Gewebselemente auf (Silberberg 1979).

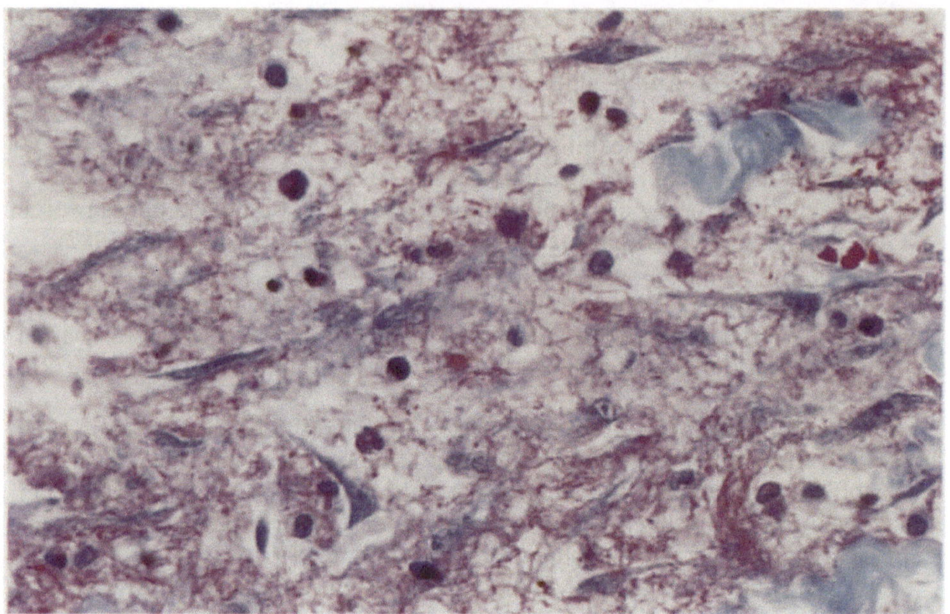

Abb. 3. Plasma-Fibrinaustritt in das Interstitium. Azanfärbung, Vergr. 360mal

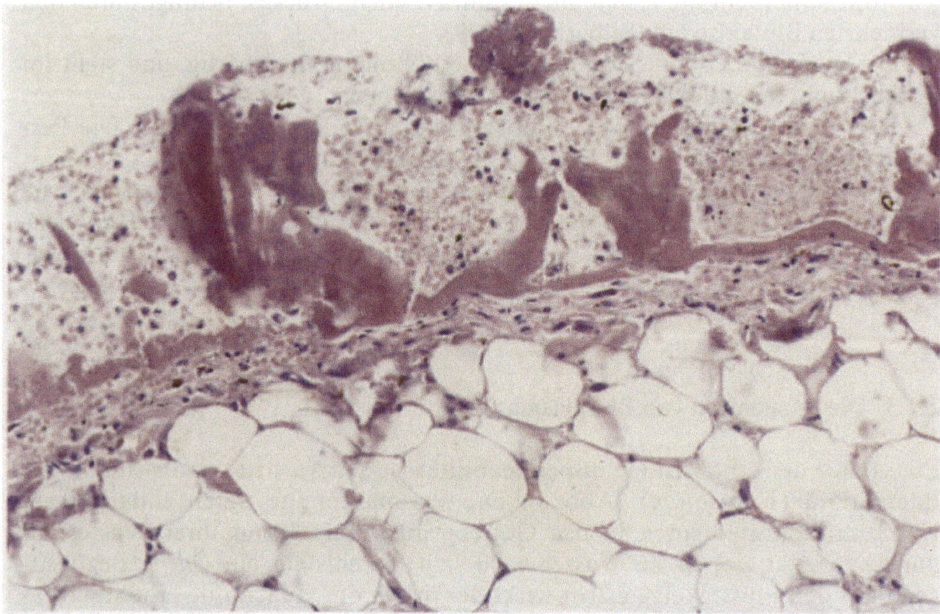

Abb. 4. Fibrinausschwitzung an serösen Oberflächen. Hämatoxylin-Eosin-Färbung, Vergr. 42mal

Milde Läsionen verursachen nur einen Verlust kleinerer Proteinmoleküle. Das Exsudat ist serös.

Tritt Fibrinogen mit ins Gewebe aus, wird es durch die Aktivierung des Gerinnungssystems zu Fibrin gespalten. Das Exsudat ist fibrinös (Abb. 4).

Eine Schädigung der Basalmembran erlaubt den Austritt von Erythrozyten, die im Gegensatz zu Leukozyten keine Eigenbeweglichkeit besitzen. Das Exsudat ist hämorrhagisch.

Der Abtransport von Proteinen, Zellen und Zelltrümmern erfolgt über interstitielle Gewebekanäle in das Lymphsystem (Muller 1981). Mikroskopisch läßt sich eine Verbreiterung interstitieller Gewebekanäle feststellen (Cashley-Smith 1979). Der Lymphfluß nimmt um das 10–20fache zu. Der Proteingehalt der Lymphe erhöht sich von 1–2 g/100 ml auf 5 g/100 ml (Cashley-Smith 1973). Die porenhaltigen Lymphgefäße erweitern sich und werden durchlässiger durch Faserzug an den Lymphkapillaren sowie durch Endothelzellkontraktion (Cottier 1980b).

Der Abtransport über die Lymphe bietet einen möglichen Weg für die Ausbreitung von Erregern und Entzündung (*Lymphangitis, Lymphadenitis*) (Cottier 1980b).

Andererseits ist der Antigentransport zur regionalen Lymphknotenstation wichtig für die Stimulation einer spezifischen Immunantwort.

Versagt die Drainage des Ödems durch das Lymphsystem, so entsteht ein proteinreiches Lymphödem, welches die Entwicklung einer Fibrose begünstigt (Cashley-Smith 1979; Muller 1981).

2.2 Mediatoren

Mediatoren bilden ein wichtiges Bindeglied zwischen dem entzündungsauslösenden Faktor und der Reaktion der Gewebselemente, der Entzündung.

Um als allgemeingültiger, entzündungswirksamer Mediator zu gelten, muß eine Substanz eine Reihe von Kriterien erfüllen:

1. Sie muß sich in verschiedenen Geweben und in verschiedenen Spezies nachweisen lassen.
2. Nach Injektion muß sie in der Lage sein, einige entzündliche Reaktionen zu induzieren.
3. Der Nachweis natürlich vorkommender Inhibitoren sollte erbracht sein.
4. Die Substanz sollte möglichst in der Phase der Entzündung aus dem Gewebe heraus isoliert werden können, damit ihre biologische Wirksamkeit geprüft werden kann.
5. Durch spezifische Antagonisten muß sich die biologische Wirkung unterdrücken lassen (Johnston et al. 1979).

Mediatoren werden auf verschiedene Weise biologisch aktiv (Ward 1980):

Einige Mediatoren liegen in den Zellen in zytoplasmatischen Granula gespeichert vor, und werden als Antwort auf bestimmte Stimuli aus den Zellen freigesetzt. Ein Beispiel dafür ist die Freisetzung von Histamin aus Mastzellen und aus basophilen Granulozyten.

Eine zweite Gruppe von Mediatorstoffen, die Prostaglandine, werden auf entzündliche Stimulation hin erst neu synthetisiert.

Eine dritte Gruppe von Mediatoren liegt physiologischerweise als inaktive Vorstufe vor. Hier handelt es sich vorwiegend um Produkte aus plasmatischen Mediatorsystemen (Gerinnungssystem, Fibrinolysesystem, Kallikrein/Kinin-System, Komplementsystem), die während der Entzündungsreaktion durch Abspaltung von bestimmten Molekülgruppen in ihre aktive, d. h. biologisch wirksame Form überführt werden.

Im folgenden Kapitel werden die wichtigsten zur Zeit bekannten Mediatoren der Entzündung besprochen.

2.2.1 Histamin

Histamin ist ein im Körper, insbesondere in der Haut, der intestinalen Mukosa und der Lunge weit verbreitetes vasoaktives Amin.

Es wird präformiert und gebunden an Heparin in den Granula von Mastzellen, basophilen Granulozyten und Thrombozyten gespeichert. Darüber hinaus kommt Histamin in Epithelien und den enterochromaffinen Zellen des Dünndarms vor (Busse 1979).

Histamin entsteht mit Hilfe des Enzyms L-Histidin-Decarboxylase durch Abspaltung einer Carboxylgruppe (Decarboxylierung) von der Aminosäure Histidin.

Die Hauptabbauwege des Histamins bestehen beim Menschen

1. in der Oxidation durch das Enzym Histaminase (Diaminooxydase), und
2. in der Methylierung von Histamin am N-terminalen Ende und dem Abbau mit Hilfe des Enzyms Monoaminooxydase (MAO) zur Methyl-Imidazolessigsäure (Beaven 1976; Busse 1979).

Die Stimulation der Zellmembran führt zur Freisetzung von Histamin aus den Zellen. Zahlreiche Stimuli werden beschrieben (Tabelle 4). Der allgemeine

Tabelle 4. Stimuli der Histaminfreisetzung. (Nach Busse 1979)

Antigene	
Komplement	
Histaminliberatoren:	Compound 48/80 Concanavalin A
Chemische Substanzen:	Dextrane Enzyme z. B. Chymotrypsin Phospholipase A Oberflächenaktive Substanzen (z. B. Gallensalze) Pharmaka z. B. d-Tubokurarin Morphin Kodein
Physikalische Stimuli:	Kälte Vibration

Tabelle 5. Beispiele für H_1- und H_2-Rezeptorantagonisten. (Mod. nach Datenbuch der Intensivmedizin 1979)

H_1-Rezeptorantagonisten	H_2-Rezeptorantagonisten
Antazolin	Burimamid
Brompheniramin	Cimetidin
Bamipin	Metiamid
Chlorpheniramin	Ranitidin
Chlorphenoxamin	
Chlorpyramin	
Chlorpromazin	
Clemastin	
Carbinoxamin	
Dimethindin	
Diphenhydramin	
Dimenhydrinat	
Fluphenazin	
Mephyramin	
Methapyrilen	
Meclizin	
Pecazin	
Promethazin	
Pheniramin	
Pyrilamin	
Triflupromazin	
Tripelenamin	

Tabelle 6. Histaminwirkungen und Rezeptorverteilung an verschiedenen Organen. (Nach Beaven 1976; Busse 1979; Weigelt et al. 1979; Owen et al. 1980, 1982; Levi et al. 1982; Reinhardt und Borchard 1982; Ulmer et al. 1982; Woodward und Owen 1983)

Organ	Wirkung	Rezeptortyp
Gefäße	Vasodilatation	H, H 2
	Gesteigerte Gefäßpermeabilität	H 1
Bronchien	Bronchokonstriktion	H 1, (H 2)
Ileum	Kontraktion	H 1
	(Erschlaffung)	H 2
Uterus	Erschlaffung	H 2
Magen	Gesteigerte Salzsäureproduktion	H 2
Herz	Sinustachykardie	H 2
	Arrhythmien	H 2
	positiv inotrop (Ventrikel)	
	AV-Block	H 1
	positiv inotrop	
Sympathisches Nervensystem	Erregungsleitungshemmung	H 2
ZNS	gesteigerter Wachheitsgrad	H 1
	Übelkeit, Erbrechen	H 1, H 2

Mechanismus der Zellstimulation wird unten besprochen. Die Folge ist eine Fusion der zytoplasmatischen Granula mit der äußeren Zellmembran (*Exozytose*), und die Abgabe des Granulainhaltes in die Zellumgebung.

Pharmaka, die in den Mechanismus der Zellstimulation und der Zellantwort eingreifen, beeinflussen die Histaminausschüttung (Beaven 1976; Alm und Bloom 1982).

Der Wirkmechanismus des Histamins in der Peripherie wird mit der Besetzung histaminspezifischer Rezeptoren erklärt. Mittels rezeptorspezifischer Antagonisten (Tabelle 5) können bisher zwei Rezeptortypen unterschieden werden:

1. H1-Rezeptoren und
2. H2-Rezeptoren (Tabelle 6) (Beaven 1976; Busse 1979; Flynn und Owen 1979).

Die Besetzung der Histaminrezeptoren induziert sehr unterschiedliche Wirkungen. Der Wirkungsbereich des Histamins erstreckt sich auf

1. das Gefäßsystem,
2. die glatte Muskulatur,
3. exokrine Drüsen,
4. das zentrale Nervensystem,
5. das Herz-Kreislaufsystem (vgl. Tabelle 6).

Neuerdings steht vor allem auch der Einfluß des Histamins auf die Zellen der Entzündung und des Immunsystems im Vordergrund des Interesses (Busse 1979).

In Abhängigkeit von der Plasmakonzentration und der Klinik lassen sich drei Schweregrade der Histaminwirkung unterscheiden (Lorenz et al. 1982):

1. Lokale Reaktionen (Plasmakonzentration < 1 ng/ml)
2. Systemische (anaphylaktische) Reaktionen (Plasmakonzentration > 1 ng/ml) und
3. Lebensbedrohliche Reaktionen (Plasmakonzentration > 12 ng/ml)

Als Hauptmediator anaphylaktischer Reaktionen vom Soforttyp verursacht Histamin Exantheme, Kopfschmerz, Hypo- oder Hypertension, Tachykardie, kardiale Arrhythmien, Protein- und Flüssigkeitsverluste, bronchiale Obstruktion und Schock (Owen et al. 1980; Lorenz et al. 1982; Pavek et al. 1982).

Im Rahmen der Entzündung interessieren folgende Wirkungen:

1. der Einfluß auf die Gefäße der Endstrombahn,
2. die schmerzerzeugende Wirkung,
3. die hemmende Funktion des Histamins auf die Funktion der Entzündungszellen (Tabelle 7).

Gefäßwirkungen

Die Effekte des Histamins auf die Gefäße der Endstrombahn sind schon seit langem bekannt.

Über die Besetzung von H1- und H2-Rezeptoren verursacht Histamin eine Dilatation der Arteriolen. Die Permeabilitätserhöhung im Bereich postkapillä-

Tabelle 7. Entzündliche Wirkungen des Histamins

Vasodilatation (Rötung)
Steigerung der Gefäßdurchlässigkeit (Ödem)
Dadurch indirekt: Förderung des Zelleinstromes in das Entzündungsfeld
Schmerz
Stimulation der Fibroblastenproliferation
Entzündungshemmende Wirkung des Histamins – Modulation der Zellantwort
Hemmung der Zellwanderung Eosinophiler und Neutrophiler
Hemmung der Freisetzung lysosomaler Enzyme aus neutrophilen Granulozyten
Modulation der Immunantwort: – Hemmung der Lymphozytenproliferation in vitro als Antwort auf antigene und mitogene Stimuli – Hemmung der Antikörperbildung durch Stimulation von Suppressor-T-Zellen – Hemmung der Lymphokinfreisetzung – Hemmung der antikörperabhängigen, zellulären Abwehr

rer Venolen wird über H1-Rezeptoren vermittelt (Cotran und Majno 1964; Flynn und Owen 1979; Owen et al. 1980; Weigelt et al. 1979; Woodward und Owen 1983; Zweifach 1964). Histamin gilt neben Serotonin als hauptverantwortlich für die mediatorbedingten Gefäßveränderungen in der Frühphase der Entzündung (DiRosa et al. 1971; Holsapple et al. 1980). Die Gefäßwirkungen werden hauptsächlich über H1-Rezeptoren induziert (Busse 1979; Kozlowski et al. 1981). Möglicherweise bestehen jedoch Speziesunterschiede. So wird die Ödembildung nach intraarterieller Infusion von Histamin im Skelettmuskel der Katze sowohl durch H1- als auch durch H2-Antagonisten vermindert (Flynn und Owen 1979).

Schmerz

Histamin erzeugt Schmerz

1. über eine direkte Einwirkung auf Schmerzrezeptoren und
2. über die Stimulation des Enzyms Phospholipase A2, welches die Bildung von Prostaglandinen in den Zellmembranen induziert. Prostaglandine der E-Reihe und Prostazyklin verstärken den histaminbedingten Schmerz, indem sie die Schmerzrezeptoren für Histamin sensibilisieren (Juan 1981).

Zellwirkungen

Unter experimentellen Bedingungen übt Histamin modulierende Einflüsse auf die Funktionen verschiedener Zellen aus. Diese Zellwirkungen sind meist inhibitorisch und werden über H2-Rezeptoren vermittelt. Die inhibitorische Wirkung geht in zahlreichen Versuchssystemen einher mit einer Steigerung der intrazellulären cAMP-Konzentration (Busse 1979; Hébert et al. 1980, 1981; Gespach und Abita 1982).

Histamin hemmt in hohen Dosen über H2-Rezeptoren die gerichtete (chemotaktische) Wanderung Eosinophiler. Diese Hemmung geht einher mit einem Anstieg des intrazellulären cAMP-Spiegels (Clark et al. 1977).

Histamin hemmt die Wanderung Neutrophiler und die extrazelluläre Freisetzung ihres lysosomalen Inhaltes. Beide Aktivitäten sind ebenfalls mit einem Anstieg der intrazellulären cAMP-Konzentration verbunden (Zurier et al. 1974). Nach neueren Studien mit Histaminagonisten besteht jedoch keine Korrelation zwischen der Besetzung von H1- oder H2-Rezeptoren und der Induktion einer lysosomalen Enzymfreisetzung (Vickers et al. 1982).

Histamin übt unter experimentellen Bedingungen verschiedene modulatorische Einflüsse auf immunologische Reaktionen aus (Hébert et al. 1980; Lima und Rocklin 1981; Siegel et al. 1982).

1. Es hemmt die In-vitro-Proliferation von Lymphozyten nach Stimulation mit bestimmten Antigenen oder Mitogenen (Mereteley et al. 1981; Ogden und Hill 1980; Vickers et al. 1982).
2. Es hemmt die Freisetzung von mediatorähnlichen Substanzen (Lymphokinen) aus spezifisch sensibilisierten Lymphozyten (Rocklin 1976).
3. Es hemmt die IgG-Produktion von B-Lymphozyten durch Stimulation suppressiver T-Lymphozyten (Hébert et al. 1981; Lima und Rocklin 1981).
4. Es hemmt die antikörperabhängige, zelluläre Zytotoxizität sog. Killer-Zellen (Láng et al. 1981).

Zahlreiche dieser hemmenden Histaminwirkungen auf die Immunantwort lassen sich teilweise oder vollkommen durch H1- und H2-Rezeptorantagonisten aufheben (Láng et al. 1981).

Histamin stimuliert die Fibroblastenproliferation in vitro. In niedrigen Dosen wirkt es fördernd, in hohen Dosen hemmend auf die Kollagensynthese (Dabrowsky und Maslinski 1981).

Diese Ergebnisse über die Zellwirkungen des Histamins basieren vorwiegend auf experimentellen Studien. Ihre physiologische Bedeutung ist noch weitgehend unklar.

Histamin ist vor allem von Bedeutung für die Pathogenese allergischer Erkrankungen vom Soforttyp. Viele damit verbundene Symptome, vaskuläre, vor allem aber systemische Reaktionen, lassen sich durch die Gabe von H1-Rezeptorantagonisten abschwächen.

Wenig bekannt ist dagegen über den zellmodulierenden Einfluß des Histamins in der Pathogenese von Erkrankungen. In einem Vergleich zwischen Patienten mit atopischen Erkrankungen und Gesunden fand man im peripheren Blut atopisch erkrankter Patienten eine verminderte histamininduzierte Suppressorzellaktivität. Die Anzahl der T-Lymphozyten, die H2-Rezeptoren auf ihrer Oberfläche ausgebildet hatten, war vermindert (Beer et al. 1982). Die immunmodulatorische Funktion könnte daher im Zusammenhang mit atopischen Erkrankungen stehen und möglicherweise auf einer gestörten Feed-back Hemmung der IgE-Produktion beruhen.

Eine weitere Möglichkeit wäre, daß Histamin, dessen vaskuläre Effekte nur von kurzer Dauer sind, in einer zweiten Phase mit zunehmender Konzentration am Entzündungsort im Sinne einer negativen Rückkopplung zur Begrenzung der entzündlichen Antwort beiträgt.

Zusammengefaßt stehen neben den seit langem bekannten entzündlichen und anaphylaktischen Wirkungen des Histamins vor allem seine entzündungshemmenden und immunmodulatorischen Eigenschaften im Vordergrund des Interesses. Die genaue Kenntnis des Wirkmechanismus liefert therapeutische Ansätze, wie z. B. H 1- und H 2-Rezeptorantagonisten, Pharmaka, die den Spiegel zyklischer Nukleotide beeinflussen und Hemmstoffe der Histaminfreisetzung. Andererseits gibt sie Aufschluß über mögliche unerwünschte Nebenwirkungen. Die Bedeutung dieser Zellwirkungen des Histamins für die Pathogenese von Erkrankungen und ihre möglicherweise physiologische Rolle im Ablauf der Entzündung bleibt Gegenstand weiterer Diskussion.

2.2.2 Serotonin (5-Hydroxytryptamin)

Die Bedeutung des Serotonins als Mediator der Entzündung ist noch nicht gesichert.

Serotonin ist ein gefäßwirksames (vasoaktives) Amin ähnlich wie Histamin. Es entsteht durch Hydroxylierung der Aminosäure Tryptophan zu 5-Hydroxytryptophan und anschließende Dekarboxylierung zu 5-Hydroxytryptamin.

Serotonin kommt in verschiedenen Organen (Lunge, Milz, Niere), insbesondere aber im Gehirn, in den enterochromaffinen Zellen des Darmes, den Mastzellen und den Thrombozyten vor.

Bei der Entzündung wird Serotonin vor allem bei der Plättchenaggregation und selektiv als Antwort auf verschiedene entzündliche Stimuli, z. B. Komplementspaltprodukte, aus den Thrombozyten freigesetzt (Meuer et al. 1981; Vanhoutte 1983a; Helpap 1984).

Zirkulierendes Serotonin wird sehr rasch von der Leber aufgenommen und abgebaut, oder von Monoaminooxydasen der Endothelien insbesondere der Lunge enzymatisch zerstört. Zusätzlich vermögen Thrombozyten Serotonin aufzunehmen und während der Plättchenaggregation wieder freizusetzen (Vanhoutte 1983a).

Unter den Wirkungen des Serotonins auf die verschiedenen Organe (z. B. Gehirn) interessieren im Rahmen der Entzündung vor allem die vaskulären Wirkungen. Die Gefäßwirkungen des Serotonins resultieren aus einem Gleichgewicht zwischen vasodilatierenden und vasokonstriktorischen Einflüssen. Im Vordergrund steht die konstriktorische Wirkung auf Venen und Arterien. Venenkonstriktion und Erhöhung der Kapillarpermeabilität führen lokal zum Ödem.

Die Vasodilatation betrifft hingegen vor allem Arteriolen, insbesondere im Gehirn und Splanchnikusgebiet. Die Empfindlichkeit der verschiedenen Gewebe für die vaskulären Effekte des Serotonins ist unterschiedlich. Außerdem vermag Serotonin die konstriktorischen Wirkungen anderer Mediatoren zu verstärken (van Nueten 1983).

Serotonin stimuliert die Plättchenaggregation und verstärkt die plättchenaggregierende Wirkung anderer Substanzen wie z. B. von Kollagen (De Clerck und Herman 1983).

Der Wirkmechanismus des Serotonins wird mit der Besetzung sowohl spezifischer als auch unspezifischer Rezeptoren erklärt.

Für das Gehirn sind zwei spezifische Rezeptortypen beschrieben:
1. 5-HT 1-Rezeptoren,
2. 5-HT 2-Rezeptoren (Perontka und Snyder 1983).

Die vasokonstriktorischen, plättchenaggregierenden Wirkungen werden offenbar vor allem über 5-HT 2-Rezeptoren vermittelt. So lassen sich diese Wirkungen durch einen vor kurzem beschriebenen, selektiven 5-HT 2-Rezeptorantagonisten „Ketanserin" blockieren (De Clerck et al. 1982; van Nueten 1983).

Die Rolle des Serotonins in der Entzündung ist unklar. Möglicherweise besitzt es einen unspezifischen fördernden Effekt, denn
1. verschiedene Entzündungsmediatoren aus Plasma und Zellen (C 3a, C 5a, PAF = platelet activating factor) induzieren die Serotoninfreisetzung aus Thrombozyten (Nachman und Polley 1979; Henson 1981; Meuer et al. 1981).
2. die Gewebsverletzung geht mit der Plättchenaggregation und Freisetzung entzündlicher Mediatoren einher (Mustard und Packham 1979).
3. Serotonin vermag im Sinne einer positiven Rückkopplung die Plättchenaggregation und Freisetzungsreaktion zu verstärken (De Clerck und Herman 1983).
4. Serotonin verstärkt die entzündlichen Wirkungen anderer Mediatoren (van Nueten 1983).

Diskutiert wird daneben eine wesentliche Bedeutung des Serotonins bei der Pathogenese folgender Erkrankungen: Karzinoid-Syndrom, Migräne, Vasospasmen sowie Hypertonie (Vanhoutte 1983 b).

2.2.3 Das Kallikrein/Kinin-System

Kinine bilden eine Gruppe niedermolekularer, geradkettiger Peptide. Ihre Hauptvertreter beim Menschen sind
- *Bradykinin*, ein Nonapeptid mit der Aminosäuresequenz Arg-Pro-Pro-Gly-Phe-Ser-Pro-Phe-Arg,
- *Lysyl-Bradykinin* (Kallidin),
- *Methionyl-Lysyl-Bradykinin* und
- *Glycyl-Bradykinin* (Cottier 1980 b; Fritz 1983; Ward 1979).

Kinine kommen
1. im Plasma und
2. im Gewebe, insbesondere in exokrinen Drüsen (Pankreas, Speicheldrüsen), in Sperma, Niere und Urin vor (Fritz 1983; Mc Conn et al. 1981).

Kinine entstehen durch enzymatische Spaltung ihres Vorläufermoleküls *Kininogen.*

Kininogene stellen eine Gruppe von elektrophoretisch in der Alpha-2-Globulinfraktion des Plasmas wandernden Plasmaproteinen dar. Als Syntheseort wird die Leber angenommen. Es existieren zwei Hauptformen von Kininogen:

1. niedermolekulares Kininogen (LMW = low molecular weight kininogen) mit einem Molekulargewicht von 50000–78000 dalton (Habal et al. 1976)
2. hochmolekulares Kininogen (HMW = high molecular weight kininogen) mit einem Molekulargewicht von 110000–120000 dalton (Movat 1979b; Thompson et al. 1978).

Die Spaltung des Kininogenmoleküls erfolgt durch proteolytische Enzyme, sog. *Kininogenasen.* Die wichtigsten Kininogenasen sind die *Kallikreine.* Es lassen sich plasmatische und Gewebskallikreine (glanduläre Kallikreine) unterscheiden.

Plasmatische Kallikreine haben ein Molekulargewicht von 88000–100000 dalton und lassen sich elektrophoretisch in der schnellen Gamma- und langsamen Betaglobulinfraktion nachweisen. Sie spalten bevorzugt hochmolekulares Kininogen und setzen dabei Bradykinin frei (Habal et al. 1976; Mc Conn et al. 1981; Fritz 1983).

Die Aktivation von Kallikrein erfolgt durch proteolytische Spaltung seiner Vorstufe, dem *Präkallikrein.* Präkallikreine werden von zahlreichen Gewebszellen synthetisiert. Die Aktivation erfolgt extrazellulär. Zu den Aktivatoren zählen vor allem aktivierter Hageman-Faktor und Hageman-Faktor-Fragment (Movat 1979b; Silverberg und Kaplan 1981).

Neben Kallikrein spalten auch weitere Proteasen, wie Plasmin, Trypsin und Proteasen aus neutrophilen Granulozyten, Kininogenmoleküle.

Gewebskallikreine finden sich in Pankreas, Speicheldrüsen, Niere, Darm, Plasma, Sperma und Urin (Geiger et al. 1983). Ihr Molekulargewicht ist wesentlich niedriger (Geiger et al. 1983). Als bevorzugtes Substrat spalten sie

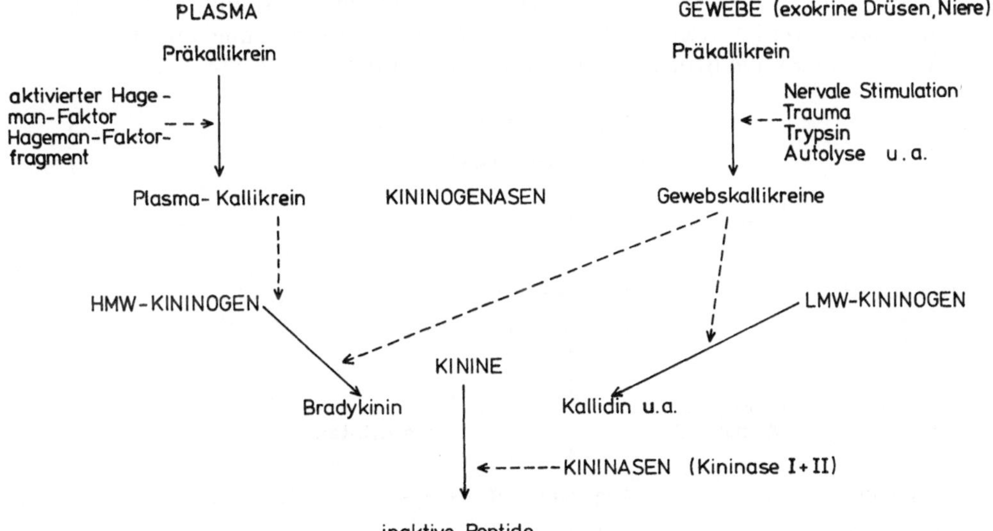

Abb. 5. Schematische Darstellung der Kallikrein/Kinin-Systeme in Plasma und Gewebe. (Mod. nach Sharma und Buchanan 1979)

niedermolekulares Kininogen, wobei Kallidin und andere Kinine entstehen (Abb. 5) (Mc Conn et al. 1981; Sharma und Watson Buchanan 1979).

Der Abbau der Kinine im zirkulierenden Blut erfolgt sehr rasch innerhalb von Sekunden durch peptidspaltende Enzyme, sog. *Kininasen*. Zwei plasmatische Kininasen sind bisher näher charakterisiert:

1. *Kininase I* oder *Carboxypeptidase B (N)*, oder *Anaphylatoxin-Inaktivator*, ein Alphaglobulin (MG 300000) (Hugli und Müller-Eberhard 1978; Plummer und Hurwitz 1978).
   Die Kininase I spaltet vor allem die Komplementkomponenten C3a, C4a, C5a (s. u.) sowie mit geringerer Aktivität auch Bradykinin, Kallidin und Fibrinopeptide (Hugli und Müller-Eberhard 1978; Mc Conn et al. 1981). Als Kininase ist dieses Enzym eher von untergeordneter Bedeutung (Ryan et al. 1983).

2. *Kininase II* oder *Angiotensin I-converting enzyme (ACE)*
   Die Enzymaktivität von *ACE* ist vor allem an der luminalen Oberfläche der Endothelzellen der meisten Kapillaren, Venolen und einiger Arterien nachweisbar (Erdös 1977; Rohatgi 1982; Ryan et al. 1983). Auf Grund ihres Kapillarreichtums findet sich daher ein großer Anteil der Enzymaktivität im Lungenstromgebiet (Rohatgi 1982). Weitere Aktivitäten liegen in den Nierentubuli, im intestinalen Stromgebiet, im Serum, in Gehirn, Nabelschnur und Sperma vor (Schweisfurth 1982; Ward und Sheridan 1983). Das Angiotensin I-converting enzyme ist über das Renin-Angiotensin-System der Niere maßgeblich an der Blutdruckregulation beteiligt (Abb. 6). Einerseits wandelt es das Dekapeptid Angiotensin I durch Abspaltung eines Histidyl-Leucyl-Aminosäurerestes in das Oktapeptid Angiotensin II um, das eine Vasokonstriktion und Natriumretention hervorruft. Andererseits spaltet es Bradykinin, das vasodilatorisch wirkt und die Natriumausscheidung und Diurese fördert, in inaktive Bruchstücke (Schweisfurth 1982).

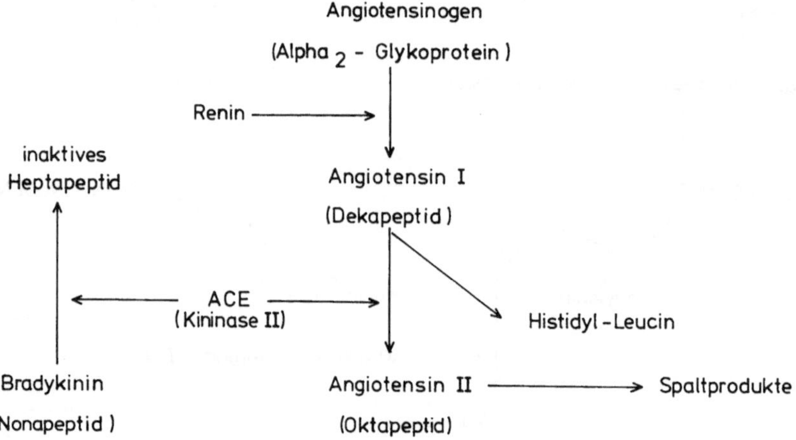

Abb. 6. Schematische Darstellung des Renin-Angiotensin-Kinin-Systems. (Nach Schweißfurth 1982)

Enzyme mit kininspaltender Aktivität sind außerdem in den Lysosomen neutrophiler Granulozyten vorhanden (Wasi et al. 1978). Ihre Aktivität trägt möglicherweise in der lokalen Entzündungsreaktion zu einer Wiederherstellung des Mediatorgleichgewichts bei.

Wirkung der Kinine
An der Entzündungsreaktion sind in erster Linie die plasmatischen Kinine beteiligt.

1. Gefäßwirkungen
   Bradykinin bewirkt über einen direkten Effekt auf die Gefäßmuskulatur eine Dilatation von Arteriolen und Kapillaren (Zweifach 1964). Wie Histamin, doch auf molarer Basis 15mal stärker, erhöht Bradykinin die Gefäßdurchlässigkeit im Bereich der Venolen durch Lückenbildung zwischen den Endothelzellen (Johnston et al. 1976; Lewis 1964; Weigelt et al. 1979). Unter Histamineinfluß wird eine vermehrte Kininaktivität beschrieben. Möglicherweise beruht dieser Effekt auf einem vermehrten, histaminbedingten Austritt von Kininogen in das Gewebe, wo durch den Kontakt mit den verschiedenen Oberflächen eine Kininbildung induziert wird (Lewis 1964). Histamin vermag Kallikrein jedoch auch direkt zu aktivieren (Pedata et al. 1979). Bradykinin fördert die Freisetzung von Prostaglandin E aus Mesenterialgefäßen (Blumberg et al. 1977). Möglicherweise beruht hierauf ein Teil der vasodilatierenden Wirkung von Bradykinin, da Indomethazin, ein Prostaglandinsynthesehemmer, die vasodilatierende Antwort auf Bradykiningabe vermindert.

2. Schmerz
   Zusammen mit dem sensibilisierenden Effekt der E-Prostaglandine scheint Bradykinin ebenfalls verantwortlich zu sein für die Schmerzentwicklung bei entzündlichen Prozessen (Tyers und Haywood 1979).

3. Systemische Wirkungen
   Als systemische Wirkungen von Bradykinin werden Blutdruckabfall und Anstieg der Herzfrequenz beschrieben (Fritz 1983; Ward 1979). Außerdem üben Kinine eine konstriktorische Wirkung auf die glatte Muskulatur von Bronchien, Darm u. a. aus (Fritz 1983; Ward 1979).

4. Immunmodulation
   Ähnlich wie beim Histamin wird auch bei den Kininen ein hemmender Einfluß auf immunologische Reaktionen diskutiert. So schwächt Bradykinin die Entwicklung zellulärer Überempfindlichkeitsreaktionen in der Haut ab. Bradykinin hemmt die antigen- oder mitogen-induzierte Lymphozytenproliferation und die Produktion von MIF, einem Lymphokin (Kimura et al. 1983). Alle Hemmwirkungen lassen sich durch H 2-Antagonisten, nicht jedoch durch H 1-Antagonisten aufheben.

Gewebskallikreine sind vorwiegend an der Regulation wichtiger physiologischer Vorgänge beteiligt. Dazu zählen die Blutdruckregulation, metabolische

Funktionen und die Förderung der Spermienmotilität (Bratenov et al. 1983; Mc Conn et al. 1981; Wicklmayr et al. 1983).

Wirkungsmechanismus
Über den Wirkungsmechanismus des Bradykinins gibt es zur Zeit keine genauen Kenntnisse. In der Harnblasenwand der Ratte werden 2 verschiedene Rezeptortypen, B1- und B2-Rezeptoren, beschrieben (Marceau et al. 1980). Ein Teil der Bradykininwirkungen wird auch über die Stimulation der Phospholipase A2 in der Zellmembran mit nachfolgender Prostaglandinsynthese vermittelt (Crutchley et al. 1983; Juan und Lembeck 1976; Juan und Sametz 1983).

Inhibitoren
Die Hemmung des Kallikrein/Kininsystems erfolgt in erster Linie durch die im Plasma vorhandenen Proteaseinhibitoren (s.u.). Die Hauptinaktivatoren des plasmatischen Kallikreins bilden der C1-Inaktivator und das Alpha-2-Makroglobulin (Habal et al. 1976; Fritz et al. 1979; Salvesen et al. 1983; Schapira et al. 1983). Daneben besitzen auch Alpha-1-Antitrypsin und Antithrombin III inhibitorischen Einfluß auf plasmatisches Kallikrein (Fritz 1983).

Gewebskallikreine werden in erster Linie durch Alpha-1-Antitrypsin inaktiviert (Fritz 1983; Geiger et al. 1981, 1983).

Therapeutische Konsequenzen
Die Kenntnisse über den Aufbau des Kallikrein/Kininsystems, seinen Wirkmechanismus und seine Inhibitoren liefern eine Reihe therapeutischer Ansatzpunkte. Klinische Anwendung fanden bisher
1. Proteaseinhibitoren, die die Kininbildung hemmen, wie z. B. Aprotinin,
2. Angiotensin-I-Converting-Enzyminhibitoren, die den Kininabbau hemmen, wie z.B. Captopril und
3. Prostaglandinsynthesehemmer, wie z. B. Indomethazin.

Die klinische Anwendung von Aprotinin ist umstritten und betrifft in erster Linie Zustände mit erhöhter Proteaseaktivität, insbesondere Entzündung und Schock unterschiedlicher Genese (Haberland und Mc Conn 1979). Die Art der Hemmung ist reversibel. Dabei ist zu berücksichtigen, daß Aprotinin nicht nur Kallikrein, sondern auch andere Proteasen wie Plasmin und Trypsin hemmt. Die Wirkungen sind dosisabhängig. Daher ergeben sich gegensätzliche Indikationen wie Blutung und Hyperkoagulopathie (Haberland und Mc Conn 1979). Die Behandlung der akuten Pankreatitis, einer Entzündung mit ausgeprägter Komplementaktivierung und Bradykininfreisetzung ist ebenfalls umstritten. Beim Menschen erfordert sie im Vergleich zum Hund sehr hohe Dosen (Ohlsson et al. 1983).

Captopril wird zur Blutdrucksenkung bei essentieller Hypertonie eingesetzt. Sein blutdrucksenkender Effekt beruht zumindest zum Teil auf einer renalen Kininakkumulation (Johnston et al. 1982). So blockiert die gleichzeitige Verabreichung von Aprotinin den blutdrucksenkenden Effekt von Captopril (Overlack et al. 1981). Eine direkte Gabe von Kallikrein senkt bei hypertensiven Patienten den Blutdruck und steigert die Prostaglandin E2-Exkretion (Müller et al. 1983). Diese und ähnliche Befunde sprechen für eine Stimulation der renalen Prostaglandinsynthese (Kramer et al. 1983).

Der Einsatz von Indomethazin als entzündungshemmende Substanz wird in erster Linie mit der Hemmung der Prostaglandinsynthese begründet. Auf Grund des Wirkmechanismus des Bradykinins ist zu vermuten, daß auch ein erheblicher Anteil der Bradykininwirkungen durch Indomethazin blockiert wird.

Störungen im Kininsystem
Zahlreiche Erkrankungen sind mit Störungen im Kininsystem verbunden (Tabelle 8).

Eine vermehrte Kininaktivation findet sich vor allem bei entzündlichen Erkrankungen, Sepsis und Traumen. Der Serumkininogenspiegel fällt ab als Ausdruck vermehrter Proteaseaktivität (Mc Conn et al. 1983). Der Plasmapräkallikreinspiegel sinkt (Verbrauch), und/oder die lokalen Kininogenkonzentrationen, z. B. in der Synovialflüssigkeit bei Patienten mit chronischer Polyarthritis, ändern sich (Aasen et al. 1983; Sawai et al. 1979; Sharma und Watson Buchanan 1979; Zeitlin et al. 1976).

Vermehrte Kininaktivität ist möglicherweise auch bei verminderter Inhibitoraktivität zu erwarten. Ein Beispiel dafür ist der angeborene C1-Inaktivator-

Tabelle 8. Störungen im Kininsystem. (Aasen et al. 1983 (1); Casey et al. 1981 (2); Creter und Allalouf 1982 (3); Donaldson et al. 1983 (4); Egberg und Gallimore 1983 (5); Gupta et al. 1982 (6); Mathews et al. 1980 (7); McConn et al. 1983 (8); Rohatgi 1982 (9); Sawai et al. 1979 (10); Schweisfurth und Wernze 1979 (11); Schweisfurth 1980 (12); Sharma und Watson Buchanan 1979 (13); Smith-Erichsen et al. 1983 (14); Wong et al. 1977 (15))

Störung im Kininsystem	Erkrankung	Quelle
1. Vermehrte Kininbildung	Sepsis	14; 8; 1
	Peritonitis	8
	Verbrennung	8
	Polytrauma	1; 5
	Chronische Polyarthritis	10; 13
	Leberzirrhose	5
2. Verminderte Hemmung der Kininaktivität	Hereditäres angioneurotisches Ödem	3; 4
3. Verminderter Kininabbau Kininase-I-Defekt	Lungenfibrose	12
	Lungenkarzinom	9; 12
	Lungentuberkulose	12
	Obstruktive Atemwegserkrankungen	9; 12
	Schocklunge	2; 9; 12
4. Verminderte Kininbildung	Hepato-renales Syndrom	15
5. Vermehrter Kininabbau (?) Vermehrte Kininase-II-Aktivität	Sarkoidose	6; 9; 12
	Lepra	9; 12
	M. Gaucher	9; 12
	Virushepatitis	11; 12
	Leberzirrhose	11; 12
	Miliar-TBC	15

Mangel, der sich klinisch als angioneurotisches Ödem äußert (Löhle und Mann 1980). C1-Inaktivator hemmt jedoch die Aktivität mehrerer Proteasen, neben Kallikrein vor allem C1 des klassischen Komplementweges (Ratnoff et al. 1969). So beruht die klinische Symptomatik vor allem auf der fehlenden Hemmung der frühen Komplementkomponenten (C4, C2), welche Kinin-ähnliche Wirkung entfalten (C-Kinin) (Donaldson et al. 1983).

Vermehrte Kininwirkung ist möglicherweise auch auf einen verminderten Kininabbau zurückzuführen. So wird ein Patient mit Kininase-I-Defekt beschrieben, der im späteren Lebensalter rezidivierende Angioödeme entwickelte (Mathews et al. 1980). Eine Reihe von Erkrankungen, insbesondere Lungenerkrankungen, gehen mit einer verminderten Kininase-II-Aktivität im Serum einher (Rohatgi 1982; Schweisfurth 1980). Ein Zusammenhang mit vermehrter Kininaktivität ist jedoch bisher nicht beschrieben. Die verminderte Kininaseaktivität ist möglicherweise zumindest bei einem Teil der Erkrankungen auf schwere Schädigungen des Lungenendothels, dem Hauptaktivitätsort des Enzyms, zurückzuführen (Casey et al. 1981; Rohatgi 1982).

Eine verminderte Kininbildung beim hepato-renalen Syndrom ist Ausdruck einer verminderten Kallikreinbildung in der Leber (Wong et al. 1977).

Einen wichtigen Stellenwert in der Klinik hat dagegen die Erhöhung der Kininase-II-Aktivität (Angiotensin-I-Converting Enzym = ACE) im Serum von Patienten mit aktiver Sarkoidose. Die Serumaktivität gilt als wichtiger Parameter für die Aktivität der Lungenbeteiligung bei dieser Erkrankung, und dient unter anderem der Therapiekontrolle mit Kortikosteroiden (Gupta et al. 1982; Lieberman et al. 1979; Rohatgi 1982). Eine erhöhte Serumaktivität des Enzyms ist allerdings nicht pathognomonisch für die Sarkoidose, sondern sie findet sich auch bei einer Reihe anderer granulomatöser Erkrankungen (vgl. Tabelle 8). Darüber hinaus gehen einige granulomatöse Erkrankungen (M. Crohn) auch mit normalen Serum-ACE-Werten einher, so daß ein pathophysiologischer Zusammenhang zur Zeit noch nicht erkennbar ist (Silverstein et al. 1981).

2.2.4 Das Gerinnungssystem

Das Gerinnungssystem ist am Ablauf der Entzündung und der Wiederherstellung des Gewebes wesentlich beteiligt. Es besteht aus einer Reihe kaskadenartig aktivierbarer Plasmaproteine (Tabelle 9). Aktivation bedeutet in diesem Fall proteolytische Spaltung der Moleküle in Bruchstücke mit enzymatischer (proteolytischer) Aktivität. Zwei Aktivierungswege lassen sich unterscheiden, die schließlich zu einer gemeinsamen Endstrecke zusammenlaufen (Abb. 7) (Mustard und Packham 1979).

1. Das exogene System

Im Gewebe wird aus den verletzten Zellen und den Zellen des entzündlichen Exsudates Thromboplastin (Gewebsfaktor) freigesetzt. Mit Hilfe der Faktoren VII, V, X und Kalzium bewirkt Thromboplastin eine Umwandlung von Prothrombin (Faktor II) in Thrombin.

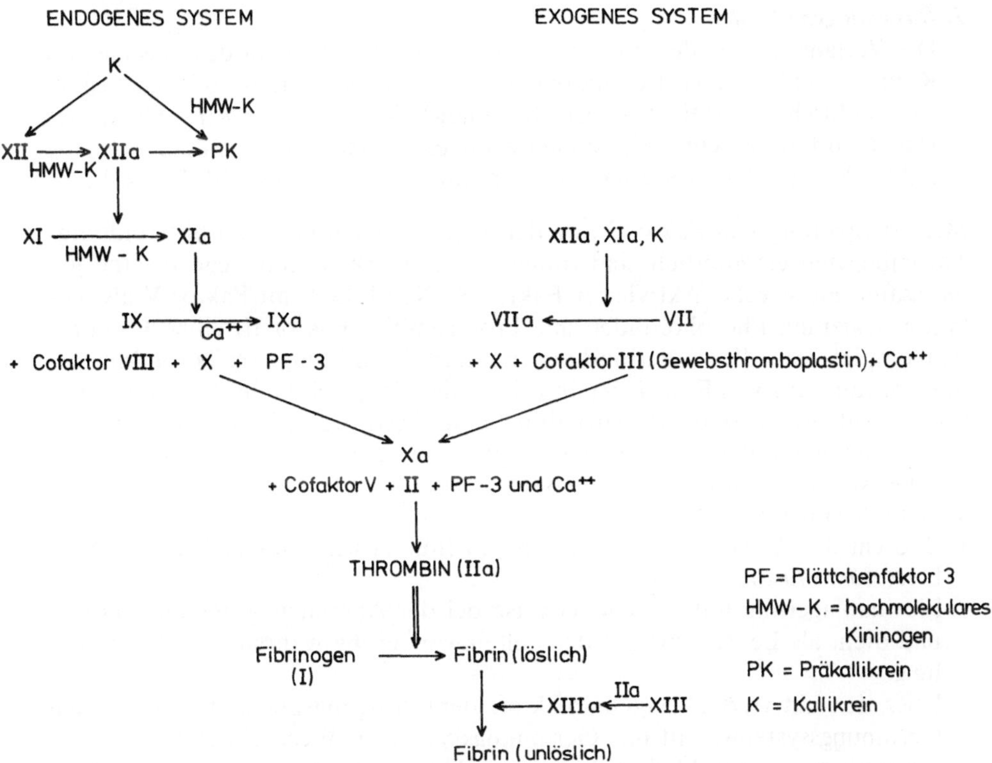

Abb. 7. Schematische Darstellung des Gerinnungssystems. (Mod. nach Bick 1982b)

Tabelle 9. Gerinnungsfaktoren und ihre Synonyma. (Mod. n. Bick 1982b)

Faktor	Synonym
I	Fibrinogen
II	Prothrombin
III	Gewebsthromboplastin
IV	Kalziumionen
V	Akzelerator-Globulin
VI	Entfällt
VII	Prokonvertin
VIII	Antihämophiles Globulin
IX	Christmas-Faktor
X	Stuart-Prower-Faktor
XI	Rosenthal-Faktor; Plasmathromboplastin antecedant
XII	Hageman-Faktor
XIII	Fibrin-stabilisierender Faktor Laki-Lorand-Faktor Profibrinoligase
XIV	Protein C
Fletcher	Präkallikrein
Fitzgerald	Hochmolekulares Kininogen (HMW-Kininogen)

2. Das endogene System
Die Verlangsamung des Blutstroms verlängert den Kontakt des Plasmas mit Kollagen und anderen Bestandteilen der verletzten Gefäßwand und begünstigt dadurch die Aktivation des Hageman-Faktors (Faktor XII). Aktivierter Hageman-Faktor seinerseits spaltet als nächstes Plasmaprotein der Kaskade Faktor XI. Es folgt die sequentielle Spaltung von Faktor IX, VII, X und V.

Mit der Spaltung von Faktor X, zu der Kalziumionen und Phospholipide aus Thrombozyten erforderlich sind, münden beide Aktivationswege in eine gemeinsame Endstrecke. Aktivierter Faktor X (Xa) bildet mit Faktor V als Kofaktor, Kalzium, Phospholipiden und Prothrombin (Faktor II) einen Lipoproteinkomplex. Aus dieser Verbindung resultiert die Bildung von Thrombin, das die Umwandlung von Fibrinogen in Fibrin, das Endprodukt der Kaskade, katalysiert. Außerdem aktiviert Thrombin Faktor XIII, den fibrinstabilisierenden Faktor, der eine Polymerisation der Fibrinmonomere bewirkt.

Die Aktivation des Gerinnungssystems hat folgende Auswirkungen auf den Verlauf der Entzündung:

1. Es dient der Abwehr eines übermäßigen Blutverlustes aus verletzten Geweben (*Hämostase*).
2. Fibrinablagerung hilft möglicherweise bei der Abgrenzung der Entzündung und dient als Leitschiene bei der Zelleinwanderung während der Wundheilung.
3. Über den aktivierten Hagemanfaktor, dem Ausgangspunkt des endogenen Gerinnungssystems, tritt das Gerinnungssystem in Wechselwirkung mit anderen plasmatischen Mediatorsystemen. Aktivierter Hagemanfaktor steht im Mittelpunkt verschiedener Aktivationswege, die zur Bildung entzündlicher Mediatoren führen (Ghebrehiwet et al. 1981; Silverberg und Kaplan 1981). Die Bedeutung des aktivierten Hagemanfaktors wird daher gesondert besprochen.
4. Die vierte Beteiligungsmöglichkeit des Gerinnungssystems an der Entzündung besteht in seiner Wechselwirkung mit den Entzündungszellen. Diskutiert werden ein verbessertes Haften der Entzündungszellen am Endothel und eine Funktion bei der Immobilisation der Zellen am Entzündungsort (Dunn und Willoghby 1981).
   Leukozyten haften an fibrinbedecktem Substrat. Dieser Vorgang wird durch die Interaktion von Fibrin mit Fibronektin, einem Glykoprotein aus der Beta-Globulinfraktion des Plasmas, gefördert (Mosher et al. 1981). Makrophagen sezernieren als Antwort auf verschiedene Stimuli Thromboplastin (Bianco et al. 1980). Dieses induziert mit Hilfe des aus dem entzündlichen Exsudat stammenden Fibrinogen die Fibrinbildung. Die immobilisierende Wirkung des Fibrins soll dadurch zustandekommen, daß sich die Entzündungszellen in dem Fibrinnetzwerk „fangen" (Dunn und Willoughby 1981).

2.2.5 Das Fibrinolysesystem

Die Fibrinolyseaktivität im Plasma wird im wesentlichen durch die Aktivität des Enzyms Plasmin repräsentiert (Abb. 8).

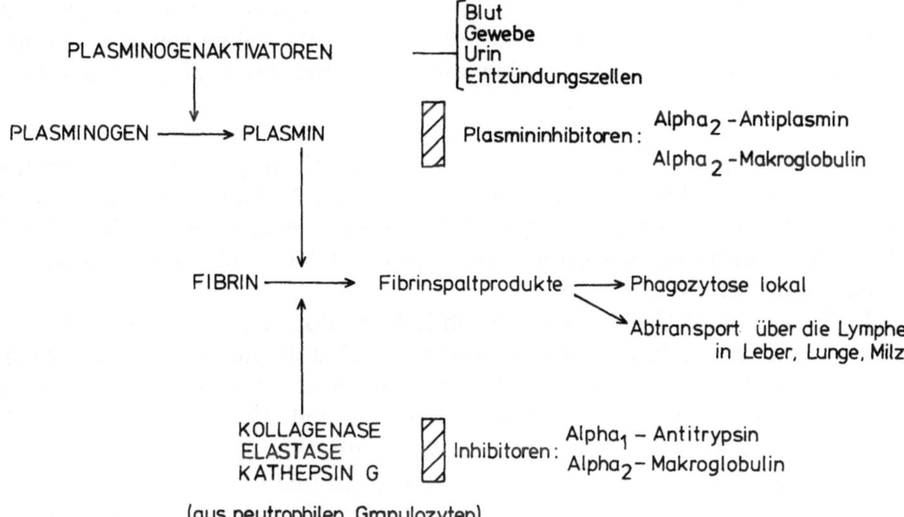

Abb. 8. Wege der Fibrinolyse. (Mod. nach Clemmensen und Bach Andersen 1982)

Plasmin entsteht durch die Spaltung seines Vorläufermoleküls *Plasminogen*, einem einkettigen Plasmaprotein (MG 90000), in ein zweikettiges Molekül, das aus einer schweren Kette (MG 65000) und einer leichten Kette (MG 25000) besteht (Clemmensen und Bach Andersen 1982; Movat 1979a).

Plasminogenaktivatoren sind proteolytisch wirksame Enzyme. Sie kommen im Gewebe, davon besonders reichhaltig in Uterus, Prostata, Nebenniere, Lunge, Schilddrüse, Lymphknoten und der Intima großer Venen, im Urin (Urokinase) und im Blut vor (Clemmensen und Bach Andersen 1982). Die wichtigsten physiologischen Aktivationswege laufen über das Hageman-Faktorsystem, Kallikrein und die Plasminogenaktivatoren aus Endothelzellen (Blick 1982b). Die Interaktion von aktiviertem Hageman-Faktor mit einem Plasmafaktor (Plasminogenproaktivator) resultiert in der Bildung eines Plasminogenaktivators, der die Umwandlung von Plasminogen in Plasmin bewirkt (Blick 1982b, Block 1984). Plasminogenaktivatoren werden außerdem aus Entzündungszellen (Makrophagen), Fibroblasten und Synovialzellen freigesetzt (Golds et al. 1983; Gordon 1980). Als exogene Proaktivatoren wirken bakterielle Kinasen (Streptokinase, Staphylokinase), die sich mit Plasminogenaktivator zu einem Aktivatorkomplex verbinden.

Plasmin ist eine Protease mit einem relativ breiten Wirkungsspektrum. Dadurch ist eine Vielzahl von Einflüssen erklärbar:

1. Plasmin hydrolysiert nicht nur Fibrin, sondern auch Fibrinogen und die Gerinnungsfaktoren XII, V, VIII, IX und XI. Die entstehenden Fibrin- und Fibrinogenspaltprodukte, definierte Bruchstücke (X, Y, D, E), nehmen wiederum Einfluß auf die Hämostasereaktion und auf die lokale Entzündungsreaktion (Bick 1982b).
2. Plasmin trägt zur Förderung der Gefäßdurchlässigkeit bei. Dies geschieht einerseits über die Aktivation des Komplementsystems durch Spaltung von C1

und C3 – das Ergebnis dieser Komplementaktivierung ist die Bildung von Mediatoren (C3a, C5a), welche die Gefäßdurchlässigkeit steigern, (Cooper et al. 1980), und andererseits über die Aktivation des Kininsystems (Habal et al. 1976).

Plasmin unterliegt im Plasma hauptsächlich der Kontrolle durch die Proteaseinhibitoren Alpha-2-Antiplasmin und Alpha-2-Makroglobulin. In geringerem Maße wirken auch Alpha-1-Antitrypsin, Antithrombin III und C1-Inaktivator inhibitorisch (Ratnoff et al. 1969; Habal et al. 1976; Christensen und Clemmensen 1978).

Im Entzündungsfeld bilden neutrophile Granulozyten eine zweite, plasminunabhängige Quelle fibrinolytischer Aktivität. Hauptverantwortlich dafür sind die in ihren Lysosomen enthaltenen neutralen Proteasen Kollagenase, Elastase und Kathepsin G (Johnson et al. 1976; Ohlsson et al. 1977; Ohlsson 1978a, b; Plow und Edington 1978; Olsson und Venge 1980). Ihre Aktivität mag teilweise dem intrazellulären Abbau phagozytierten Fibrins und teilweise der extrazellulären Fibrinolyse als Folge der Enzymsekretion dienen. Die entstehenden Fragmente unterscheiden sich strukturell und immunchemisch von den Produkten der Plasminaktivität (Plow und Edington 1978). Die neutralen Proteasen werden ebenfalls durch plasmatische Proteaseinhibitoren, insbesondere Alpha-1-Antitrypsin und Alpha-2-Makroglobulin, inaktiviert (Ohlsson 1978a; Janoff und Carp 1982).

Klinische Bedeutung

Gerinnungsvorgänge und Fibrinolysevorgänge stehen miteinander in einem dynamischen Gleichgewicht.

Störungen dieses Gleichgewichtes lassen theoretisch zwei Zustände mit möglichen pathologischen Konsequenzen zu:

1. relativ vermehrte Fibrinolyseaktivität,
2. relativ vermehrte Gerinnungsaktivität.

Die Aktivität beider Systeme kann insgesamt gesteigert oder herabgesetzt sein, ohne daß das Gleichgewicht gestört ist.

Primär gesteigerte Fibrinolyse findet sich beispielsweise beim kardiopulmonalen Bypass, bei einigen Malignomen oder bei chronischen Lebererkrankungen, bei denen ein verminderter Abbau an Plasminogenaktivatoren angenommen wird (Bick 1982b).

Eine sekundär vermehrte Fibrinolyseaktivität wird bei zahlreichen Erkrankungen, die mit disseminierter intravasaler Gerinnung (DIG) einhergehen, beobachtet (Bick 1982b).

Schließlich kann auch ein Mangel an Inhibitoren wie z. B. Antiplasminmangel die Ursache sein (Mammen 1983).

Die Folgen gesteigerter Fibrinolyseaktivität können systemische und lokale sein.

Systemische Folgen stehen im Vordergrund, wenn das Gleichgewicht zugunsten der Fibrinolyse verschoben ist. Sie bestehen vor allem in einer verstärkten Blutungsbereitschaft (hämorrhagische Diathese), da die entstehenden Fibrinspaltprodukte die Gerinnung hemmen, die Polymerisation von Fibrinmonomeren beeinträchtigen und eine Dysfunktion der Thrombozyten bewirken (Bick 1982b). Als Folge gesteigerter Fibrinolyse finden sich auch im Gewebe, im Entzündungsherd, z. B. auf der Synovialmembran bei chronischer Polyarthritis oder in der Blasenflüssigkeit bei verschiedenen bullösen Dermatosen, vermehrt Fibrinogenspaltprodukte (Clemmensen und Bach Andersen 1982). Fibrin- und Fibrinogenspaltprodukte üben eine anziehende (chemotaktische) Wirkung auf Entzündungszellen aus und tragen zur Steigerung der Gefäßdurchlässigkeit bei (Sueishi et al. 1981).

Auch durch seine Wechselwirkungen mit dem Kininsystem und dem Komplementsystem sind bei gesteigerter Plasminaktivität entzündliche Gefäßwirkungen zu erwarten (Cooper et al. 1980; Habal et al. 1976).

Diese Faktoren könnten zusammengenommen dazu beitragen, daß in vivo ständig vermehrt Plasmaproteine in das Entzündungsfeld einströmen und Entzündungszellen einwandern, die durch ihre Sekretionsprodukte (Plasminogenaktivator, neutrale Proteasen, Gerinnungsfaktoren, Proteaseinhibitoren) wiederum in das lokale Mediatorgleichgewicht eingreifen (Gordon 1980; Hovi et al. 1977; Janoff und Carp 1982; Olsson und Venge 1980; van Furth und Willemze 1979).

Ein Überwiegen von Gerinnungsvorgängen wird z. B. bei Patienten mit abnormem Plasminogenmolekül oder Mangel an Proteaseinhibitoren (Antithrombin III-Mangel) beobachtet (Bick 1982a; Mammen 1983). Unter den systemischen Folgen steht hier die Bereitschaft zu thromboembolischen Komplikationen im Vordergrund (Mammen 1983). Im Gewebe kommt es bei zahlreichen, insbesondere chronisch entzündlichen Erkrankungen zu verstärkter Fibrinablagerung. Als Ursache kommen

1. eine gesteigerte Aktivation des Gerinnungssystems, z. B. vermehrte Aktivation des Hageman-Faktors durch verletztes Gewebe und
2. eine verminderte Plasminogenaktivation in Betracht.

So fand sich im Kapselgewebe von Hüft- und Kniegelenken bei chronisch traumatischer Entzündung und chronischer Polyarthritis im Vergleich zur Arthrose, Hüftkopfnekrose und aseptischen Prothesenlockerung eine deutlich herabgesetzte Aktivität von Plasminogenaktivatoren. Statt dessen war bei chronisch traumatischer Entzündung und chronischer Polyarthritis eine normalerweise fehlende Plasmininhibitoraktivität nachweisbar (Blasini et al. 1981). Über einen ursächlichen Zusammenhang konnte keine Aussage gemacht werden.

Zusammengefaßt ist die Aktivierung des Gerinnungs- und Fibrinolysesystems zunächst auf lokaler Ebene für die Entzündung bedeutsam, indem sie zur Aufrechterhaltung oder Verstärkung entzündlicher Prozesse wie zur Auflösung und Heilung beitragen kann.

Systemische Wirkungen können sich daneben widerspiegeln im Verbrauch von Plasmafaktoren, so z. B. im Abfall der Plasmaspiegel von Prothrombin, Antithrombin III, Plasminogen, Antiplasmin und C3-Komplement nach experimenteller Injektion von Bestandteilen gram-negativer Bakterien (Endotoxin) (Jochum et al. 1981). Folgende therapeutische Ansätze existieren bisher zur Beeinflussung des Gerinnungs- und des Fibrinolysesystems:

1. Substitution von Plasma, gereinigten Faktorkonzentraten oder einzelnen Faktoren (z. B. Faktor VIII bei Hämophilie A),
2. Hemmung der Gerinnung durch Antikoagulantien,
3. Stimulation der Fibrinolyse,
4. Hemmung der Fibrinolyse.

Die zur Zeit therapeutisch verfügbaren Antikoagulantien lassen sich anhand ihres Wirkmechanismus in drei Gruppen einteilen:
1. Vitamin-K-Antagonisten: Kumarinderivate,
2. Heparin,
3. Thrombozytenaggregationshemmer: Salizylate, Sulfinpyrazon, Dipyridamol.

Vitamin K ist erforderlich für die Bildung von Gammakarboxyglutaminsäure. Über Gammakarboxyglutaminsäure werden Vitamin-K-abhängige Gerinnungsfaktoren (Faktor II, VII, X) mit Hilfe von Kalziumionen an Phospholipide gebunden und anschließend aktiviert (Uotila und Suttle 1982). Die kompetitive Hemmung des Vitamin K durch Kumarine beeinträchtigt somit vor allem den Gerinnungsablauf über das exogene Gerinnungssystem.

Das Polysaccharid Heparin kommt physiologischerweise in vielen Geweben vor und wird in den basophilen Granula von Mastzellen gespeichert. Heparin beschleunigt die Hemmwirkung des plasmatischen Inhibitors Antithrombin III auf Proteasen des Gerinnungssystems. Dabei soll sich eine Heparinfraktion mit hoher Affinität an Antithrombin III binden und eine Konformationsveränderung des Moleküls bewirken, wodurch die Reaktion mit Proteasen erleichtert wird. Antithrombin III inaktiviert Thrombin und die Faktoren des endogenen Gerinnungssystems (XIIa, XIa, IXa, Xa), Plasmin und Trypsin (Björk und Lindahl 1982). Heparin findet therapeutisch Anwendung bei der Behandlung thromboembolischer Komplikationen, Verbrauchskoagulopathie, Herzoperationen mit extrakorporaler Zirkulation, Hämodialyse und nach Thrombolyse als Überbrückung bis zur Wirksamkeit der Kumarine (Schlick und Freundt 1981). Die Bedeutung des Heparins als endogener Regulator ist zur Zeit noch ungeklärt. Für diese Möglichkeit spricht, daß Heparin im Rahmen entzündlicher Reaktionen aus Mastzellen freigesetzt wird und so möglicherweise als Gegenspieler von Thromboplastin und Gerinnungsfaktoren aus Makrophagen im Gewebe wirksam wird (Bianco et al. 1980; Björk und Lindahl 1982).

Thrombozytenaggregationshemmer hemmen die Aktivität des Enzyms Zyklooxygenase in Thrombozyten und damit die Bildung von Prostaglandinen, Thromboxanen und Prostazyklin. Dadurch beeinträchtigen sie die Thrombozytenaggregation und die Freisetzung von Plättchenfaktor III, einem Phospholipid, das an dem endogenen Gerinnungsvorgang beteiligt ist.

2.2.6 Aktivierter Hageman-Faktor

Nativer Hageman-Faktor ist ein im menschlichen Serum vorhandenes, einkettiges Betaglobulin (MG 80000) (Ginsberg et al. 1980; Kaplan et al. 1981).

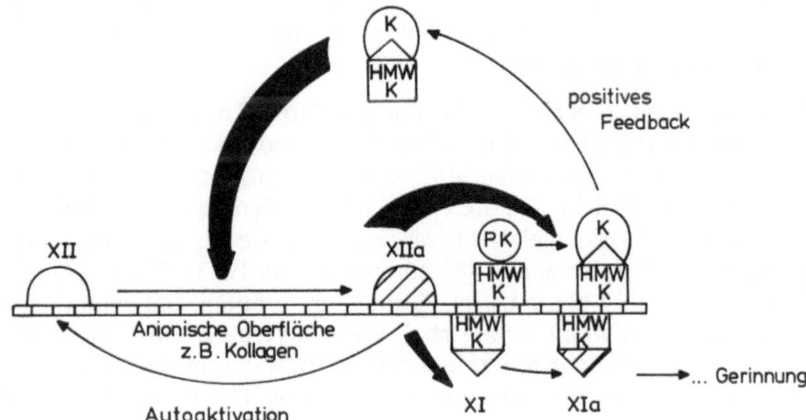

Abb. 9. Modellvorstellung von dem Mechanismus der Kontaktaktivation des Hageman-Faktors (XII). (Mod. nach Silverberg und Kaplan 1981)

Aktivation des Hageman-Faktors (Faktor XII) bedeutet proteolytische Spaltung des Moleküls. Es entstehen zwei Bruchstücke von biologischer Bedeutung (Abb. 9):

1. Aktivierter Hageman-Faktor (Faktor XIIa, HFa), ein zweikettiges Molekül mit einer schweren Kette (MG 52000) und einer leichten Kette (MG 28000), die über Disulfidbrücken zusammengehalten werden;
2. Hageman-Faktorfragment (HFf) (MG 28000), früher auch unter der Bezeichnung Präkallikrein-Aktivator (Movat 1979b).

Die Aktivation erfolgt in flüssiger Phase durch Proteasen (Plasmin, Trypsin, Kallikrein) oder wird durch Vorgänge wie Blutplasmaverdünnung, pH-Wert-Verschiebung oder Substanzen wie Uratkristalle, Asbest oder durch Immunkomplexe induziert (Griffin 1978; Cottier 1980b).

Ein zweiter Aktivationsmechanismus besteht in der *Kontakt-Aktivation* des Hageman-Faktors. Dabei bindet sich der Hageman-Faktor an negativ geladene (anionische) Oberflächen, wo er gespalten, d. h. aktiviert wird. Oberflächengebundener, aktivierter Hageman-Faktor wiederum besitzt drei Reaktionsmöglichkeiten:

1. Er spaltet ebenfalls oberflächengebundenes Präkallikrein zu Kallikrein. Kallikrein, als Protease, spaltet, d. h. aktiviert nun sehr rasch weiteren Hageman-Faktor (Griffin 1978; Silverberg und Kaplan 1981). Dieser Rückkopplungsmechanismus bewirkt eine rasche Zunahme an aktiviertem Hageman-Faktor, so daß
2. aktivierter Hageman-Faktor auch vermehrt mit dem ebenfalls oberflächengebundenen Faktor IX des Blutgerinnungssystems reagieren kann. Die Folge ist die Aktivierung der endogenen Gerinnungskaskade (vgl. Abb. 7) (Kaplan et al. 1981; Saito und Ratnoff 1979; Silverberg und Kaplan 1981).

3. Aktivierter Hageman-Faktor vermag nativen Hageman-Faktor ebenfalls im Sinne einer positiven Rückkopplung zu aktivieren (Kaplan et al. 1981; Silverberg und Kaplan 1981).

Reaktion 1 und 2 benötigen hochmolekulares Kininogen (HMW-Kininogen) als Kofaktor (Ginsberg et al. 1980; Saito und Ratnoff 1979; Shimada et al. 1983). Es wird angenommen, daß sich die betroffenen Faktoren über HMW-Kininogen als „Brücke" an die Oberfläche binden und so möglicherweise in eine günstigere Position gebracht werden, in der sie besser miteinander reagieren (Griffin 1978; Kaplan et al. 1981; Shimada et al. 1983). Dafür spricht auch, daß Präkallikrein und Faktor IX im Plasma zum größten Teil gebunden an HMW-Kininogen zirkulieren (Bouma et al. 1983; Silverberg und Kaplan 1981). Durch Komplexbildung mit Kallikrein schützt HMW-Kininogen das Enzym vor der Inaktivation durch Plasmaproteaseinhibitoren. Dafür spricht, daß die Kallikrein-Inaktivationsrate durch Plasmaproteaseinhibitoren in vitro nach Komplexbildung mit HMW-Kininogen deutlich abnimmt (Schapira et al. 1983).

Der Ablauf der Frühphase der Kontaktaktivation ist noch ungewiß. So gibt es widersprüchliche Ergebnisse auf die Frage, ob nativer Hageman-Faktor enzymatische Aktivität besitzt, mit der er Präkallikrein spaltet, um so den Verstärkermechanismus über Kallikrein auszulösen (Kaplan et al. 1983; Kurachi et al. 1983). Eine Alternative wäre, daß ständig Spuren aktivierten Hageman-Faktors in der Zirkulation vorhanden sind (Kaplan et al. 1983).

Aktivierter Hageman-Faktor nimmt eine zentrale Stellung bei der Aktivierung folgender plasmatischer Systeme ein:
1. Gerinnungssystem,
2. Kininsystem,
3. Fibrinolysesystem,
4. Komplementsystem.

Zu 1.
Aktivierter Hageman-Faktor spaltet Faktor XI und leitet dadurch das endogene Gerinnungssystem ein (Heimark et al. 1980).

Zu 2.
Nativer und aktivierter Hageman-Faktor spalten Präkallikrein zu Kallikrein. Ein noch stärkerer Aktivator ist das Hageman-Faktorfragment (HFf) (Griffin 1978; Heimark et al. 1980; Movat 1979b; Silverberg und Kaplan 1981).

Kallikrein wiederum bewirkt die Bildung entzündungswirksamer Kinine (Habal et al. 1976; Sharma und Watson Buchanan 1979).

Zu 3.
Kallikrein aktiviert Plasminogen zu Plasmin und leitet dadurch die Fibrinolyse ein (Bick 1982b). Gleichzeitig begünstigt Kallikrein durch seine rückkoppelnde Wirkung auf den Hageman-Faktor auch die Gerinnung.

Zu 4.
Plasmin wiederum beeinflußt über die Spaltung von C1 des klassischen Komplementweges und Faktor C3 und B des alternativen Komplementweges die

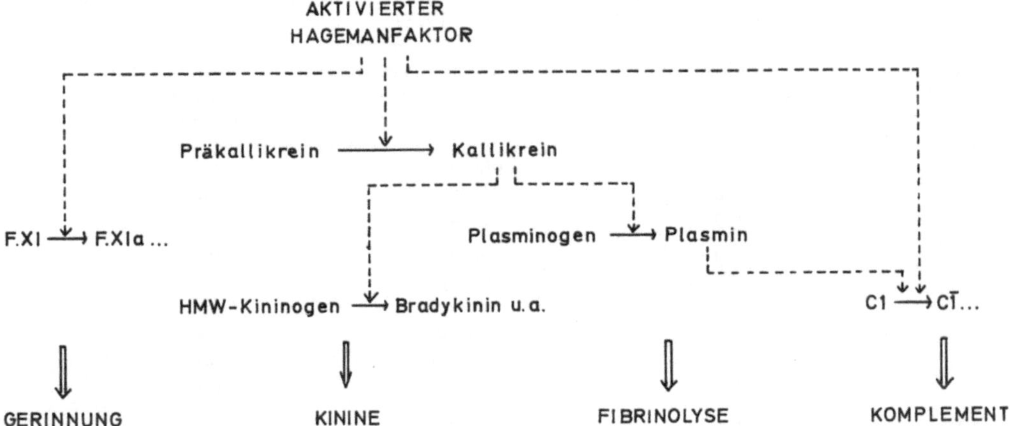

Abb. 10. Wirkungen des aktivierten Hageman-Faktors auf andere plasmatische Systeme. (Mod. nach Silverberg und Kaplan 1981)

Aktivation des Komplementsystems (Cooper et al. 1980; Silverberg und Kaplan 1981) Außerdem ist eine direkte Aktivation des klassischen Komplementweges durch das Hageman-Faktorfragment möglich (Ghebrehiwet et al. 1981). Einen Überblick über die Auswirkungen des aktivierten Hageman-Faktors gibt Abb. 10.

Aktivierter Hageman-Faktor und das Hageman-Faktorfragment unterliegen im Plasma der Kontrolle durch die Proteaseinhibitoren Antithrombin III, C 1-Inaktivator und Alpha-2-Antiplasmin (Messmore 1982; Ratnoff et al. 1969).

2.2.7 Das Komplementsystem

Das Komplementsystem ist ein wichtiges Abwehrsystem in der Präimmunphase und ein Vermittler zahlreicher entzündlicher Reaktionen.

Komplement besteht aus einer Gruppe von Glykoproteinen, die im Serum in inaktiver Form vorhanden sind (Tabelle 10). Die Spaltung dieser Peptide erzeugt große Fragmente, die die Bausteine einer Kaskade bilden, an deren Ende der zytolytische Komplex C 5-9 steht. Dieser verursacht eine rasche Schädigung von Zellmembranen, wodurch Wasser und Natrium in die Zellen einströmen und Kalium aus den Zellen austritt.

Auf diesem Aktivierungsweg entstehen gleichzeitig biologisch wichtige kleinere Fragmente.

1. Diese Spaltprodukte lösen entzündliche Reaktionen aus und vermögen diese zu unterhalten.
2. Sie dienen der Erregerabwehr in der Präimmunphase, teilweise alleine, vor allem aber in Kooperation mit den humoralen und zellulären Bestandteilen des Immunsystems. Dadurch sind sie auch an der Spätphase der Erregerabwehr beteiligt.

Tabelle 10. Physikochemische Daten von Komplementkomponenten und ihren Regulatorproteinen (Nach Brade 1979; Hugli und Müller-Eberhard 1978)

Gruppe	Komponente	Molekulargewicht	Mittlere Serumkonzentration (μg/ml)
I	C 1	900 000	350
	C 4	210 000	500
	C 2	117 000	25
II	C 3	180 000	1 300
	C 5	180 000	80
	C 6	95 000	75
	C 7	110 000	55
	C 8	160 000	80
	C 9	80 000	200
III	P	190 000	25
	B	100 000	220
	D	22 000	2
	C 3	180 000	1 300
IV	C 1-INH	105 000	180
	I	100 000	60
	H	150 000	500
	AI	300 000	30

Gruppe I: Komponenten des klassischen Weges
Gruppe II: Komponenten beider Wege
Gruppe III: Komponenten des alternativen Weges
Gruppe IV: Regulatorproteine

3. Sie begünstigen die Tumorabwehr.
4. Sie üben eine Signalfunktion auf Zellen aus (Schorlemmer et al. 1977; Ferluga et al. 1978; Hadding 1980; Bitter-Suermann 1983).

Das Komplementsystem ist ähnlich wie das Gerinnungssystem Y-förmig aufgebaut. Zwei Aktivierungswege münden in eine gemeinsame terminale Sequenz. Die Aktivierung kann somit auf 2 Wegen erfolgen:
1. über den klassischen Komplementweg,
2. über den alternativen Komplementweg.

Eine weitere Möglichkeit besteht in der direkten Spaltung von Komplement durch Proteasen aus Plasma und Entzündungszellen.

Der klassische Komplementweg

Die Aktivation des klassischen Komplementweges erfolgt durch Komplexe von Antikörpern der Klassen IgM und IgG (IgG 1, IgG 2, IgG 3) mit ihrem komplementären Antigen. Antikörper und Komplement zirkulieren normalerweise im Plasma, ohne miteinander zu reagieren. Erst die Komplexbildung mit Antigen verändert die Fc-Portion des Antikörpermoleküls derart, daß es befähigt wird, sich an C 1-Komplement zu binden.

C 1 bildet einen Molekülkomplex (MG 739000) mit den Untereinheiten C 1q-r-s. Die Bindung des Antikörpers erfolgt an C 1q. Sie alleine ist noch nicht hinreichend für die Aktivation der Kaskade (Cooper 1983). Offenbar findet eine Konformationsänderung im C 1q-Molekül statt, so daß C 1r enzymatische Aktivität erlangt. C 1r aktiviert sodann C 1s zu einem komplementspaltenden Enzym.

C 1s spaltet zunächst C 4, dann C 2. Die darauf entstehenden Spaltprodukte C 4b und C 2a werden gebunden und formieren sich zu einem neuen Enzymkomplex, der C 3-spaltenden Konvertase C 42 des klassischen Komplementweges. Die anderen Fragmente C 4a und das kleinere Fragment von C 2, das wegen seiner kininähnlichen Wirkung auch C-Kinin genannt wird, gehen in Lösung (Brade 1979; Hadding 1980; Minta and Movat 1979).

Der alternative Komplementweg

Während der klassische Komplementweg in der Regel angewiesen ist auf eine vorangegangene Antikörperbildung, erfolgt die Aktivation des alternativen Weges unabhängig von einer Immunantwort. Sie beruht vielmehr auf der Bereitstellung aktivierender Oberflächen, wie z. B. Bakterienzellwände, Bakterienlipopolysaccharide, virusinfizierte Zellen oder Kaninchenerythrozyten, an die sich die Komplementkomponente C 3b anlagern kann (Karen 1982; Sissons et al. 1982).

In einer in ihren Einzelheiten bisher noch nicht bekannten Initialreaktion wird aus der Komplementkomponente C 3 kontinuierlich in kleinen Mengen das Fragment C 3b gespalten. An dieser Spaltung sind Faktor B und der enzymatisch aktive Faktor D beteiligt. Unter Normalbedingungen unterliegt C 3b der ständigen Kontrolle durch die Inaktivatoren Faktor H und C 3b-Inaktivator. Die Inaktivation erfolgt so schnell, daß größere Mengen C 3b nicht gebildet werden können. Durch die Bindung an bestimmte aktivierende Oberflächen wird C 3b der Inaktivation durch die Inhibitoren jedoch weitgehend entzogen (Pangburn 1983). Es können nun weitere aktivierende Schritte folgen. Durch die Bindung an Oberflächen vermag sich Faktor B an C 3b anzulagern. Es entsteht ein noch instabiles C 3-spaltendes Enzym, die C 3-Konvertase des alternativen Komplementweges C 3bBb, die durch Einbau von Faktor P (Properdin) stabilisiert wird.

Diese C 3-Konvertase (C 3bBbP) vermag nun erneut C 3 zu C 3b zu spalten. Die Menge an C 3b nimmt zu. Die Aktivität des alternativen Komplementweges wird durch diese positive Rückkopplung in erheblichem Maße verstärkt (Bitter-Suermann 1980; Brade 1979; Hadding 1980; Minta und Movat 1979).

Beide C 3-Konvertasen des klassischen und des alternativen Komplementweges gehen durch die Addition von C 3b über in C 5-spaltende Konvertasen. Die C 5-Spaltung erzeugt die Fragmente C 5a und C 5b. Durch die Anlagerung weiterer Komplementkomponenten (C 6, C 7, C 8, C 9) an C 5b gelangt die Kaskade schließlich über den C 567-Komplex zum zytolytischen Komplex C 5-9, dem Endpunkt der Komplementkaskade (Hadding 1980; Minta und Movat 1979).

Einen schematischen Überblick über die Wege der Komplementaktivierung gibt Abb. 11.

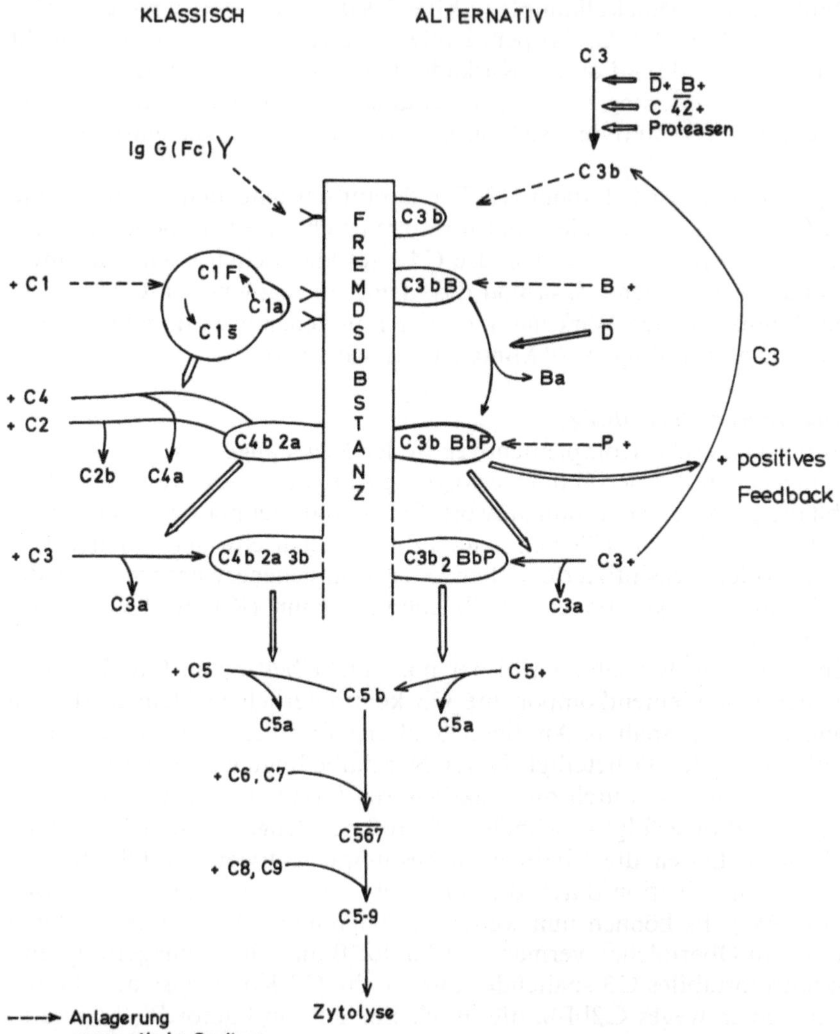

Abb. 11. Schematische Darstellung der zwei Aktivierungswege des Komplementsystems. **a** *links:* Die Verbindung von Antikörpern (IgG-Fc) mit Antigen (Fremdsubstanz) bewirkt die Aktivation von C1, der ersten Komponente des klassischen Komplementweges. Es folgt eine kaskadenförmige Aktivierung, d.h. Spaltung weiterer Komplementkomponenten durch die aus jeder Spaltung hervorgehenden Enzyme. **b** *rechts:* Das aus einer initialen C3-Spaltung hervorgehende C3b lagert sich an Fremdoberflächen an. Durch seine Bindung an das an der Oberfläche haftende C3b wird Faktor B zugänglich für die Spaltung durch Faktor D. Beide Wege führen zu der Erzeugung einer C3-spaltenden Konvertase **a** des klassischen Komplementweges ($C\overline{4b2a}$) **b** des alternativen Komplementweges ($C\overline{3bBbP}$), und gelangen von dort aus gemeinsam über die Spaltung von C5 und die Komplexbildung weiterer Komplementkomponenten mit dem Fragment C5b zu dem zytolytischen Komplex C5–9. (Mod. nach Bitter-Suermann 1980)

Die Kontrolle des Komplementsystems erfolgt über 2 Mechanismen:

1. Einige Enzyme (C3-Konvertase, C5-Konvertase), einige aktive Spaltprodukte (C2a, C4b, C5b) und Komplexe (C567) sind sehr instabil (Minta und Movat 1979).
2. Regulatorproteine des klassischen und des alternativen Komplementweges wirken einer ungehemmten Komplementaktivierung entgegen. Zu den Regulatoren des klassischen Komplementweges zählen der C1-Inhibitor (C1-INH), der C4b-Inaktivator und der C2-Inaktivator.
   Als Regulatorproteine des alternativen Komplementweges werden Faktor I oder C3b-Inaktivator (C3b-INA) mit dem Kofaktor H (Beta-1 H) beschrieben (Minta und Movat 1979; Pangburn 1983). Faktor H beschleunigt die Dissoziation der C3-Konvertase (C3bBb), und konkurriert mit Faktor B um die Bindung an C3b. Faktor I, eine Serinprotease, wandelt C3b irreversibel um in das inaktive Fragment C3bi. Faktor H beschleunigt die Spaltung von C3b durch Faktor I sowohl in flüssiger als auch in partikelgebundener Form (Minta und Movat 1979; Pangburn 1983).

Auf beiden Wegen der Komplementaktivierung entstehen kleinere Fragmente, die in der Entzündung wichtige Mediatorfunktionen übernehmen.

1. C2-Fragment (C-Kinin)

Für das C2-Fragment werden kininähnliche Wirkungen beschrieben wie Kontraktion glatter Muskulatur und Förderung der Gefäßdurchlässigkeit, Drüsensekretion und Schmerzentwicklung. C-Kinin entsteht nicht nur über die Komplementkaskade, sondern auch durch die Aktivität von Proteasen, wie z. B. Plasmin.

2. Die Anaphylatoxine (C3a, C4a, C5a)

Hauptverantwortlich für die komplementbedingten entzündlichen Wirkungen sind die Anaphylatoxine C3a und C5a.

C3 ist ein in hoher Konzentration im Serum vorhandenes, zweikettiges Beta-2-Globulin mit einem Molekulargewicht von ca. 180000 dalton. C3a, das kleinere Fragment (MG 9000), entsteht durch die Aktivität der C3-Konvertasen und anderer plasmatischer Proteasen, die das Anaphylatoxin vom aminoterminalen Ende des C3-Moleküls abspalten.

C5a entsteht durch Spaltung des nativen C5-Moleküls, einem Beta-1-Globulin mit einem Molekulargewicht von 180000–200000 dalton (Fernandez und Hugli 1976; Hugli und Müller-Eberhard 1978).

Beide Anaphylatoxine werden im Plasma sehr rasch inaktiviert. Dies geschieht durch die Aktivität einer Protease, dem *Anaphylatoxin-Inaktivator* (Karboxypeptidase B), einem Alpha-Globulin mit einem Molekulargewicht von ca. 300000 dalton. Die Inaktivation erfolgt durch Abspaltung der Aminosäure Arginin, die für die anaphylaktischen Eigenschaften verantwortlich zu sein scheint (Goldstein 1979; Hugli und Müller-Eberhard 1978).

Die Hauptwirkungen der Anaphylatoxine sind

a) Anaphylaxie,
b) Beeinflussung der Zellfunktion.

Die anaphylaktischen Eigenschaften bestehen in der Erhöhung der Kapillarpermeabilität, der Kontraktion glatter Muskulatur und der Freisetzung von Histamin aus Mastzellen (Grant et al. 1975; Hadding 1977; Glovsky et al. 1979; Ward 1980; Perez und Goldstein 1981).
Anaphylatoxine beeinflussen die Zellwanderung durch Besetzung spezifischer Rezeptoren auf der Zelloberfläche. C 5a stimuliert dadurch die gerichtete Zellwanderung (Chemotaxis) (s. u.) von neutrophilen, eosinophilen, basophilen Granulozyten und von Monozyten (Bianco et al. 1978; Chenoweth und Hugli 1978; Fernandez et al. 1978; Perez und Goldstein 1981). Die Abspaltung der Aminosäure Arginin beseitigt die anaphylaktischen Eigenschaften von C 5a, nicht jedoch seine Wirkung als Chemotaxin. Da die Inaktivation von C 5a im Organismus sehr rasch erfolgt, kommt dem um Arginin verminderten Faktor C 5a-desarg möglicherweise größere Bedeutung bei der Anlockung von Zellen zu (Hugli und Müller-Eberhard 1978; Perez und Goldstein 1981). Diskutiert wird zur Zeit außerdem ein histaminunabhängiger, gemeinsamer Einfluß von C 5a-desarg und Prostaglandin E auf die lokale Flüssigkeitsansammlung im Gewebe (Williams und José 1981).
Die Anaphylatoxine stimulieren darüber hinaus weitere Zellfunktionen, wie die Freisetzung von Histamin aus Mastzellen und basophilen Granulozyten, und die Freisetzung von Serotonin aus Thrombozyten (Grant et al. 1975; Meuer et al. 1981). C 5a induziert eine selektive Freisetzung von lysosomalen Enzymen aus neutrophilen Granulozyten und Makrophagen, die Bildung von Derivaten der Arachidonsäure und die Produktion toxischer Metabolite des Sauerstoffs. Weitere Folgen der Zellstimulation sind ein vermehrtes Haften der Zellen am Untergrund und eine gesteigerte Zellaggregation in vitro (Becker et al. 1974; Babior 1978a; Chenoweth und Hugli 1978; Perez und Goldstein 1981; Henson et al. 1982).
Die Anaphylatoxine sind somit an zahlreichen akuten entzündlichen Reaktionen, wie Steigerung der Gefäßdurchlässigkeit, Zellwanderung und Zellakkumulation im Entzündungsgebiet beteiligt. Außerdem induzieren sie die Freisetzung zahlreicher Substanzen und Mediatoren (lysosomale Enzyme, Arachidonsäurederivate, toxische Sauerstoffmetabolite), die sekundär die entzündliche Reaktion stimulieren oder abschwächen.

3. C 3b

Die Bedeutung von C 3b, dem größeren Fragment (MG 176000) von C 3, im Rahmen der Entzündung liegt vor allem in der Wechselwirkung mit den Entzündungszellen und soll daher an anderer Stelle besprochen werden.

4. C $\overline{567}$

C $\overline{567}$ übt eine wanderungsfördernde (chemotaktische) Wirkung auf Entzündungszellen aus (Abb. 12) (Hadding 1980).

5. C 5−9

C 5−9 bildet einen zytolytischen Komplex, der Zellmembranen zerstört. Seine Aktivität wird über seine Fähigkeit, Erythrozyten zu hämolysieren, gemessen: hämolytische Aktivität (CH 50). C 9 ist offenbar nicht erforderlich

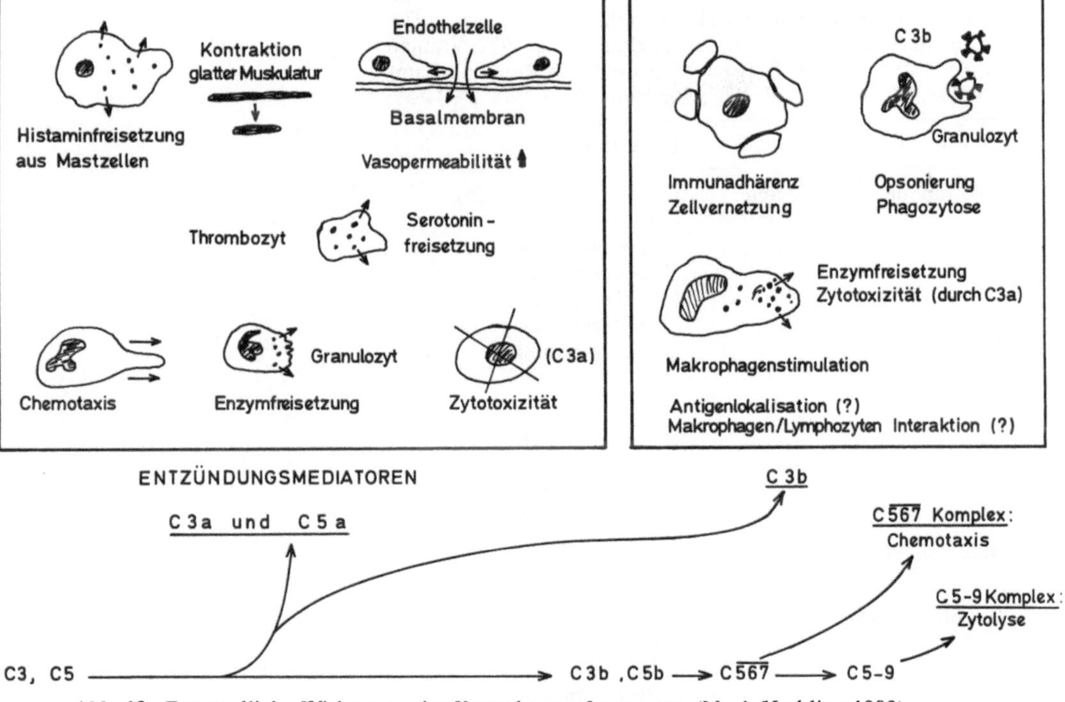

Abb. 12. Entzündliche Wirkungen der Komplementfragmente. (Nach Hadding 1980)

für die hämolytische Aktivität, da die CH50 in C9-Mangelserum einer CH50 in Vollserum entspricht (Biesecker und Müller-Eberhard 1980). Aber es beschleunigt die Hämolyseaktivität von C5–8, ist notwendig für die bakteriolytische Funktion und verantwortlich für die charakteristischen Membranläsionen.

Das Komplementsystem übernimmt in seiner Wechselwirkung mit den Entzündungszellen eine wichtige Aufgabe bei der unspezifischen und spezifischen Immunabwehr (Sundsmo 1982; Bitter-Suermann 1980, 1983). Dafür sprechen folgende Faktoren:

1. Zahlreiche Zellen tragen auf ihrer Zelloberfläche Rezeptoren für die verschiedenen Komplementspaltprodukte (Tabelle 11) (Gupta et al. 1975; Chenoweth und Hugli 1978; Glovsky et al. 1979; Morahan 1980; Dobson et al. 1981; Schmitt et al. 1981; Lobo und Burge 1982; Ross und Lambris 1982; Sundsmo 1982).
2. Komplement ist mit Hilfe immunologischer Methoden auf der Zelloberfläche von B-Lymphozyten, Makrophagen und T-Lymphozyten nachweisbar (Sunsmo 1982; Wilson et al. 1982).
3. Einige Zellen (Monozyten, Makrophagen) synthetisieren und sezernieren Komplement (Bentley et al. 1981; Brade und Bentley 1980; Whaley 1980). Nach entzündlicher Stimulation steigt die C3-Syntheserate der Makrophagen deutlich an (Zimmer et al. 1982).

Tabelle 11. Komplementrezeptoren der Zellen. (Nach Gupta et al. 1975; Chenoweth und Hugli 1978; Glovsky et al. 1979; Morahan 1980; Dobson et al. 1981; Schmitt et al. 1981; Vranian et al. 1981; Lobo und Burge 1982; Ross 1982; Ross und Lambris 1982; Schreiber et al. 1982; Sundsmo 1982)

Zellen	Rezeptortyp
Neutrophile Granulozyten	CR 1 (C 3b; C 4b, C 5b) CR 3 (C 3bi) C 1q-Rezeptoren C 3a-Rezeptoren C 5a-Rezeptoren H-Rezeptoren C 3e-Rezeptoren (?)
Monozyten	CR 1 CR 3 C 1q-Rezeptoren C 3a-Rezeptoren C 5a-Rezeptoren H-Rezeptoren
Makrophagen	CR 1 CR 3
B-Lymphozyten	CR 1 CR 2 (C3d) CR 3 C 1q-Rezeptoren H-Rezeptoren
Mastzellen	C 3a-Rezeptoren C 5a-Rezeptoren
Eosinophile Granulozyten	CR 1 (?) C 5a-Rezeptoren C 3a-Rezeptoren
Basophile Granulozyten	C 3a-Rezeptoren C 5a-Rezeptoren
Erythrozyten	CR 1 CR 3

Tabelle 12. Komplement und Antikörperbildung. (Nach Dierich und Landen 1977; Goodman et al. 1982; Lobo und Burge 1982; Morgan et al. 1982, 1983)

C 3a	*Hemmung* – Hemmung der T-Helferzellaktivität (?) – Stimulation von Suppressorzellen (?)
C 5a	*Stimulation* – Stimulation des Makrophagen zur Interleukinbildung (?)
C 3b	*Stimulation* – direkte B-Zellstimulation durch C 3b aus Makrophagen (?) – Stimulation des Makrophagen zur Freisetzung löslicher Faktoren – Brückenbildung zwischen B-Lymphozyt und Makrophage (?)

4. Zahlreiche Zellen (neutrophile Granulozyten, mononukleäre Phagozyten) sezernieren komplementspaltende Enzyme (Schorlemmer et al. 1977; Taylor et al. 1977, Olsson und Venge 1980).
5. Komplement „aktiviert“ Zellen, d. h. es regt die Zellen zu bestimmten Zellfunktionen an.

Eine besondere Stellung nimmt das Komplementsystem in seiner Wechselbeziehung zum Makrophagen ein. Diese Funktion, die vor allem der unspezifischen Erregerabwehr dient, wird weiter unten besprochen (Bitter-Suermann 1980).

Das zellassoziierte Komplementsystem spielt wahrscheinlich auch eine wichtige Rolle in der spezifischen Immunabwehr (Sundsmo 1982). Sein regulatorischer Einfluß spielt sich offenbar in der Mikroumgebung der Zelle ab (Weigle et al. 1982).

1. Komplement beeinflußt die Zell/Zell-Wechselwirkungen. Ein möglicher Mechanismus wäre die Ausbildung von Komplementbrücken zwischen Zellen, indem oberflächengebundenes Komplement durch oberflächengebundene Proteasen anderer Zellen gespalten wird (Dierich und Landen 1977). Komplementspaltprodukte auf der Zelloberfläche (z. B. des Makrophagen) könnten Fragmente (z. B. C 3d) erzeugen, die wiederum besondere Affinität zu anderen Zellen (z. B. B-Lymphozyten) zeigen, welche die entsprechenden Rezeptoren (CR 2) besitzen (Medorf et al. 1982).
2. Komplement übt modulatorischen Einfluß auf die humorale Immunabwehr aus (Tabelle 12).
   C 3a hemmt die polyklonale Antikörperbildung und die Bildung spezifischer Antikörper gegen T-zell-abhängiges Antigen. Als Mechanismen werden die Induktion von Suppressorzellen und die Hemmung der T-Helferzellaktivität diskutiert (Morgan et al. 1982; Weigle et al. 1982; Hugli und Morgan 1984).
   C 5a fördert die Antikörperbildung (Hugli und Morgan 1984). Dies geschieht möglicherweise über die Stimulation des Makrophagen zur Freisetzung eines löslichen Faktors, Interleukin I, welcher Lymphozyten stimuliert (Weigle et al. 1982).
   Einige T-Zell-abhängige Antigene benötigen zur Auslösung einer Antikörperbildung sowohl C 3-Komplementrezeptoren auf der B-Lymphozytenoberfläche als auch Makrophagen (Nariuchi und Kakiuchi 1982). So übt auch C 3b möglicherweise einen modulatorischen Einfluß aus, entweder über die oben beschriebene Zell/Zell-Wechselwirkung oder indirekt durch seine Makrophagen aktivierende Wirkung.

Der Wirkmechanismus des zellassoziierten Komplementsystems ist noch weitgehend ungeklärt. So ist bisher nicht erwiesen, ob die auf der Zelloberfläche lokalisierten Komplementkomponenten von der Zelle selbst synthetisiert und dann nicht in die Umgebung abgegeben werden. Unklar ist, ob die auf der Zelloberfläche entstehenden aktiven Komplementspaltprodukte eine direkte Rückwirkung auf die beteiligten Zellen haben. Dafür sprechen der Nachweis von Komplementrezeptoren und die in vitro nachgewiesene Wirkung einzelner Spaltprodukte.

Für die Funktion des zellassoziierten Komplementsystems bei der Zell/Zell-Wechselwirkung spricht auch, daß die gebundenen Spaltprodukte der Inaktivation durch plasmatische Inaktivatoren weitgehend entzogen werden. Dieser Aspekt ist besonders wichtig, da die Aktivation des alternativen Komplementweges zur Zeit so verstanden wird, daß die Effektivität der Inhibitoren I und H vorübergehend herabgesetzt ist, so daß eine verstärkte C3b-Bildung stattfinden kann (Pangburn 1983). Andererseits synthetisieren einige Zellen selbst Regulatorproteine (I und H), die sich auf der Zelloberfläche nachweisen lassen (Wilson et al. 1982).

Diese Aspekte und die oftmals gegensätzliche Wirkung, welche die einzelnen Komplementkomponenten auf die Zellfunktion ausüben, machen deutlich, daß das Gleichgewicht zwischen den beteiligten Mediatoren und ihren Inhibitoren über die Zellfunktion entscheidet.

Die klinische Bedeutung des Komplementsystems

Erkrankungen, in denen Komplement zur Pathogenese beiträgt, lassen sich folgendermaßen einteilen:

1. Hereditäre Komplementdefekte,
2. Erkrankungen mit pathologisch übersteigerter Normreaktion.

Hereditäre Defekte des Komplementsystems sind relativ selten (Wahn 1983). Isolierte oder kombinierte Mängel treten gehäuft mit bestimmten Erkrankungen auf, die daher Anlaß zur diagnostischen Abklärung eines Komplementdefekts geben sollten. Als Leitsymptome sind Autoimmunphänomene, rezidivierende, schwere bakterielle Infekte und Angioödembeschwerden hervorzuheben (Wahn 1983).

So findet sich eine erhöhte Inzidenz von Autoimmunerkrankungen, Immunkomplexerkrankungen (z. B. chronische Glomerulonephritis) und lupusähnlichen Syndromen in Begleitung mit Defekten der frühen Komponenten (C1, C2, C4) des klassischen Komplementweges (Tabelle 13, 14) (Minta und Movat 1979; Hyatt et al. 1981; Leyva-Cobián et al. 1981; Mampaso et al. 1981; Minta et al. 1982; Schur 1982; Wahn 1983).

Eine vermehrte Anfälligkeit für bakterielle Infektionen wird sowohl bei Patienten mit C3- als auch mit C3b-Inaktivatormangel beschrieben (Minta und Movat 1979; Luskin und Tobin 1982).

Ein Mangel der späten Komplementkomponenten (C5, C6, C7, C8) wird vor allem in Zusammenhang mit wiederkehrenden, teilweise schweren Infektionen durch Neisserien (Meningokokken, Gonokokken) beobachtet (Minta und Movat 1979; Haeney et al. 1980; Loirat et al. 1980).

Eine typische Erkrankung, die auf einem Mangel oder der fehlenden Aktivität des C1-Inaktivators beruht, ist das *hereditäre angioneurotische Ödem* (Löhle und Mann 1980). Die Erkrankung geht klinisch einher mit akuten, rezidivierenden, umschriebenen und flüchtigen subepithelialen Ödemen der Haut, der Schleimhaut des Magen-Darm-Trakts und der Atemwege. Eine gefürchtete Komplikation ist das Larynxödem. Als Auslösefaktoren stehen Mikrotraumen und Streßfaktoren zur Diskussion (Löhle und Mann 1980). Die Therapie der Wahl ist in diesem Fall die Gabe von C1-Inaktivator.

Tabelle 13. Komplementmangel und Begleiterkrankungen. (Nach Minta und Movat 1979; Haeney et al. 1980; Löhle und Mann 1980; Loirat et al. 1980; Hsieh et al. 1981; Hyatt et al. 1981; Leyva-Cobián et al. 1981; Mampaso et al. 1981; Sano et al. 1981; Tedesco et al. 1981; Charlesworth und Pussell 1982; Schur 1982)

Komplement	Begleiterkrankung
C1q	Kombinierte Immundefekte
	Hypogammaglobulinämie
	Systemischer Lupus erythematodes
	Serumkrankheit
	Vaskulitis
	Glomerulonephritis
C2	Systemischer Lupus erythematodes
	Schwere pyogene Infektionen
C3	Schwere bakterielle Infektionen
	Lupusähnliches Syndrom
C4	Lupusähnliches Syndrom
	Immunkomplexerkrankungen
C5	Erhöhte Infektionsanfälligkeit
	Systemischer Lupus erythematodes
C6	Infektionen mit Neisserien
	Lupusähnliches Syndrom
C7	Infektionen mit Neisserien
C8	Infektionen mit Neisserien
C9	Keine
I	Schwere bakterielle Infektionen
H	Hämolytisch-urämisches Syndrom
C1-INA	Hereditäres angioneurotisches Ödem

Tabelle 14. Erkrankungen unter Beteiligung des klassischen und alternativen Komplementweges. (Minta und Movat 1979; Levy und Habib 1981; Stojan 1981; Luskin und Tobin 1982; Moorthy und Pringle 1982; Bitter-Suermann 1983)

I. Beispiele für Erkrankungen mit überwiegender Beteiligung des klassischen Komplementweges
- Serumkrankheit
- Virushepatitis
- Autoimmunhämolytische Anämie
- Systemischer Lupus erythematodes
- Immunkomplexvaskulitis

II. Beispiele für Erkrankungen mit überwiegender Beteiligung des alternativen Komplementweges
- Akutes respiratorisches Distress-Syndrom (ARDS)
- Membranoproliferative Glomerulonephritis
- Paroxysmale nächtliche Hämoglobinurie (PNH)

III. Beispiele für Erkrankungen mit Beteiligung beider Komplementsysteme
- Rheumatoide Arthritis
- Akute Streptokokkennephritis

Im Gegensatz zu diesem Beispiel läßt sich oftmals nicht definitiv entscheiden, ob der beobachtete Komplementdefekt in ursächlichem Zusammenhang mit der beobachteten Erkrankung steht, da häufig parallel auch asymptomatische Fälle beschrieben werden (Minta und Movat 1979).

Die Beziehung zwischen einem Mangel der frühen Komplementkomponenten und Autoimmunerkrankungen wie systemischer Lupus erythematodes ist noch weitgehend unklar. Als mögliche Pathomechanismen werden eine fehlerhafte Elimination infektiösen Materials, eine fehlerhafte Immunkomplexbeseitigung oder eine fehlerhafte Immunstimulation diskutiert (Charlesworth und Pussel 1982; Bitter-Suermann 1983). Dadurch könnte es zu einer gesteigerten Komplementaktivierung mit sekundärem Komplementverbrauch kommen. Die Folgen wären Entzündung einerseits und gesteigerte Infektanfälligkeit andererseits, wie sie auch bei Autoimmunerkrankungen beschrieben wird (Bitter-Suermann 1983).

Das Auftreten vermehrter bakterieller Infektionen wird mit verminderter chemotaktischer Anlockung von Zellen, mangelhafter Anbietung (Opsonierung) von Erregern und gestörter intrazellulärer Abtötung erklärt (Minta und Movat 1979; Loirat et al. 1980; Wahn 1983).

Bei zahlreichen Erkrankungen spielt dagegen die pathologisch gesteigerte Komplementaktivität eine große Rolle in der Pathogenese. Zu erwähnen sind hier allergische, infektiöse, hämatologische, dermatologische und renale Erkrankungen, sowie Erkrankungen des Bindegewebes (Minta und Movat 1979; Luskin und Tobin 1982).

Die Annahme einer Komplementbeteiligung bei der Pathogenese stützt sich dabei auf den immunfluoreszenzmikroskopischen Nachweis von Komplementablagerungen im Gewebe, den Nachweis verminderter Serumspiegel als Ausdruck des Verbrauches oder vermehrter komplementspaltender Aktivität im Gewebe, z. B. im Gelenkpunktat (Luskin und Tobin 1982; Stojan 1981).

Einige Erkrankungen, vorwiegend anaphylaktische Reaktionen verschiedener Art, Erkrankungen mit zirkulierenden Immunkomplexen, Vaskulitiden, Glomerulonephritiden gehen vorwiegend mit der Aktivation des klassischen Komplementweges einher (Levy und Habib 1981; Luskin und Tobin 1982; Moorthy und Pringle 1982). Diagnostisch steht einerseits die Messung der Gesamtaktivität in Form der hämolytischen Titration als Screeningverfahren zur Verfügung. Andererseits ist die Bestimmung einzelner Komplementkomponenten oder Fragmente (z. B. Anaphylatoxine) möglich (Lint 1982; Luskin und Tobin 1982; Wahn 1983). Die Aktivation des klassischen Komplementweges läßt sich dabei in erster Linie an einer verminderten Hämolyse von antikörperbeladenen Schafserythrozyten sowie erniedrigten Komplementspiegeln (C3, C4) als Ausdruck des Verbrauches nachweisen (vgl. Tabelle 14).

Eine vorwiegende Aktivation des alternativen Komplementweges findet sich insbesondere bei der membranoproliferativen Glomerulonephritis, dem akuten respiratorischen Distress-Syndrom (ARDS) und der paroxysmalen nächtlichen Hämoglobinurie (PNH) (vgl. Tabelle 14) (Levy und Habib 1981; Jacob et al. 1982; Bitter-Suermann 1983; Pangburn et al. 1983).

Im Serum der Patienten mit Glomerulonephritis läßt sich oftmals ein Autoantikörper, der sog. C3-nephritic factor (C3-NeF) nachweisen, der in Normalserum eine C3-Spaltung induziert. Er bindet an die C3-Konvertase C3Bb und stabilisiert sie, so daß sie vor der Inaktivation durch die Regulatorproteine geschützt ist.

Beim ARDS kommt es im Lungenstrombett durch eine vermehrte Bildung von C5a zur Leukostase, Granulozytenakkumulation und Freisetzung toxischer O_2-Metaboliten und Enzyme, woraus eine schwere Endothelzellschädigung resultiert. Hohe Dosen von Kortikosteroiden vermögen diese komplementbedingten Reaktionen zu hemmen (Jacob et al. 1982; McGuire et al. 1982). Diskutiert werden dabei eine Änderung der Lipideigenschaften der Granulozytenmembran oder ein möglicher Einfluß auf den C5a-Rezeptor.

Bei der PNH handelt es sich offenbar um eine defekte Kontrolle von Faktor H über C3b (Pangburn et al. 1983).

Diagnostisch sind eine verminderte Hämolyseaktivität von Kaninchenerythrozyten und ein erniedrigter C3-Serumspiegel wegweisend für eine vermehrte Aktivation des alternativen Komplementweges (Luskin und Tobin 1982).

Zusammengefaßt bildet das Komplementsystem ein wichtiges Mediatorsystem der Entzündung, unspezifischen Erregerabwehr und nach neueren Erkenntnissen auch der humoralen Immunabwehr (Block 1984). Fehlfunktionen wie Mangel oder pathologisch gesteigerte Aktivität führen daher zu verminderter Infektabwehr einerseits und pathologischer Gewebszerstörung andererseits.

2.2.8 Plasmaproteaseinhibitoren

Plasmaproteaseinhibitoren wirken einer ungehinderten Aktivation entzündlicher Mediatoren entgegen und sorgen so für die Aufrechterhaltung eines natürlichen Mediatorgleichgewichtes. Plasmaproteaseinhibitoren sind Glykoproteine. Ihr Wirkmechanismus ist teilweise unklar. Ihre Wirkung geht zum Teil einher mit der Bildung von Molekülkomplexen und der Spaltung des gebundenen Moleküls. Im folgenden werden die wichtigsten Plasmaproteaseinhibitoren vorgestellt (Tabelle 15):

C1-Inaktivator

C1-Inaktivator ist ein einkettiges Glykoprotein (MG 105000), das in der Leber synthetisiert wird.

Neben der Inaktivierung der ersten Komplementkomponente des klassischen Komplementweges besteht seine wesentliche Wirkung in der Hemmung des Enzyms Kallikrein. Er verhindert außerdem die permeabilitätserhöhende und kininbildende Aktivität von aktiviertem Hageman-Faktor. Die fibrinolytische Aktivität von Plasmin ist herabgesetzt (Ratnoff et al. 1969; Habal et al. 1976; Movat 1979a; Messmore 1982).

Ein angeborener Mangel und seine Auswirkungen, das hereditäre angioneurotische Ödem, wurde bereits besprochen (Löhle und Mann 1980).

Alpha-2-Makroglobulin

Alpha-2-Makroglobulin ist ein Akute-Phase-Protein, dessen Plasmakonzentration in entzündlichen Reaktionen ansteigen kann (vgl. Tabelle 3). Die normale

Tabelle 15. Übersicht über die wichtigsten Plasmaproteaseinhibitoren. (Ratnoff et al. 1969; Habal et al. 1976; Movat 1979a; Messmore 1982)

Inhibitor	Substrat
C 1-Inaktivator	C 1r Kallikrein Faktor XII, XIa, HFf Plasmin
Alpha-2-Makroglobulin	Kallikrein Plasmin Thrombin
Antithrombin III (Heparin)	Kallikrein Plasmin Thrombin Faktor XIIa, XIa, Xa, HFf
Alpha-2-Antiplasmin	Plasmin Kallikrein Faktor XIIa, XIa, Xa, HFf Urokinase
Alpha-1-Antitrypsin	Elastase Gewebskallikreine Faktor XIa Thrombin Plasmin

Plasmakonzentration liegt beim Mann zwischen 1500–3500 µg/ml und bei der Frau zwischen 1750–4200 µg/ml. Das Molekulargewicht beträgt 650000–725000 dalton (Movat 1979a). Außer an seinem Hauptbildungsort, der Leber, wird Alpha- 2-Makroglobulin auch von Monozyten und Makrophagen und in geringen Mengen auch von Thrombozyten, Endothelzellen und Lymphozyten synthetisiert (Hovi et al. 1977; Janoff und Carp 1982).

Alpha-2-Makroglobulin zeigt ein breites Wirkungsspektrum. Es bildet Komplexe mit den Proteasen Kallikrein und Plasmin, die dadurch von Makrophagen phagozytiert werden können. Die Reaktionsfähigkeit der gebundenen Proteasen mit kleineren Molekülen bleibt dabei erhalten. Neben Plasmaproteasen bindet Alpha-2-Globulin auch Proteasen aus Zellen, z. B. Elastase, Kollagenase und Kathepsin B, D, G (Ohlsson 1978a; Janoff und Carp 1982). Alpha-2-Makroglobulin gilt als wichtigster Kallikreininhibitor. Trotzdem ist seine Bedeutung umstritten, da ein Mangel klinisch asymptomatisch verläuft (Messmore 1982).

Antithrombin III

Antithrombin III ist ein Alpha-2-Globulin (MG 58000–65000), das in der Leber, in Endothelzellen und Megakaryozyten synthetisiert wird. Die Plasmakonzentration bei gesunden Erwachsenen beträgt 18–30 mg/dl (Messmore 1982; Mammen 1983).

Antithrombin III hemmt die meisten Serinproteasen des Gerinnungssystems. Es inaktiviert Thrombin, aktivierten Hagemanfaktor und bildet Komplexe mit Kallikrein und Plasmin. Seine Inhibitorwirkung wird durch Heparin erheblich gesteigert (Habal et al. 1976; Fritz et al. 1979; Movat 1979a; Messmore 1982). Offenbar beschleunigt Heparin den Prozeß der Komplexbildung.

Ein Mangel an Antithrombin III kann durch hereditäre Synthesedefekte, vermehrten Verbrauch (z.B. bei disseminierter intravasaler Gerinnung), Verlust über die Niere oder erhöhten Proteinkatabolismus entstehen (Bick 1982a; Mammen 1983). Klinisch stehen dabei thromboembolische Komplikationen und Lungenembolien im Vordergrund. Die Bestimmung von Antithrombin III ist daher besonders indiziert bei Patienten mit hohem Risiko thromboembolischer Komplikationen sowie zur Kontrolle der Heparintherapie, insbesondere bei Erkrankungen mit Verbrauchskoagulopathie (Bick 1982a).

Alpha-2-Antiplasmin

Alpha-2-Antiplasmin ist ein einkettiges Glykoprotein (MG 70000), das ebenfalls in der Leber gebildet wird. Seine Plasmakonzentration beträgt ca. 6,1 mg/dl (Messmore 1982).

Alpha-2-Antiplasmin bildet 1:1-Komplexe mit Plasmin, hemmt den Fibrinogenabbau und die Auflösung von Fibringerinnseln, indem es sich mit Hilfe von Faktor XIIIa an Fibrin bindet (Messmore 1982).

Unter einem Mangel an Alpha-2-Antiplasmin kommt es zu schweren Blutungen (Tabelle 16) (Kluft et al. 1982, Mammen 1983; Messmore 1982).

Alpha-1-Antitrypsin

Alpha-1-Antitrypsin ist ein einkettiges saures Glykoprotein (MG 47500–55000). In der Plasmaeiweißelektrophorese macht es ca. 80% der Alpha-1-Globulinfraktion aus. Auf molarer Basis ist Alpha-1-Antitrypsin unter

Tabelle 16. Angeborene Defekte einiger Plasmaproteasen und ihrer Inhibitoren – klinische Bedeutung. (Nach Löhle und Mann 1980; Carrell et al. 1982; Kluft et al. 1982; Mammen 1983)

Mangel oder Defekt	Klinische Symptomatik
Hageman-Faktor-Mangel	Asymptomatisch
Präkallikrein-Mangel (Fletcher-trait)	Asymptomatisch
HMW-Kininogen-Mangel (Fitzgerald-trait)	Asymptomatisch
Alpha-2-Makroglobulin-Mangel (selten)	Asymptomatisch
Alpha-2-Antiplasmin-Mangel	Schwere Blutungen
Antithrombin-III-Mangel	Venöse Thrombosen Lungenembolie
Alpha-1-Antitrypsin-Mangel	Lungenemphysem Frühkindliche Lebererkrankung Leberzirrhose im Erwachsenenalter (?)
Abnormes Alpha-1-Antitrypsin	Blutungsneigung
Abnormes Plasminogen	Venöse Thrombosen Lungenembolien

den Plasmaproteaseinhibitoren am stärksten im Plasma vertreten. Die Plasmakonzentration wird beim Gesunden mit 220–330 mg/dl angegeben (Abiodun et al. 1981; Carrell et al. 1982). Als Akute-Phase-Protein steigt seine Plasmakonzentration insbesondere bei akuten Entzündungen, aber auch bei neoplastischen Prozessen, während der Schwangerschaft und unter Östrogentherapie an (Carrell et al. 1982; Courtoy et al. 1981; Kushner 1982). Alpha-1-Antitrypsin wird von den Hepatozyten der Leber gebildet und von dort ins Plasma abgegeben (Carrell et al. 1982; Courtoy et al. 1981). Die Plasmahalbwertszeit beträgt ungefähr 6 Tage (Jeppson et al. 1978).

Der Hauptwirkort des Plasmaproteins ist das Gewebe, wo es die Gewebsstrukturen vor dem Angriff durch proteolytische Enzyme insbesondere aus Leukozyten schützt (Carrell et al. 1982). Seine Aktivität richtet sich vor allem gegen die Neutrophilen-Elastase, gegen Chymotrypsin und Kathepsin G und nur in geringem Maße gegen Plasmaproteasen wie Plasmin und Thrombin (Beatty et al. 1980; Carrell et al. 1982; Messmore 1982). Alpha-1-Antitrypsin ist außerdem Hauptinaktivator der Gewebskallikreine (Geiger et al. 1981, 1983).

Der Wirkmechanismus des Inhibitors besteht in der Bildung von Enzym/Inhibitor-Komplexen, die von Phagozyten aufgenommen werden.

Alpha-1-Antitrypsin wird durch Oxidation, insbesondere durch Sauerstoffmetabolite, die aus Phagozyten freigesetzt werden, inaktiviert (Carrell et al. 1982; Janoff und Carp 1982). Eine mögliche Folge wäre, daß im Zentrum des Entzündungsherdes, wo die Zellakkumulation am stärksten ist, nicht nur proteolytische Enzyme ins Gewebe abgegeben werden, sondern durch die gleichzeitige Erzeugung toxischer Sauerstoffmetabolite die Wirksamkeit von Inhibitoren herabgesetzt wird. Dadurch wäre ein verstärkter Gewebsabbau, z. B. beim Abszeß, erklärbar.

Die klinische Bedeutung des Alpha-1-Antitrypsin wird bei genetisch bedingtem Inhibitormangel ersichtlich. Die Plasmakonzentration des Inhibitors wird genetisch durch zwei Allele codiert. Der Erbgang ist autosomal kodominant, d. h. jedes Allel trägt 50% zur Höhe der Plasmakonzentration bei. Normale Plasmaspiegel finden sich bei den Allelen B, D, E, F, G, L, M, V und X. Als häufigstes Allel wird M im Genom der Normalbevölkerung gefunden. Individuen werden dementsprechend bezogen auf dieses Merkmal genetisch als Pi (proteinase inhibitor) MM bezeichnet (Abioduni et al. 1981; Roth et al. 1981; Carrell et al. 1982). Verminderte Plasmakonzentrationen finden sich bei den Allelen P, W, S und Z (Talmo 1975; Roth et al. 1981). Darüber hinaus kodieren S und Z-Allele strukturell veränderte Inhibitormoleküle (Carrell et al. 1982). Klinisch stehen

1. frühzeitiges Lungenemphysem,
2. uncharakteristische, fortschreitende Lebererkrankung im Kindesalter und
3. Leberzirrhose im Erwachsenenalter im Vordergrund (Talmo 1975).

Die Entwicklung des Lungenemphysems wird in direkter Beziehung zur verminderten Plasmakonzentration des Inhibitors gesehen. Pathogenetisch wird ein vermehrter proteolytischer Abbau des elastischen Lungengewebes angenommen, insbesondere wenn zusätzliche Noxen wie z. B. Nikotinabusus hinzutreten (Carrell et al. 1982).

Die Pathogenese der Lebererkrankung ist dagegen weitgehend unklar. Der klinische Verlauf ist variabel. Meistens beobachtet man bei der kindlichen Form einen verlängerten Neugeborenenikterus, oft mit Hepatomegalie oder Hepatosplenomegalie. Später kann es zur Zirrhose kommen (Roth et al. 1981; Carrell et al. 1982). Histologisch finden sich 1 – 40 µm große Einschlußkörperchen, die sich histochemisch mit PAS anfärben und immunhistochemisch mit fluorescinkonjugiertem Antiserum für Alpha-1-Antitrypsin reagieren (Abiodun et al. 1981; Roth et al. 1981). Als Pathomechanismus wird eine Störung des intrazellulären Transportes und eine verminderte Ausscheidung des fehlerhaften Inhibitormoleküles aus den Leberzellen von homozygoten Z-Merkmalsträgern diskutiert (Carrell et al. 1982).

Unabhängig von der kindlichen Hepatopathie scheint ein erhöhtes Leberzirrhoserisiko im Erwachsenenalter vorzuliegen (Carrell et al. 1982). Das mittlere Manifestationsalter liegt bei 54 Jahren (Roth et al. 1981). In den meisten Fällen geht die Erkrankung der Entwicklung eines Lungenemphysems voraus (Roth et al. 1981; Wilson Cox und Smyth 1983). Die Therapie ist zur Zeit nur symptomatisch (Abiodun et al. 1981; Thiel et al. 1981).

Zusammengefaßt sollte bei jedem verlängerten Neugeborenenikterus und frühzeitig sich entwickelndem Lungenemphysem an die Möglichkeit eines genetisch bedingten Alpha-1-Antitrypsinmangels gedacht werden, um möglichst zusätzliche Noxen auszuschalten (z. B. Nikotin), und eine genetische Beratung in Erwägung gezogen werden (Abiodun et al. 1981; Thiel et al. 1981; Carrell et al. 1982) (vgl. Tabelle 16).

Zusammenfassung der plasmatischen Mediatorsysteme

Zahlreiche Mediatoren der frühen Entzündungsreaktion (vaskuläre Reaktion) gehen aus plasmatischen Systemen (Kininsystem, Gerinnungssystem, Fibrinolysesystem, Komplementsystem) hervor. Diese Systeme stehen miteinander in vielfältigen Wechselbeziehungen. Dazu gehören:

1. gemeinsame Aktivatoren (z. B. aktivierter Hageman-Faktor),
2. gemeinsame Inaktivatoren, da es sich in der Mehrzahl um Peptide oder Proteine handelt,
3. die gegenseitige Beeinflussung der Aktivation (z. B. durch Kallikrein oder Plasmin) und
4. teilweise synergistische (z. B. Kinine und C3a, C5a), teilweise antagonistische (z. B. Gerinnung und Fibrinolyse) Wirkungen.

   Schließlich üben die plasmatischen Systeme einen Einfluß auf die späte, zelluläre Entzündungsreaktion aus, und treten in Wechselwirkung mit den zellulären Mediatoren (z. B. Prostaglandinen) und anderen Produkten (z. B. lysosomalen Enzymen).

Aus der Erfassung der vielfältigen Verknüpfungen dieser Systeme ergeben sich folgende Konsequenzen:

1. Die Erfassung der Ursache von Erkrankungen wird oftmals erschwert, da Störungen in einem System sich auf die Funktion anderer Systeme übertragen können. Häufig resultiert die Erkrankung aus der Beeinträchtigung mehrerer Systeme (z. B. hereditäres angioneurotisches Ödem).

2. Es ergeben sich verschiedene therapeutische Ansatzpunkte (z. B. Proteaseinhibitoren, Prostaglandinsynthesehemmer, Kortikosteroide). Andererseits liefert die Systemverknüpfung Erklärungsmöglichkeiten für das Scheitern von Therapien oder das Auftreten unerwarteter Nebenwirkungen.
3. Die vielfältigen Beziehungen zwischen den Systemen können andererseits auch als Absicherung des Organismus gegen funktionelle Störungen gesehen werden, da Defekte einzelner Mediatoren klinisch oftmals inapparent verlaufen.

2.2.9 Prostanoide

Eine weitere Gruppe von Mediatoren, die Prostanoide, stammen aus dem Metabolismus der Phospholipide der Zellmembranen ab. Sie werden bei Membranirritation bzw. Membranstimulation synthetisiert und zum Teil freigesetzt.

Im Vordergrund steht nach bisherigen Kenntnissen der Stoffwechsel der Arachidonsäure. Stimulation der Zellmembran bewirkt die Aktivierung der Phospholipasen A und C, welche Arachidonsäure aus den Phospholipiden der Zellmembran freisetzen. Steroide vermögen diese Reaktion und damit alle weiteren Schritte zu blockieren (Kuehl und Egan 1980).

Ausgehend von der Arachidonsäure lassen sich Metabolisierungswege unterscheiden (Abb. 13):

1. Das Enzym *Zyklooxygenase* wandelt die Arachidonsäure in labile Endoperoxide (PGH2, PGG2) um, die sogleich weiterreagieren zu den klassischen Prostaglandinen PGE, PGF, PGD, zu Prostazyklin (PGI2) und den Thromboxanen.

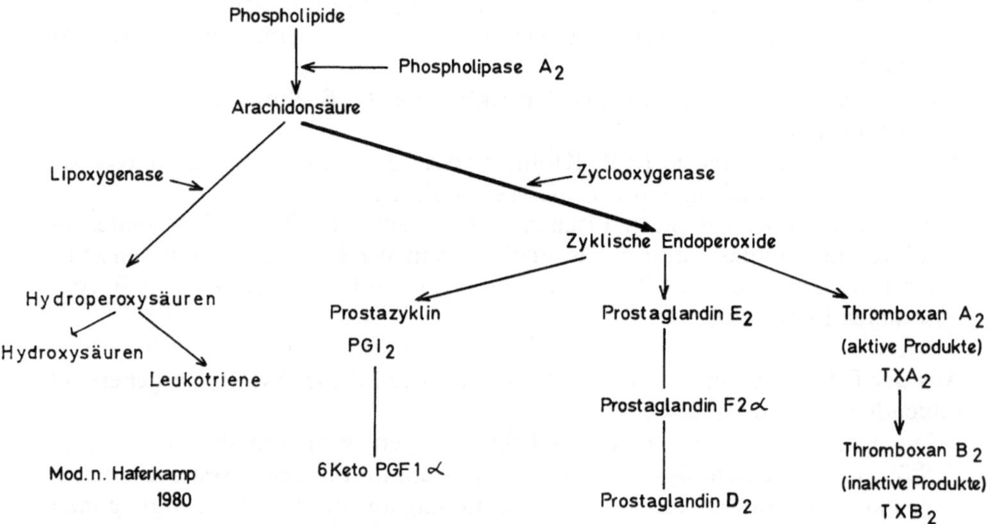

Abb. 13. Der Metabolismus der Arachidonsäure

2. *Lipoxygenasen* katalysieren die Umwandlung der Arachidonsäure zu Hydroperoxysäuren (HPETEs), aus denen die Familien der Monohydroxyfettsäuren (HETEs) und der Leukotriene hervorgehen (Goetzl et al. 1980; Piper et al. 1980; Bokoch et al. 1981).

Die Derivate beider Metabolisierungswege werden im folgenden getrennt besprochen.

2.2.9.1 Prostaglandine und Thromboxane

Prostaglandine und Thromboxane sind lokale Mediatoren, die von den Phospholipiden der Zellmembranen abstammen. Sie sind universell im Organismus vorhanden (Goodwin 1981). Bisher sind eine ganze Reihe von Funktionen der Prostaglandine und Thromboxane in verschiedenen Organsystemen bekannt (Tabelle 17). Zum Teil, z. B. in der Geburtshilfe oder in der Pädiatrie zum Offenhalten des Ductus arteriosus, finden sie bereits therapeutische Anwendung (Oelz 1982; Lippert 1983). Andere therapeutische Einsatzversuche mußten wegen der fehlenden Organselektivität und der dadurch bedingten Nebenwirkungen wieder verlassen werden.

Ihre Bedeutung in der Entzündung wurde anhand der Erkenntnisse über die Wirkungsweise nichtsteroidaler Antiphlogistika ersichtlich. Prostaglandine und

Tabelle 17. Übersicht über einige Funktionen der Arachidonsäurederivate in den verschiedenen Organen. (Nach Moncada et al. 1976; Moncada 1980; Müller et al. 1982; Oelz 1982; Kramer et al. 1983; Müller et al. 1983)

Kreislaufsystem
- Regulation des Gefäßtonus
- Förderung und Hemmung der Plättchenaggregation
- Steuerung der regionalen Organdurchblutung (Niere, Magen-Darmtrakt, Uterus, Plazenta)
- Offenhalten des Ductus arteriosus in der Fötalzeit

Respirationstrakt
- Bronchokonstriktion
- Bronchodilatation

Urogenitaltrakt

Niere
- Steigerung des Durchblutung juxtaglomerulärer Nephrone
- Steigerung der Wasser-, Natrium- und Kaliumexkretion
- Blutdruckregulation
- Stimulation der renalen Reninsekretion

Uterus
- Stimulation der Wehentätigkeit

Gastrointestinaltrakt
- Hemmung der Magensäuresekretion
- Förderung der Mukosadurchblutung
- Schleimhautschutzeffekt (?)
- Förderung der Motilität

Tabelle 18. Derivate des Arachidonsäuremetabolismus verschiedener Zellen

Neutrophile Granulozyten	Prostaglandin E 1, E2 Thromboxan B 2 Monohydroxyfettsäuren (5-HETE u. a.) Leukotrien B_4, C_4, D_4, E_4
Mononukleäre Phagozyten	Prostaglandin E 2, I 2 (Prostazyklin) Thromboxan B 2 Monohydroxyfettsäuren Leukotrien B, C
Mastzellen	Prostaglandin D 2, E, I 2 F 2α Monohydroxyfettsäuren Thromboxan B 2
Basophile Granulozyten	Prostaglandin D 2, Leukotrien C, D Thromboxan B 2
Eosinophile Granulozyten	Prostaglandin E 1, E 2 Monohydroxyfettsäuren Leukotrien B
Vaskuläres Endothel	Prostazyklin (PGI 2) Prostaglandin E 2 Thromboxan A 2
Thrombozyten	Thromboxan A 2 Prostaglandin E 2, F 2 Monohydroxyfettsäuren (12-L-HETE u. a.)
Lymphozyten	Thromboxan B 2 Monohydroxyfettsäuren

Thromboxane wirken als extrazelluläre Mediatoren der Entzündung. Dabei rufen sie verschiedene entzündliche Wirkungen hervor, verstärken die Wirksamkeit anderer Mediatoren und beeinflussen die Zellen der Entzündung und Immunabwehr (Davies et al. 1980c; Bonta et al. 1981; Gemsa 1981; Goetzl 1981; Zurier 1982). Ihre biologische Wirksamkeit hängt dabei vor allem ab von dem Synthesespektrum der einzelnen Zelle und den Antwortmöglichkeiten der Zielzellen in der unmittelbaren Zellumgebung.

Die Synthese erfolgt als Antwort auf eine Vielzahl von Stimuli wie mechanische Irritationen, entzündliche und immunologische Stimuli (Gemsa et al. 1979; Bonney et al. 1980). Auch Mediatoren, wie z. B. Angiotensin, Bradykinin und Produkte aus Zellen, wie z. B. Sauerstoffmetabolite induzieren eine Prostaglandinsynthese (Juan und Lembeck 1976; Blumberg et al. 1977).

Durch das ubiquitäre Vorkommen von Phospholipiden in Zellmembranen ist die Fähigkeit zur Synthese von Produkten des Zyklooxygenase- oder Lipoxygenaseweges eine generelle Eigenschaft von Zellen (Tabelle 18).

1. *Endothelzellen* synthetisieren vor allem Prostazyklin (PGI 2) sowie PGE 2 und Thromboxan (TXA 2) als Antwort auf eine Gefäßverletzung oder andere Stimuli (Moncada et al. 1976, 1979; Blumberg et al. 1977; Moncada 1980). Prostazyklin wirkt vasodilatierend und verhindert die Plättchenaggregation (Moncada et al. 1976; Moncada 1980).

2. *Thrombozyten* synthetisieren bevorzugt Thromboxan A2 sowie PGE2 und PGF2 (Smith et al. 1973; Moncada 1980). Thromboxan wirkt vasokonstriktorisch und fördert die Plättchenaggregation. Für das Schicksal der Blutplättchen ist daher das Gleichgewicht zwischen Prostazyklin und Thromboxan entscheidend (Moncada 1980). Störungen dieses Gleichgewichtes finden sich bei Erkrankungen wie Arteriosklerose, Diabetes mellitus, Hypercholesterinämie, Nikotinabusus und transitorischen ischämischen Attacken (TIA) (Oelz 1982). In der Entzündung könnte Thromboxan an der Stelle der Gefäßverletzung eine Plättchenaggregation und Thrombusbildung fördern (Trang 1980). Die Prostazyklinsynthese in benachbarten unverletzten Endothelzellen könnte dagegen der Abgrenzung des Thrombus dienen (Pinckard 1982).

Die Zellen des entzündlichen Exsudates vermögen ebenfalls als Antwort auf Stimulation Derivate der Arachidonsäure zu synthetisieren.

3. *Neutrophile Granulozyten* synthetisieren PGE1, PGE2 und Thromboxan (Tolone et al. 1977; Goldstein et al. 1978; Morley et al. 1979; Weksler und Goldstein 1979). Von größerer Bedeutung sind jedoch ihre Produkte aus dem Lipoxygenaseweg (Goetzl et al. 1980; Bokoch et al. 1981; Valone 1984).
4. *Makrophagen* bilden die Hauptsynthesequelle für Prostaglandine im entzündlichen Exsudat. Ihre Hauptprodukte sind PGE2, PGE1 und Thromboxan (Gemsa et al. 1979; Morley et al. 1979; Morley 1981). Weitere Produkte sind PGE1α, der stabile Metabolit von Prostazyklin, PGF2α und Produkte des Lipoxygenaseweges (Farzad et al. 1977; Davies et al. 1979; Goetzl et al. 1980b; Smith 1981; Scott et al. 1983). Das Synthesespektrum des Makrophagen variiert dabei je nach Art des Stimulus, der Herkunft und des Stimulationsgrads des Makrophagen (Morley et al. 1979; Morley 1981; Scott et al. 1983). So reagieren nicht stimulierte Makrophagen als Antwort auf die Stimulation mit Zymosan oder anderen Stimuli mit einer höheren Syntheserate an PGE2 und PGF1α als Makrophagen, welche zuvor schon mit Thioglykolat entzündlich stimuliert wurden (Davies et al. 1979; 1980a). Mit Corynebakterium parvum zuvor stimulierte Makrophagen reagieren in der Kultur als Antwort auf Zymosan- oder E. Coli-Stimulation mit vermehrter PGE-Synthese gegenüber nicht stimulierten Makrophagen (Gemsa et al. 1979). Die Phagozytose von Latexpartikeln, welche keinen entzündlichen Reiz setzen, hat keine Prostaglandinsynthese zur Folge (Gemsa et al. 1979).
5. *Mastzellen* synthetisieren vor allem PGD2 und Produkte aus dem Lipoxygenaseweg (Goetzl et al. 1980a; Goetzl 1981).
6. *Basophile Granulozyten* synthetisieren ebenfalls PGD2 und Lipoxygenaseprodukte (Goetzl 1981).
7. *Eosinophile Granulozyten* synthetisieren PGE1, PGE2 und Produkte des Lipoxygenaseweges (Gemsa et al. 1979; Goetzl et al. 1980a; Trang 1980).
8. *Lymphozyten* synthetisieren Thromboxan und Lipoxygenaseprodukte (Parker et al. 1979; Goetzl et al. 1980a).

Wirkungen

Die entzündlichen Wirkungen der Zyklooxygenaseprodukte bestehen aus

1. Gefäßwirkungen,
2. Schmerz,
3. Fieber,
4. Gewebsschädigung,
5. Zellinfiltration.

Als Mediatoren der späten Phase der akuten Entzündung wirken die E-Prostaglandine gefäßerweiternd (Williams und Peck 1977; Westwick 1979; Holsapple et al. 1980). Die Wirkung setzt im Vergleich zu Histamin und Bradykinin langsam ein und verläuft protrahiert. PGD wirkt vasokonstriktorisch (Westwick 1979). PGF induziert eine Konstriktion der großen Kapazitätsgefäße (Trang 1980). Als Wirkungsmechanismen werden 1. eine direkte Wirkung auf die glatte Gefäßmuskulatur, 2. eine Veränderung der Empfindlichkeit für Katecholamine und 3. eine Hemmung der Freisetzung von Noradrenalin diskutiert (Trang 1980). Die unterschiedlichen Wirkungen der einzelnen Prostaglandine beruhen möglicherweise auf der Besetzung unterschiedlicher Rezeptoren. Dafür sprechen Untersuchungen mit Agonisten natürlich vorkommender Prostaglandine an isolierten Streifen glatter Muskulatur (Kennedy et al. 1982). Es bleibt jedoch die Darstellung rezeptorspezifischer Antagonisten. Die Wirkung der Prostaglandine auf die Gefäßpermeabilität ist nur indirekt. Prostaglandine verstärken die Wirkung von Histamin und Bradykinin wahrscheinlich über ihre vasodilatierende Wirkung (Williams und Peck 1977; Johnston et al. 1979).

E-Prostaglandine und Prostazyklin setzen die Schmerzschwelle herab, indem sie die Schmerzrezeptoren für schmerzauslösende Mediatoren (Histamin, Bradykinin) sensibilisieren (Tyers und Haywood 1979; Juan 1981). Dieser Effekt beruht offensichtlich auf einer Vermehrung von zyklischem AMP (cAMP) an den Rezeptoren, da Phosphodiesterasehemmer PGE2-induzierten Schmerz potenzieren.

Die Beteiligung der Prostaglandine an der Pathogenese des Fiebers ist noch nicht gesichert. Sie beruht möglicherweise auf einer Prostaglandinsynthese im vorderen Hypothalamus (Cranston 1979; Trang 1980). Dafür spricht 1. daß PGE-Injektion in den Seitenventrikel des Gehirnes Fieber auslöst, 2. daß nach Injektion von Endotoxin oder endogenem Pyrogen eine erhöhte Liquorkonzentration an Prostaglandinen nachweisbar ist, und 3. daß antipyretische Pharmaka die Prostaglandinsynthese im Gehirn blockieren. Dagegen spricht, daß Fieber auch trotz supprimierter Prostaglandinproduktion auftritt (Cranston 1979).

Prostaglandine können indirekt zur Gewebsschädigung beitragen. So entstehen auf ihrem Syntheseweg auch toxische Sauerstoffmetabolite, die gewebsschädigend wirken (Metz 1981). Prostaglandine begünstigen die Infiltration mit Zellen, die Enzyme mit gewebsschädigender Wirkung freisetzen (Issekutz und Movat 1982). Außerdem sind sie möglicherweise an Knochenresorption und Knorpelzerstörung z.B. bei rheumatoider Arthritis beteiligt (Kirkpatrick et al. 1982).

Prostaglandine üben keine chemotaktische Wirkung auf Zellen aus, doch begünstigen sie möglicherweise die Zellinfiltration durch ihre vasodilatierende Wirkung (Issekutz und Movat 1982). Für PGD2, PGI2 und PGE2 wird eine unspezifische, wanderungsfördernde Wirkung beschrieben (Goetzl 1981).

Prostaglandine werden von Zellen sezerniert und beeinflussen das Verhalten anderer Zellen in der Umgebung der sezernierenden Zelle. Arachidonsäure und ihre Derivate entstehen bei der Membranstimulation von Zellen. Eine Funktion bei der intrazellulären Kopplung von Stimulus und Zellantwort wird daher diskutiert (Korchak et al. 1982). Die Wirkung der Prostaglandine ist dabei vorwiegend inhibitorisch. Sie beruht offenbar auf einer intrazellulären Konzentrationserhöhung von zyklischem AMP (cAMP), das wiederum die intrazelluläre Ca-Konzentration beeinflußt (Trang 1980; Bonta et al. 1984; Takai et al. 1984).

Prostaglandine hemmen die chemotaktische Wanderung, Produktion toxischer Sauerstoffmetabolite und Freisetzung lysosomaler Enzyme aus neutrophilen Granulozyten (Hatch et al. 1977; Hill 1978; Trang 1980; Weissmann et al. 1982). Möglicherweise handelt es sich hier um eine negative Rückkopplung auf die akute Entzündung, da Neutrophile selbst Prostaglandine synthetisieren. Das Ausmaß ist allerdings gering.

Makrophagen unterliegen ebenfalls einem hemmenden Einfluß der Prostaglandine. Beschrieben werden hemmende Wirkungen von Prostaglandin E 2 auf die zytolytische Aktivität LPS-stimulierter Makrophagen, Beeinträchtigung der antikörperabhängigen, zellulären zytotoxischen Aktivität, verminderte Expression bestimmter Antigene (Ia-Antigene) auf der Makrophagenoberfläche oder eine reduzierte Freisetzung von Beta-Glukuronidase (Weksler und Goldstein 1979; Taffet und Russel 1981; Bonney und Davies 1984).

Wichtig erscheint vor allem der hemmende Einfluß von Prostaglandinen auf den Lymphozyten. Makrophagen dominieren in chronischen Entzündungen, die oftmals mit zellulären Immunreaktionen vergesellschaftet sind. Makrophagen üben einen wichtigen regulatorischen Einfluß auf die Immunreaktion aus. Dabei sezernieren sie Moleküle mit unspezifischer hemmender Wirkung auf immunologische Funktionen. Hier werden vor allem die Prostaglandine genannt. Prostaglandine hemmen unter experimentellen Bedingungen die Proliferation von T- und B-Lymphozyten, die Freisetzung mediatorähnlicher Substanzen (Lymphokine) aus T-Lymphozyten, die Antikörperbildung, die Aktivität zytolytischer T-Lymphozyten, die antikörperabhängige Zytotoxizität von K-Zellen und die Aktivität natürlicher Killerzellen (Gordon et al. 1976; Goodwin et al. 1977; Droller et al. 1978; Stobo et al. 1979; Fischer et al. 1981; Goodwin 1981).

Prostaglandine üben einen hemmenden Einfluß auf die Stammzellproliferation im Knochenmark aus, indem sie die Freisetzung proliferationsfördernder Substanzen verhindern (Kurland et al. 1978).

Die klinische Relevanz dieser Zellwirkungen der Prostaglandine ist zur Zeit noch nicht erkennbar. Auf der einen Seite zeigen sie zahlreiche entzündliche Wirkungen, auf der anderen Seite üben sie eine regulatorische Funktion aus, indem sie zahlreiche Funktionen der Zellen hemmen (Tabelle 19). Die entzündungshemmende Wirkung ist möglicherweise besonders in chronischen Entzündungen von Bedeutung. Dafür spricht, daß 1. der Makrophage als Hauptsynthesequelle für Prostaglandine ein wesentlicher Bestandteil chronischer Entzündungen ist, 2. chronische Entzündungen oftmals mit zellulären Immunreaktionen verbunden sind und 3. Prostaglandine vor allem die Lymphozytenfunktion beeinflussen.

Tabelle 19. Direkte und indirekte entzündliche Wirkungen der Prostaglandine und Thromboxane. (Quellen siehe Text)

Vasodilatation (Vasokonstriktion)

Ödem (Förderung der Wirkung von Histamin und Bradykinin)

Schmerz (Sensibilisierung der Rezeptoren)

Fieber (?)

Zellinfiltration (indirekt durch Vasodilatation (?), Chemokinesis, Chemotaxis (?))

Gewebsschaden (durch Entstehung toxischer Sauerstoffmetabolite, Förderung der Knochenresorption und Knorpelzerstörung)

Zellmodulierende Wirkungen der Prostaglandine

Neutrophile	– Hemmung der chemotaktischen Antwort – Hemmung der Freisetzung lysosomaler Enzyme
Makrophagen	– Hemmung der Sekretion – Hemmung der zytolytischen Aktivität
Lymphozyten	– Hemmung der Zellproliferation – Hemmung der Antikörperbildung – Hemmung der Lymphokinsekretion – Hemmung der Aktivität zytolytischer T-Zellen – Hemmung der antikörperabhängigen Zytotoxizität (ADCC) – Hemmung der Aktivität natürlicher Killer-Zellen (NK) – Hemmung der gemischten Lymphozytenreaktion

Andererseits ist zu berücksichtigen, daß die vorliegenden Ergebnisse auf experimentellem Wege zustande kamen. Die entzündungshemmenden Wirkungen zeigen sich vor allem bei pharmakologischen Prostaglandindosen (200 µg) (Kunkel et al. 1981). Die lokale Funktion der Prostaglandine als physiologische Feed-back-Inhibitoren bleibt Gegenstand weiterer Untersuchungen.

2.2.9.2 Monohydroxyfettsäuren und Leukotriene

Die Oxygenierung der Arachidonsäure über den Lipoxygenaseweg erzeugt eine Reihe instabiler hydroperoxyeikosatetraenoischer Säuren (OOHETES oder HPETES), die je nach Zelltyp variieren (Valone 1984). Aus diesen Hydroperoxyfettsäuren gehen zwei wichtige Mediatorgruppen hervor:

1. die Monohydroxyfettsäuren,
2. über das instabile Zwischenprodukt Leukotrien A4 (LTA4) als komplexere Produkte die Leukotriene LTB4 (5,12-di-HETE), LTC4, LTD4 und LTE4 (Goetzl 1980; Samuelsson et al. 1980; Valone 1984). LTC4, LTD4 und LTE4 sind die Hauptkomponenten des als SRS-A (slow reacting substance of anaphylaxis) bekannten Mediators anaphylaktischer Reaktionen.

Lipoxygenaseprodukte lassen sich in den Zellen des Blutes (Basophile, Neutrophile, Eosinophile, mononukleäre Zellen) und des Gewebes nach immunologischer und nichtimmunologischer Stimulation nachweisen. Jeder Zelltyp weist ein spezifisches Synthesemuster auf.

Neutrophile Granulozyten synthetisieren bevorzugt 5-HETE und LTB4, Eosinophile dagegen 15-HETE und LTC4. In Krankheitszuständen mit Hypereosinophilie ist das Verhältnis LTC4/LTB4 daher noch extremer zugunsten von LTC4 verschoben.

Monozyten oder Makrophagen synthetisieren bevorzugt LTB4. Je nach vorherrschendem Zelltyp im entzündlichen Exsudat steht daher die Funktion von LTB4 und LTC4 und seinen Derivaten im Vordergrund (s. u.) (Lewis und Austen 1984; Valone 1984).

Wirkungen

Lipoxygenaseprodukte regulieren vor allem die Funktion neutrophiler Granulozyten (Valone 1984).

Monohydroxyfettsäuren stimulieren in vitro die gerichtete Wanderung (vgl. Chemotaxis) Neutrophiler und Eosinophiler. Die chemotaktische Wirksamkeit einzelner Monohydroxyfettsäuren nimmt dabei in folgender Reihenfolge ab: 5-HETE, 8-HETE, 11-HETE, 12-HETE, 15-HETE (Goetzl 1980). In niedrigen Dosen wirken sie beschleunigend auf die Zellwanderung (vgl. Chemokinesis) (Goetzl 1980).

5-HETE und LTB4 fördern zudem die Ausbildung von C3b-Rezeptoren auf Neutrophilen und Eosinophilen in vitro (Goetzl 1980).

LTB4 besitzt in vitro chemotaktische Aktivität für Neutrophile und Eosinophile und im Gegensatz zu Monohydroxyfettsäuren auch für Monozyten und Makrophagen (Smith 1981). In In-vivo-Modellversuchen (Hamsterbackentasche, Haut des Kaninchenrückens) induziert LTB4 eine reversible Zelladhärenz am Gefäßendothel – wie Histamin – im Bereich postkapillärer Venolen (Bray et al. 1981; Dahlén et al. 1981). In höheren Konzentrationen fördert es die Adhärenz, Aggregation und Degranulation Neutrophiler (Valone 1984). In Anwesenheit eines Vasodilatators verursacht LTB4 auch Permeabilitätserhöhungen in den Gefäßen der Haut von Kaninchen, Ratte und Meerschweinchen (Lewis 1981).

Ausgeprägte humorale Antworten induzieren jedoch die Leukotriene LTC4 und LTD4 (Dahlén et al. 1980; Goetzl 1980). Beide Mediatoren verursachen in vivo eine sofortige, dosisabhängige Vasokonstriktion, in der Stärke vergleichbar mit Angiotensin (Dahlén et al. 1980). Dieser Initialantwort folgt eine dosisabhängige Erhöhung der Gefäßdurchlässigkeit im Bereich postkapillärer Venolen. Die Dauer dieser Gefäßantwort ist vergleichbar mit der Dauer nach Histamineinwirkung. Die Dosis-Antwortkurven der beiden Leukotriene laufen parallel mit der des Histamins (Dahlén et al. 1980). Auf molarer Basis zeigen sie höhere Aktivität als Histamin (LTC4: 5000fach; LTD4: 5fach) (Dahlén et al. 1980). Somit tragen die Leukotriene möglicherweise zur Entstehung des entzündlichen Exsudates vor allem bei allergisch bedingten Entzündungen bei (Lewis und Austen 1984).

LTC4 und LTD4 verursachen zudem eine dosisabhängige, lang anhaltende Konstriktion peripherer Luftwege und der Trachea beim Menschen. Sie zählen dadurch mit zu den hauptverantwortlichen Mediatoren allergischer Reaktionen vom Soforttyp (Typ I). Diese bronchokonstriktorische Wirkung kann durch den SRS-A-Antagonisten FPL 55712 verhindert werden (Dahlén et al. 1980). Antihistaminika sind in diesem Fall wirkungslos. Auf molarer Basis haben Leukotriene eine 1000fach stärkere bronchokonstriktorische Wirkung als das Histamin (Dahlén et al. 1980). Die bronchokonstriktorische Wirkung des LTD4 überwiegt dabei diejenige des LTC4 (Samuelsson et al. 1980).

Wirkungsmechanismus
Anhand von Bindungsstudien mit Stereoisomeren, Dosis-Antwortkurven und Analyse der stereochemischen Erfordernisse gibt es Anhalte dafür, daß verschiedene Leukotrienrezeptoren auf der Zelloberfläche existieren. Für LTB4 werden spezifische Rezeptoren beschrieben. Diskutiert werden auch verschiedene Rezeptoren für LTC4 und LTD (Lewis und Austen 1984).

Neben der Funktion als extrazellulären Mediatoren der Entzündung wird eine intrazelluläre Funktion der Lipoxygenaseprodukte bei der Kopplung von Stimulus und Zellantwort diskutiert. LTB4 funktioniert möglicherweise als endogene Ionophore für die Ca-Mobilisation. Als indirekter Beweis dient die Hemmung der Lipoxygenase, die zu einer Hemmung der Ca-Mobilisation, Chemotaxis, Produktion toxischer Sauerstoffmetabolite und der lysosomalen Enzymfreisetzung führt (Weissmann et al. 1982).

Inaktivation
Die Inaktivation der Leukotriene LTC4 und LTD4 erfolgt bei Neutrophilen extrazellulär durch die Interaktion mit den Sauerstoffmetaboliten des Myeloperoxidase-H_2O_2-Cl-Systems. LTB4 wird intrazellulär durch ω-Oxidation inaktiviert. Eosinophile hingegen wandeln LTC4 spontan in das inaktive Stereoisomer 6-trans-LTB4 um (Lewis und Austen 1984).

Zusammenfassend läßt sich sagen, daß die Derivate der Arachidonsäure, die durch die Aktivität des Enzyms Lipoxygenase entstehen, nicht nur wichtige Mediatoren der anaphylaktischen Reaktion sind, sondern sie beteiligen sich möglicherweise an zahlreichen Entzündungsreaktionen. Dies ist beispielsweise auf Grund der Stärke der humoralen Antwort und der Ähnlichkeit mit der Wirkung des Histamins anzunehmen. Auffällig ist auch die wie bei der Entzündung typischerweise beobachtete Adhärenz der Zellen im Bereich postkapillärer Venolen.

Diese Ergebnisse haben möglicherweise wichtige therapeutische Konsequenzen, da die Aktivität durch die üblichen nichtsteroidalen Antiphlogistika (z. B. Azetylsalizylsäure, Indomethazin) in therapeutischen Konzentrationen unbeeinflußt bleibt, eventuell sogar verstärkt wird (Goetzl 1980). Nur Kortikosteroide vermögen zur Zeit sowohl die Bildung von Zyklooxygenaseprodukten (Prostaglandine, Thromboxane) als auch von Lipoxygenaseprodukten (Monohydroxyfettsäuren, Leukotriene) zu unterdrücken.

Ansätze zur therapeutischen Beeinflussung des Lipoxygenaseweges bestehen zur Zeit

1. in der pharmakologischen Hemmung der synthetisierenden Enzyme (z. B. Piriprost),
2. in der diätetischen Verabreichung alternativer Substrate wie z. B. eikosapentaenoische Säure, und
3. in der Suche nach chemischen Rezeptorantagonisten, z. B. FPL 55712 (Hedqvist et al. 1984; Lewis und Austen 1984).

2.3 Die Thrombozyten

Thrombozyten übernehmen in der entzündlichen Reaktion drei wichtige Funktionen:

1. Hämostase

Thrombozyten lagern sich an die verletzte Gefäßwand an und haften zunächst reversibel, später irreversibel aneinander (*Thrombozytenaggregation*). Dadurch dienen sie einer primären Hämostase im Wundgebiet.

Außerdem besteht eine enge Verknüpfung mit dem Gerinnungssystem (Walsh 1981):

Thrombin (Faktor II a) induziert eine Gestaltänderung der Thrombozyten und die Freisetzung von ADP, der die Plättchenaggregation folgt. Ferner stimuliert Thrombin den Metabolismus der Arachidonsäure in den Blutplättchen (Mustard und Packham 1979).

Thrombozyten unterstützen den Gerinnungsablauf, indem sie

a) Gerinnungsfaktoren (Fibrinogen, Faktor V, VIII a) *speichern* und *sezernieren,*
b) Gerinnungsfaktoren auf der Plättchenoberfläche *binden,*
c) auf ihrer Membranoberfläche Phospholipide (z. B. PF 3) für den Ablauf des endogenen Gerinnungssystems *zur Verfügung stellen.* Möglicherweise funktioniert die Bindung der Gerinnungsfaktoren an die Plättchenoberfläche als Schutz vor der Inaktivation durch Plasmaproteaseinhibitoren (Walsh 1981).

2. Entzündliche Wirkungen

Thrombozyten werden durch zahlreiche entzündungsauslösende Substanzen (z. B. Uratkristalle, Immunkomplexe, bakterielle Lipopolysaccharide) und Mediatoren der Entzündung (z. B. Komplement, platelet-activating factor = PAF, vasoaktive Amine) zur Sekretion stimuliert (Dvorak und Dvorak 1979; Ginsberg 1981; Meuer et al. 1981). Dadurch kommt es zur Freisetzung von Mediatoren und Enzymen mit Wirkung auf Gefäßtonus und Gefäßdurchlässigkeit, Zellinfiltration und sekundär möglicherweise zur Schädigung des Gewebes (Nachman und Polley 1979; Ginsberg 1981; Jacob et al. 1982). Einen Überblick über einige der bisher bekannten Faktoren gibt Tabelle 20.

Die zelluläre Herkunft der Mediatoren ist zum Teil bekannt. Es werden drei Typen von Thrombozytengranula unterschieden (Helpap 1984):

a) dense-bodies: Sie machen etwa $^1/_{10}$ der Granulazahl aus. Dense-bodies speichern vor allem Serotonin sowie energiereiche Phosphate, bivalente Kationen und Antiplasmin (Trang 1980; Ginsberg 1981).

b) Alpha-Granula: Alpha-Granula kommen zahlreich vor. Sie enthalten vorwiegend thrombozytenspezifische Proteine, wie Antiheparinfaktor (PF 4), Fibrinogen (PF 5) und Faktor 5 (PF 1) (Bick 1982b; Ginsberg 1981). Außerdem speichern sie Kalium, einen Faktor, der die Gefäßdurchlässig-

Tabelle 20. Übersicht über einige Thrombozytenprodukte. (Nach Mustard und Packham 1979; Nachman und Polley 1979; Ross 1980; Gospodarowicz 1981; Bick 1982b; Messmore 1982)

Plättchenfaktoren	Lokalisation
Plättchenspezifische Faktoren	
PF-1 (Faktor V)	Alpha-Granula (?)
PF-2 (Thromboplastic substance)	
PF-3 (Thromboplastin)	Plättchenmembran
PF-4 (Antiheparinfaktor)	Alpha-Granula
PF-5 (Fibrinogen)	Alpha-Granula
PF-6 (Antifibrinolytischer Faktor)	
PF-7 (Plättchenkothromboplastin)	
Vasoaktive Amine	
Serotonin	Dense-bodies
Histamin	Dense-bodies
Adrenalin	
Kalzium	Dense-bodies
Kalium	Alpha-Granula
Energiereiche Phosphate (ATP, ADP)	Dense-bodies
Permeability enhancing factor	Alpha-Granula
Wachstumfaktor (PDGF)	Alpha-Granula
Proteasen	Lysosomen
Alpha-2-Makroglobulin	
Beta-Thromboglobulin	
Plasminogen	
Plasminogenaktivatoren	
Antiplasmin	Dense-bodies
Arachidonsäurederivate (HETE, TXA, PGE2, PGF2α)	Plättchenmembran

keit erhöht (permeability enhancing factor), und einen Wachstumsfaktor für mesenchymale Zellen (Ginsberg 1981; Bick 1982b).

c) *lysosomale Granula:* Sie enthalten Proteasen, z. B. Betaglukuronidase.

Andere Plättchenfaktoren, z. B. Plättchenfaktor 3 (PF3) oder die Derivate der Arachidonsäure, sind wiederum eng mit der Plasmamembran verknüpft.

3. *Wundheilung*

Thrombozyten sezernieren Wachstumsfaktoren, die die Proliferation mesenchymaler Zellen (Synovialzellen, Fibroblasten, glatte Muskelzellen) und die Glykosaminoglykansynthese stimulieren (Ross 1980; Gospodarowicz 1981). Thrombozyten beteiligen sich somit möglicherweise auch an der Phase der Reparation. Wachstumsfaktoren können auch mitverantwortlich sein für die pathologische Zellproliferation bei Synovitiden und Glomerulonephritiden (Ginsberg 1981). So lassen sich Thrombozyten mittels plättchenspezifischer

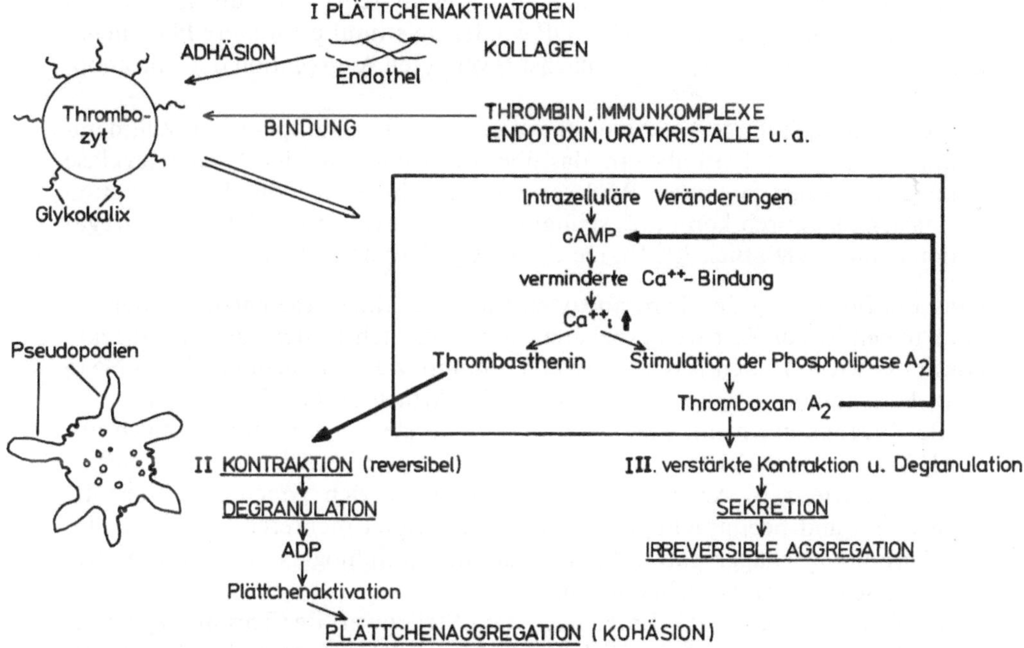

Abb. 14. Mechanismus der Plättchenaktivierung. (Nach Bick 1982b)

Antigene in der Synovialflüssigkeit bei rheumatoider Arthritis nachweisen (Ginsberg 1981).

Der Vorgang der Plättchenaktivation verläuft in mehreren Stufen (Abb. 14):

1. Thrombozyten haften an subendothelialen Strukturen wie Kollagen, Basalmembranen (*Adhäsion*). Plättchenaktivatoren binden sich an die Thrombozytenoberfläche. Für Serotonin sind zwei Rezeptortypen (S 1 und S 2) auf der Plättchenoberfläche bekannt (DeClerck und Herman 1983). An der Bindung verschiedener Stimulatoren scheinen vor allem die Glykoproteine auf der Plättchenoberfläche beteiligt zu sein (Ginsberg 1981).
Der Membranstimulation folgen eine Reihe intrazellulärer Veränderungen. Von zentraler Bedeutung ist das Erscheinen von freiem intrazellulären Kalzium. Die intrazelluläre Kalziumkonzentration unterliegt der Regulation durch zyklisches Adenosinmonophosphat (cAMP). Unter dem Einfluß von cAMP wird eine Kinase aktiviert. Die Kinase phosphoryliert ein Rezeptorprotein, das als Folge Kalziumionen bindet. Erniedrigung des cAMP-Spiegels, z. B. durch Hemmung des Enzyms Adenylatzyklase, führt demnach zu einer verminderten Bindung von Kalziumionen und einem Anstieg an freiem intrazellulären Kalzium. Dieses wird dadurch verfügbar für das kontraktile Protein Thrombasthenin. Die Folgen bestehen in einer Zellkontraktion, der Ausbildung von Plasmafortsätzen (Pseudopodien) und einer Anreicherung der Organellen im Plättchenzentrum. Hier gewinnen insbesondere die Gra-

nula über ein radial verlaufendes, tubuläres System Anschluß nach außen und setzen vor allem ADP frei. ADP wiederum stimuliert weitere Plättchen.
2. Es kommt zur Kohäsion und zunächst reversiblen Aggregation der Thrombozyten.
3. Freies intrazelluläres Kalzium stimuliert die Phospholipase der Zellmembran. Es entsteht Thromboxan, das über die Hemmung der Adenylatzyklase im Sinne eines positiven Rückkopplungsmechanismus die Degranulation verstärkt. Dadurch kommt es schließlich zur irreversiblen Plättchenaggregation (Trang 1980; Bick 1982b; De Clerck und Herman 1983).

Über die Bedeutung der Thrombozyten für die Pathogenese entzündlicher Erkrankungen ist zur Zeit wenig bekannt. Sie stützt sich bisher nur auf indirekte Hinweise, wie z. B. den Nachweis von Thrombozyten im entzündlichen Gewebe (z. B. Synovialflüssigkeit bei rheumatoider Arthritis) (Ginsberg 1981).

Bei Erkrankungen mit Plättchendysfunktion stehen die Auswirkungen auf die Hämostase im Vordergrund. Pharmaka, die die Plättchenfunktion beeinträchtigen, wie z. B. Azetylsalizylsäure, greifen in den Arachidonsäurestoffwechsel ein und beeinträchtigen das Zusammenspiel mehrerer Mediatorsysteme. Thrombozytenaggregationshemmende und antiphlogistische Wirkung liegen in verschiedenen Dosisbereichen.

Es bleibt in Zukunft die Frage nach dem Stellenwert der Thrombozyten für die Pathogenese entzündlicher Erkrankungen und damit nach der therapeutischen Beeinflußbarkeit durch thrombozytenhemmende Pharmaka.

2.4 Die zelluläre Phase

Nach sehr leichten Gewebsschäden normalisieren sich die Blutflußparameter innerhalb von kurzer Zeit.

Bei mittleren bis schweren Gewebsschäden schließt sich an die vaskuläre Phase eine zweite Phase an (Spätphase), in der neben Plasmaproteinen auch Leukozyten ins Gewebe austreten (Movat 1979a).

In der akuten entzündlichen Reaktion besteht das Exsudat hauptsächlich aus neutrophilen Granulozyten (Crawford et al. 1982; Vinegar et al. 1982). Sie machen ca. 70% des gesamten Leukozytenpools des Blutes aus, sind leicht mobilisierbar aus dem Knochenmark und von relativ kurzer Lebensdauer.

Monozyten erscheinen im allgemeinen erst mit einer Latenz von mehreren Stunden im Entzündungsgebiet. So nimmt die Anzahl mit 3H-Thymidin radioaktiv markierter Monozyten in der Peritonealhöhle von Mäusen erst 6 Stunden nach Stimulation mit Neugeborenenkälberserum zu (van Furth et al. 1973). Eingewanderte Monozyten wandeln sich im Entzündungsgebiet um in Makrophagen. Diese beherrschen auf Grund ihrer relativen Langlebigkeit und ihrer Fähigkeit zu begrenzter ortsständiger Proliferation das histologische Bild chronischer und chronisch-granulomatöser Entzündungen (van Furth 1977, 1980).

Lymphozyten finden sich oft als Begleitung ins Entzündungsfeld eingewanderter Monozyten. Sie sind vor allem Ausdruck besonderer immunologischer Stimulation.

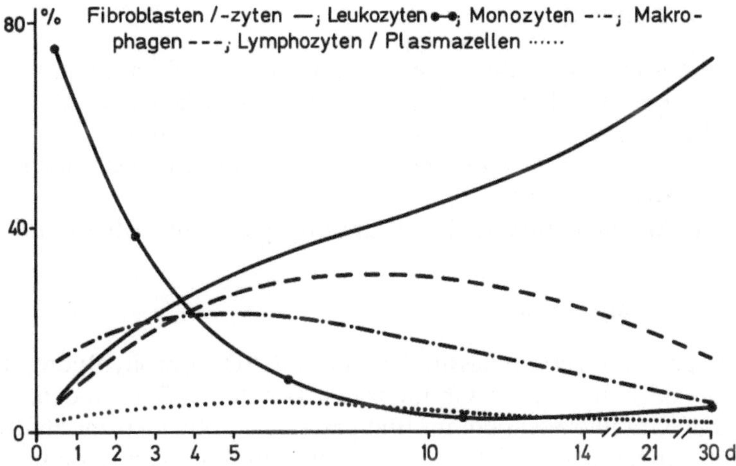

Abb. 15. Prozentuale Verteilung von Leukozyten, Monozyten, Makrophagen, Lymphozyten/ Plasmazellen, Fibroblasten/Fibrozyten bei unkomplizierter Entzündung/Wundheilung

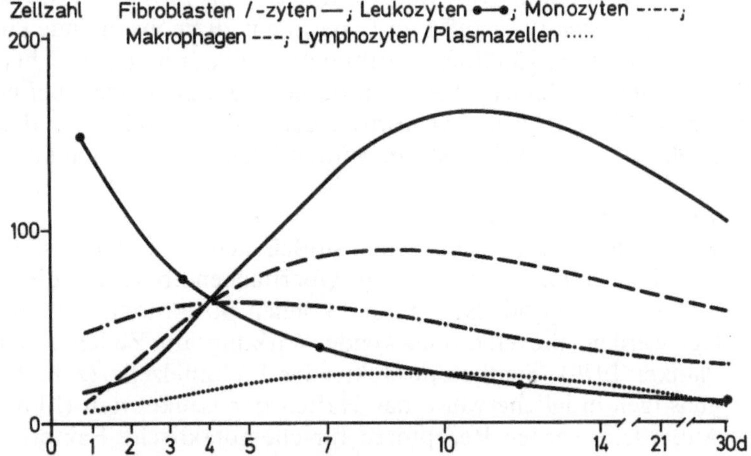

Abb. 16. Zelldichte von Leukozyten, Monozyten, Makrophagen, Lymphozyten/Plasmazellen, Fibroblasten/Fibrozyten bei unkomplizierter Entzündung/Wundheilung

Gleichzeitig mit oder kurz nach Beginn der Zelleinwanderung setzt auch die Proliferation von Fibroblasten ein.

Eingewanderte weiße Blutzellen und Fibroblasten bilden zusammen das entzündliche Infiltrat, das dazu dient, die schädigende Ursache und Gewebstrümmer zu beseitigen und die Unversehrtheit des Gewebes wiederherzustellen (Abb. 15, 16).

Zellwanderung, Phagozytose und Degranulation sind Funktionen, die den Granulozyten und Monozyten/Makrophagen gemeinsam sind. Ihre Mechanismen werden zunächst besprochen, bevor die spezifische Bedeutung der einzelnen Zellformen für den Ablauf der Entzündung dargestellt wird.

2.4.1 Zellwanderung

Die Auswanderung der Zellen ins Entzündungsgebiet umfaßt vier Phasen:
1. das Randständigwerden der Leukozyten (*Margination*),
2. die Durchwanderung der Gefäßwand (*Emigration*),
3. die gerichtete Wanderung im Interstitium auf das entzündliche Agens zu (*Chemotaxis*) und
4. die Akkumulation der Zellen am Entzündungsort (*Aggregation*).

2.4.1.1 Margination

Anhand von Verteilungsstudien von mit ^{32}Diisopropylfluorophosphat (^{32}DFP) radioaktiv markierten Granulozyten konnte gezeigt werden, daß sich der gesamte Granulozytenpool im Blut gesunder Probanden zur Hälfte aus einem zirkulierenden und zur Hälfte aus einem randständigen Granulozytenpool (Marginalpool) zusammensetzt. Zwischen beiden Pools findet normalerweise ein Austausch statt (Athens et al. 1961; Walker und Willemze 1980). Die Gabe von Endotoxin bewirkt einen vermehrten Übertritt von Granulozyten aus dem zirkulierenden in den Marginalpool (Athens et al. 1961). Mit diesem Leukozytenabstrom läßt sich die häufig im Experiment zu beobachtende kurzfristige Neutropenie nach entzündlicher Stimulation erklären (Quesenberry et al. 1973; Walker und Willemze 1980). Zirkulierende Leukozyten befinden sich unter Normalbedingungen im Axialstrom der Blutflußsäule. Für den Übertritt der Granulozyten in den Randstrom werden folgende Ursachen diskutiert:

1. Veränderungen der Endothelzelle
   Leukozyten und Endothelzellen stoßen sich normalerweise auf Grund ihrer negativ geladenen (anionischen) Oberflächen ab. Durch direkte oder mediatorbedingte Endothelschädigung können Strukturen (z. B. Kollagen) freigelegt werden, die eine anlockende Wirkung auf Zellen ausüben (Born und Planker 1979). Syntheseprodukte der Endothelzelle (z. B. Fibronektin) begünstigen möglicherweise das Haften der Leukozyten (Mosher et al. 1981). Außerdem werden Rezeptoren für chemotaktische Faktoren (s. u.) auf der Oberfläche von Endothelzellen beschrieben (Hoover et al. 1980; Cotran 1982).

2. Veränderungen der Leukozyten
   Die Stimulation der Leukozyten mit chemotaktischen Faktoren verändert ihre Beschaffenheit. Sie werden „klebriger“, adhäsiver, indirekt meßbar anhand der Anzahl der Zellen, die zunehmend im Randstrom am Endothel entlangrollen (Born und Planker 1979). Möglicherweise beruht die zunehmende Zelladhäsivität auf einer Stimulation der Freisetzung von Granulainhalt, da bei Degranulation die Zelladhäsivität zunimmt (Gallin und Wright 1978). Laktoferrin, ein Produkt aus den spezifischen Granula neutrophiler Granulozyten bindet sich an die Zelloberfläche und reduziert dadurch die Oberflächenladung. Die Folgen sind Zellaggregation in vitro und Neutropenie und Zelladhäsion am Gefäßendothel in vivo (Boxer et al. 1982a). Als

klinisches Beispiel wird ein Patient mit rekurrenten Hautabszessen beschrieben, dessen Neutrophilengranula einen verminderten Laktoferringehalt aufweisen, verbunden mit verminderter Leukozytenadhärenz und Aggregationsfähigkeit (Boxer et al. 1982b).
Die genauen Mechanismen der Wechselwirkungen zwischen Leukozyt und Endothelzelle sind noch weitgehend unbekannt (Born und Planker 1979).
Leukozytenadhäsion am Endothel stellt einen reversiblen Vorgang dar und ist nicht hinreichend für die Auswanderung der Zellen ins Interstitium. Fördernd auf die Margination könnten sich auch die Veränderungen der Fließeigenschaften des Blutes, die Verlangsamung des Blutstromes, die Klumpung roter Blutzellen im Axialstrom, der Anstieg der Blutviskosität und des hydrostatischen Drucks auswirken (Born und Planker 1979).

2.4.1.2 Emigration

Die Emigration weißer Blutzellen aus dem Gefäßsystem erfolgt als aktive, amöboide Fortbewegung durch die Lücken des Endothels. Dabei besteht nach Kopaniak et al. (1980) eine positive Korrelation zwischen dem Maximum der Zellemigration und dem Maximum der Gefäßdurchlässigkeit. Der Beginn der Zellemigration liegt etwa 10–15 min nach Setzen des entzündlichen Reizes. Die Dauer des Zelldurchtritts durch die Gefäßwand beträgt etwa 2–10 min, wovon die Passage der Basalmembran die meiste Zeit in Anspruch nimmt (Abb. 17) (Cottier 1980b).

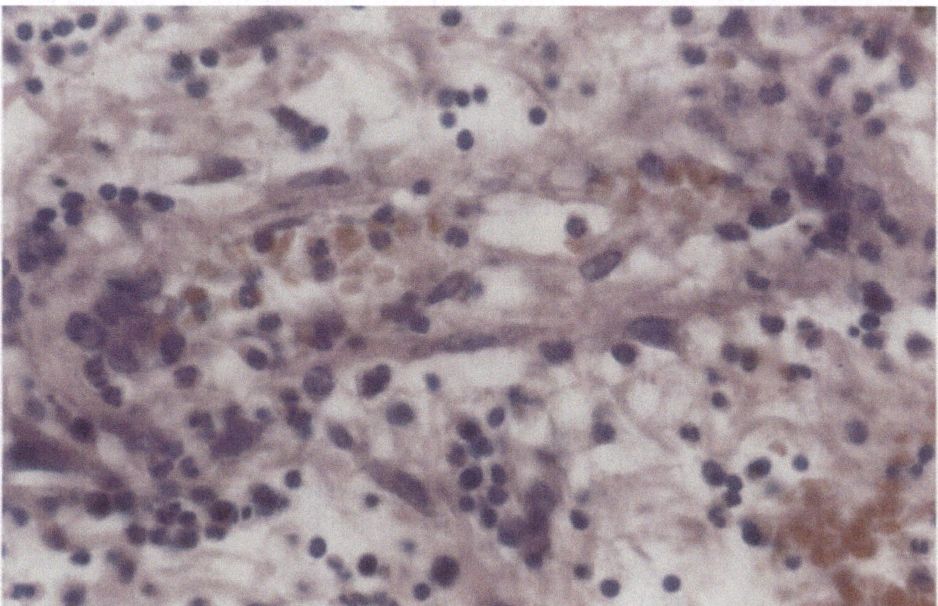

Abb. 17. Emigration von polymorphkernigen Granulozyten in das Fettgewebe bei phlegmonöser Entzündung. Haematoxylin-Eosin-Färbung

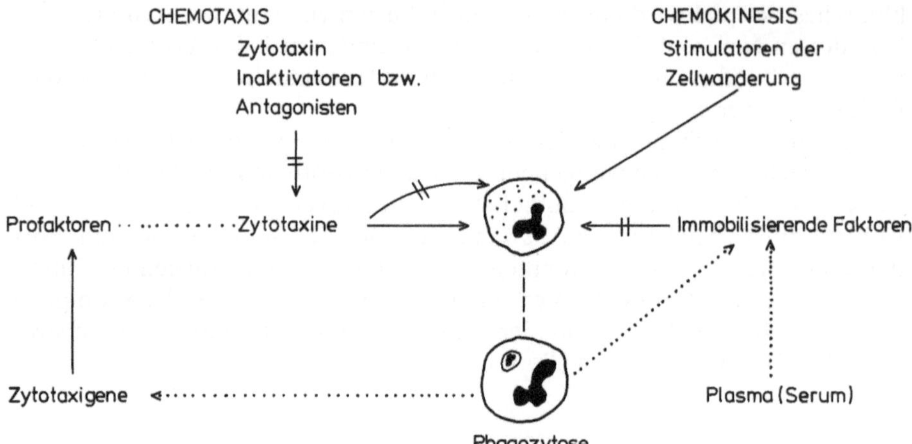

Abb. 18. Einflußfaktoren auf die Zellwanderung. (Nach Cottier et al. 1980)

2.4.1.3 Chemotaxis

Im Gewebe beginnt die Wanderung der Zellen zum Entzündungsort. Anhand experimenteller Befunde werden 2 Formen der Zellwanderung als Antwort auf externe Stimulation beschrieben (Abb. 18):

1. Chemokinesis

Chemokinesis beschreibt eine Reaktion der Zelle auf einen Stimulus, wobei sie ihre Wanderungsgeschwindigkeit in positivem oder negativem Sinn ändert, ohne eine bestimmte Wanderungsrichtung zu bevorzugen (Keller et al. 1978).

2. Chemotaxis

Chemotaxis bedeutet eine Reaktion der Zelle auf einen bestimmten Stimulus, der die Richtung der Zellwanderung beeinflußt (Keller et al. 1978).

Die Bestimmung chemotaktischer Aktivität erfolgt mit Hilfe von zwei- oder mehrkammrigen Systemen, in denen die Zellen entlang eines Konzentrationsgefälles chemotaktischer Substanzen durch Mikroporenfilter wandern (Methode nach Boyden 1962; Methode nach Zigmond und Hirsch 1973). Eine dritte Methode besteht in der Anwendung von Zeitrafferaufnahmen (Wilkinson und Allan 1980).

Chemotaktisches Verhalten wird von mehreren Faktoren bestimmt:

1. vom Haftvermögen der Zellen am Untergrund (*Adhäsion*),
2. von der externen Stimulation durch chemotaktische Faktoren,
3. von den sensorischen und motorischen Fähigkeiten der Zelle, auf denen die Wirkungsweise chemotaktischer Zellstimulation beruht.

Haftvermögen

Das Haftvermögen der Zellen hängt von folgenden Faktoren ab:

a) von der Bindung an das zugrundeliegende Substrat. Neutrophile Granulozyten binden sich in vitro an Typ-I-Kollagen und Typ-III-Kollagen, Basalmembrankomponenten, Laminin und Typ-IV-Kollagen (Terranova et al. 1983). Laminin stimuliert das Haften an Typ-IV-Kollagen. Antilaminin hemmt die chemotaktische Antwort auf chemotaktische Peptide. Das Bindungsvermögen ist offenbar für die motorische Antwort der Zelle entscheidend. Zellen, die in einem proteinfreien Medium einem Gradienten chemotaktischer Substanzen ausgesetzt sind, zeigen zwar ein hohes Maß an Orientierung ihrer inneren Strukturen in Richtung auf das Maximum des Stimulus, doch sie versagen bei der Zellbewegung (Zigmond 1978). Das Protein Fibronektin, ein Sekretionsprodukt z. B. aus Endothelzellen, fördert offenbar die Zelladhäsion (Clemmensen 1981).

b) von dem Grad der Zellstimulation.
Die Bindung chemotaktischer Faktoren fördert die Zelladhärenz und Degranulation (Terranova et al. 1983).

Chemotaktische Faktoren

Externe Stimuli der gerichteten Zellwanderung, sog. chemotaktische Faktoren zeigen eine sehr unterschiedliche Herkunft (Tabelle 21).

1. Exogene chemotaktische Faktoren stammen aus Mikroorganismen oder stellen Fremdproteine oder andere Fremdsubstanzen dar.

Tabelle 21. Quellen chemotaktischer Faktoren. (Nach Gallin und Kaplan 1974; Fernandez und Hugli 1976; Postlethwaite und Kang 1976; Altmann 1978; Goetzl und Gorman 1978; O'Flaherty und Ward 1978; Wilkinson und Lackie 1979; Russo 1980; Deuel et al. 1981)

Exogene Faktoren

1. Mikroorganismen
   - chemotaktische Peptide
   - chemotaktische Lipide
2. Fremdsubstanzen
   z. B. Kasein, Gluten, Stärkegranula
3. Fremdproteine

Endogene Faktoren

1. Plasma
   - Komplementsystem: C 5a, C 567, C 3-Fragment
   - Kinin/Kallikrein-System: Kallikrein
   - Gerinnungs- und Fibrinolysesystem: Fibrinspaltprodukte, Plasminogenaktivator
2. Zellen
   - Produkte aus Lysosomen
   - Lymphokine
   - Transfer-Faktor
   - Histamin (?)
   - ECF-A (eosinophil chemotactic factor of anaphylaxis)
   - PF 4 (Plättchenfaktor 4)
   - Arachidonsäurederivate (Monohydroxyfettsäuren, Leukotriene, Thromboxane)
   - Plasminogenaktivator
3. Denaturierte Proteine
   (Elastin, Kollagen, Fibronektin)

Isolierung chemotaktisch wirksamer Peptide aus Kulturfiltraten von Escherichia coli führte zu der synthetischen Herstellung N-formylierter, niedermolekularer Peptide, anhand derer die Struktur-Wirkungsbeziehungen zwischen chemotaktischen Faktoren und Zellen zum großen Teil analysiert wurden (Schiffmann et al. 1975; Williams et al. 1977; Wilkinson 1979).
Isolierung chemotaktischer Lipide aus E. coli und aus anaeroben Korynebakterien führte aufgrund ihrer Struktur als Hydroxyfettsäuren zu der Entdeckung der chemotaktischen Aktivität einiger Derivate der Arachidonsäure. Danach besitzen Monohydroxyfettsäuren, Thromboxan, Leukotrien B4 und HHT, ein Zyklooxygenaseprodukt, chemotaktische Aktivität für neutrophile und eosinophile Granulozyten (Goetzl und Gorman 1978; Turner und Lynn 1978; Smith 1981).

2. Endogene chemotaktische Faktoren entstehen im Plasma, in den Zellen und im Gewebe, z. B. durch Denaturierung von Proteinen.
Wichtige plasmatische chemotaktische Faktoren stammen aus dem Komplementsystem. Das Anaphylatoxin C5a zeigt in vitro und in vivo chemotaktische Aktivität für neutrophile Granulozyten und Monozyten (Chenoweth und Hugli 1978; Fernandez et al. 1978; Bianco et al. 1979; Hugli und Morgan 1984).
C5a wird im Serum jedoch rasch inaktiviert (Hugli und Müller-Eberhard 1978; Goldstein 1979). Nach Abspaltung der Aminosäure Arginin entsteht C5a-desarg, das noch immer bedeutende chemotaktische Wirkung zeigt (Fernandez et al. 1978; Ward 1980; Perez und Goldstein 1981; Perez et al. 1981).
Lösliche Produkte aus mit Antigen oder mit Mitogenen stimulierten Lymphozyten, sog. Lymphokine, wirken chemotaktisch auf eine Vielzahl von Zellen, insbesondere aber auf mononukleäre Phagozyten. Sie sind wahrscheinlich bei zellulären Immunreaktionen, bei denen Makrophagen eine wichtige Rolle spielen, verantwortlich für die Zellakkumulation im Entzündungsherd (Cohen und Yoshida 1977; Altman 1978; Houck et al. 1978; Colvin und Dvorak 1979).
Arachidonsäurederivate, vor allem Derivate des Lipoxygenaseweges wie Monohydroxyfettsäuren und Leukotrien B4, sind nach neueren Erkenntnissen wichtige endogene Stimulatoren der Zellwanderung polymorphkerniger Granulozyten (Goetzl 1980; Valone 1984).
Neben den genannten Faktoren gibt es eine Vielzahl anderer Chemotaxine (vgl. Tabelle 21), auf die hier nicht näher eingegangen werden soll.

Wirkungsweise chemotaktischer Zellstimulation

Chemotaktische Zellstimulation umfaßt:

1. die Erkennung des chemotaktischen Signales und die Erfassung der Richtung des Signales, bzw. des Konzentrationsgradienten, dem die Zelle ausgesetzt ist und
2. die Umwandlung des Signales in Zellbewegung.

Erkennungsmechanismus

Zur Signalerkennung stehen zwei Prinzipien zur Diskussion:

1. Die Erkennung genereller physikochemischer Charakteristika, die abnormen Substanzen gemeinsam sind; so fördern z. B. hydrophobe Eigenschaften die Wirkung chemotaktischer Peptide (Wilkinson 1979).
2. Stereospezifische Rezeptoren, die bisher für Komplement (C5a), chemotaktische Peptide, Lymphokine und neuerdings auch für Leukotrien B4 auf der Oberfläche neutrophiler Granulozyten und/oder Makrophagen nachgewiesen sind (Chenoweth und Hugli 1978; Wilkinson 1979; Snyderman und Fudman 1980; Kreisle und Parker 1983; Hugli und Morgan 1984).

Legt man das Rezeptormodell zugrunde, das eine reversible Interaktion zwischen Ligand und Rezeptor erlaubt, so stellt sich die Frage nach der Erkennung der Richtung eines chemotaktischen Gradienten und der Aufrechterhaltung dieses Richtungssignales bei der Besetzung von Rezeptoren. Neutrophile Granulozyten können einen Konzentrationsgradienten von 1% entlang ihrer Längsausdehnung erkennen (Zigmond 1981). Für den Erkennungsmechanismus sind offenbar vor allem die Rezeptordichte, der Grad der Rezeptorbesetzung, die Konzentration chemotaktischer Faktoren und ihre Affinität zum Rezeptor von Bedeutung (Gallin und Seligmann 1984; Sklar et al. 1984; Snyderman und Pike 1984).

Die Zellen registrieren unterschiedliche Dichten in ihrer Rezeptorbesetzung am frontalen und kaudalen Ende („spatial mechanism") (Zigmond 1978). Dafür spricht, daß die optimale Wirkung eines chemotaktischen Faktors im Bereich des Dissoziationsgleichgewichtes liegt. Das bedeutet, daß in diesem Bereich geringfügige Konzentrationsschwankungen die größtmöglichen Schwankungen in der Rezeptorbesetzung zur Folge haben (Zigmond 1978).

Am frontalen Ende der Zelle ist dabei eine dichtere Rezeptorbesetzung erkennbar („Capping").

Rezeptorstimulation induziert nicht nur Chemotaxis, sondern auch andere Zellfunktionen, wie Degranulation und metabolische Veränderungen.

Wichtig für die chemotaktische Funktion ist neben dem Konzentrationsgradienten auch die absolute Konzentration chemotaktischer Faktoren. Nach Stimulation mit C5a beispielsweise zeigt das Verhalten der Zellen in Abhängigkeit von der Konzentration eine typische Sättigungskinetik. Konzentrationen oberhalb der Sättigungsgrenze führen zur Immobilisation und Degranulation (Chenoweth und Hugli 1978).

Neben der Rezeptorbesetzung ist nach neueren Erkenntnissen die Affinität zum Rezeptor entscheidend für die funktionelle Aktivität (Snyderman und Pike 1984). Chemotaktisches Verhalten korreliert dabei mit niedriger Rezeptorbesetzung und hoher Affinität zum Rezeptor. Die Rezeptoraffinität wird möglicherweise wiederum beeinflußt durch die Lipidzusammensetzung der Zellmembran und damit verbundene Änderungen der Membranfluidität. Gallin und Seligmann (1984) postulieren eine Steuerung der verschiedenen Zellfunktionen über die Rezeptoraffinität. So wurde schon früher eine Änderung der Ansprechbarkeit der Zelle auf niedrige Dosen chemotaktischer Stimuli nach Exposition in hohen Dosen der gleichen Stimuli (C5a) beschrieben. Dieses Verhalten wurde als *Adaptation* bezeichnet (Keller et al. 1978). Danach sind zunehmend höhere Dosen chemotaktischer Faktoren erforderlich, um eine Zellantwort auszulösen (Gallin und Seligman 1984). Für die kontinuierliche Bereitstellung neuer Rezeptoren auf der Zelloberfläche stehen zwei Möglichkeiten zur Diskussion:

1. Eine ständige Hydrolyse chemotaktischer Faktoren durch membrangebundene Esterasen (Becker 1974; Aswanikumar et al. 1976).
   Hemmung der Hydrolyseaktivität hemmt die chemotaktische Aktivität (Gallin und Seligmann 1984).
2. Die Bereitstellung neuer Rezeptorangriffsfläche durch Erhöhung des Membran-turnovers (Gallin et al. 1979).
   Diskutiert werden ein Nachschub an Rezeptoren
   a) aus intrazellulären Pools und
   b) durch ein Recycling der Rezeptoren über Endozytose der Ligand/Rezeptorkomplexe am kaudalen Ende, intrazelluläre Trennung von Ligand und Rezeptor und Rezeptordegranulation am frontalen Ende (Stossel 1978; Gallin und Seligmann 1984).

Chemotaktische Faktoren stimulieren neben der Zellwanderung auch die Degranulation und Adhäsion der Zellen (Gallin und Wright 1978). Begrenzte Degranulation fördert die Zellwanderung, während starke Degranulation die Zellwanderung hemmt (Gallin et al. 1978). Degranulation könnte demnach eine Möglichkeit bieten, in begrenztem Maße neue Membranoberfläche mit freien Rezeptoren zu liefern (Stossel 1978). Als klinisches Beispiel wird ein Patient beschrieben, dessen Leukozyten einen Defekt bei der Degranulation spezifischer Granula aufweisen, verbunden mit verminderter Neutrophilenakkumulation und herabgesetzter Chemotaxis (Gallin et al. 1982).

Ein Modell für die Dynamik chemotaktischer Rezeptoren zeigt Abb. 19.

Als Folge der Ligand/Rezeptorinteraktion werden eine Reihe intrazellulärer Veränderungen beschrieben, die der Signalumwandlung in Zellbewegung dienen können (Abb. 20):

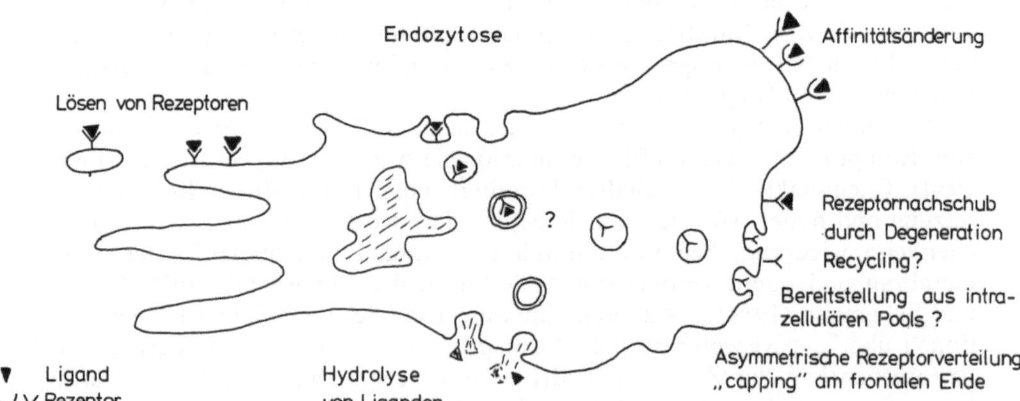

Abb. 19. Modell für die Dynamik chemotaktischer Rezeptoren. (Mod. nach Gallin und Seligmann 1984)

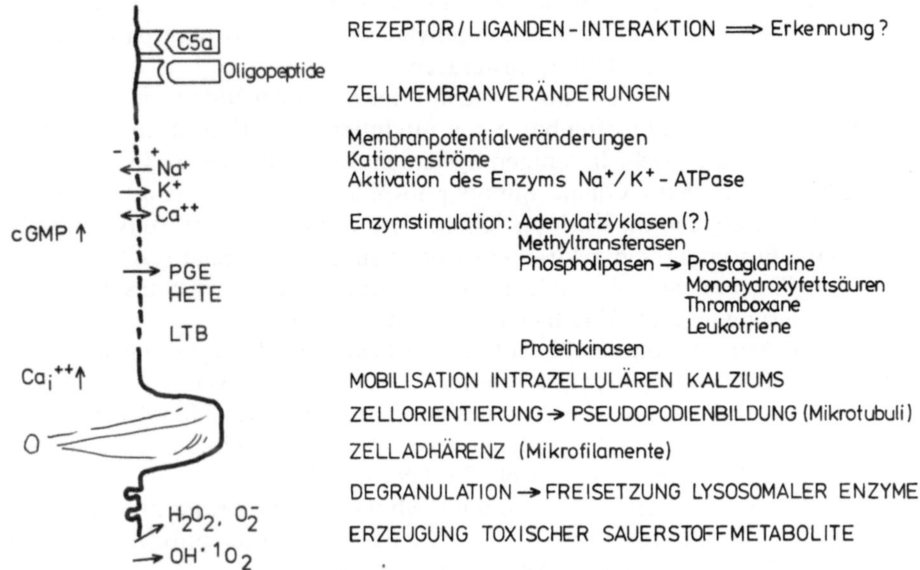

Abb. 20. Folgen chemotaktischer Zellstimulation. (Mod. nach Ward 1982)

1. Membranveränderungen
   Chemotaktische Stimulation geht einher mit Membranpotentialveränderungen. Depolarisationen und Hyperpolarisationen der Basalmembranen werden beschrieben (Gallin und Gallin 1977; Gallin et al. 1980; Gallin und Seligmann 1984). Eine genaue Beziehung zur Zellfunktion ist zur Zeit noch nicht erkennbar (Gallin und Seligmann 1984).
   Es treten Kationenströme (Natrium, Kalium, Kalzium) auf. Natrium tritt in die Zelle ein, Kalium tritt aus. Das Enzym Na/K-ATPase wird aktiviert und wirkt dieser Verschiebung des Ionenmilieus entgegen (Becker et al. 1978, 1981).
   Von besonderer Bedeutung ist offenbar die Erhöhung der intrazellulären Konzentration freien Kalziums. Sie erfolgt entweder durch den Einstrom extrazellulären Kalziums oder durch die Mobilisierung intrazellulärer Kalziumdepots (Naccache et al. 1977; Hoffstein 1979; Gallin et al. 1980; Perez und Goldstein 1981). Kalzium dient der Kopplung mit dem motorischen Apparat der Zelle.
   Chemotaktische Zellstimulation geht einher mit der Aktivierung verschiedener Enzyme in der Zellmembran:
   In verschiedenen Rezeptorsystemen spielt das Guaninnukleotid eine wichtige Rolle bei der Signalübertragung. Bindungsstudien mit GTP-Analoga zeigen, daß GTP die Rezeptoraffinität für chemotaktische Signale, wie z. B. formylierte Peptide, beeinflußt. Der postulierte Mechanismus beinhaltet die Interaktion eines regulatorischen GTP-bindenden Proteins mit dem Rezeptor, wodurch die Affinität moduliert werden soll (Snyderman und Pike 1984).

Die weiteren Schritte der Signaltransduktion sind mehr hypothetisch. Diskutiert werden die Stimulation von Adenylatzyklasen, Phospholipasen A und C, Proteinkinasen und Methyltransferasen.
Die Stimulation der Adenylatzyklase mit der nachfolgenden Erzeugung zyklischer Nukleotide übt offenbar einen modulierenden Einfluß auf die Zellantwort aus (Hill 1978). In einigen Systemen fördert die intrazelluläre Erhöhung von zyklischem Guanosinmonophosphat (cGMP), z. B. durch Pharmaka wie Azetylcholin, Karbamylcholin, die chemotaktische Antwort, während eine Erhöhung von zyklischem Adenosinmonophosphat (cAMP) durch Theophyllin, Prostaglandin E1, 2, Isoproterenol und andere Substanzen die Zellwanderung hemmt (Hatch et al. 1977; Hill 1978).
Durch die Stimulation der Phospholipase C entsteht Diazylglyzerol, das einen Vorläufer der Arachidonsäure bildet (Becker et al. 1981).
Arachidonsäurederivate (Prostaglandine, Thromboxane, Monohydroxyfettsäuren, Leukotriene) sind möglicherweise an der intrazellulären Regulation der Zellfunktion beteiligt (vgl. Abb. 20) (Ward 1982).
Diazylglyzerol aktiviert außerdem unter Mitwirkung von Kalzium und Phospholipiden das Enzym Proteinkinase C, das der Proteinphosphorylierung dient (Snyderman und Pike 1984; Takai et al. 1984).
Transmethylierungsvorgänge sind erforderlich für die Transduktion chemotaktischer Signale. Sie greifen in den Phospholipidstoffwechsel und die Lipidzusammensetzung der Zellmembran ein und modulieren darüber möglicherweise die Rezeptorfunktion (Pike et al. 1978, 1979; Pike und Snyderman 1981 a, b; Snyderman und Pike 1984).
Eine Umwandlung von Proesterasen in Esterasen bei der Signaltransduktion wird beschrieben (Becker 1974).
Die genauen Vorgänge, die zur Aktivation des motorischen Zellapparates oder zur Aktivation weiterer Zellfunktionen führen, bleiben Gegenstand weiterer Diskussion.

2. Aktivation des motorischen Apparates
Hauptbestandteile des motorischen Zellapparates sind die Mikrotubuli und die Mikrofilamente.
Mikrotubuli dienen nach bisherigen Erkenntnissen vor allem der Polarisierung und Orientierung der Zelle innerhalb eines chemotaktischen Gradienten (Malech et al. 1977). Im Vorderteil der Zelle bilden sich organellenfreie Zytoplasmaausläufer (Pseudopodien) aus. Im Mittelteil der Zelle befinden sich der weit zurückliegende Kern und die Granula. Zwischen Kern und Pseudopodien liegt das Zentriol, von dem radiär die Mikrotubuli ausstrahlen (Malech et al. 1977). Das Ende bildet ein knopfartiger Schwanz. Kolchizin oder Taxol, beides Hemmstoffe der Mikrotubulusfunktion, beeinträchtigen diese Polarisierung der Zelle, ohne die spontane Zellbewegung zu behindern (Malech et al. 1977; Roberts et al. 1983).
Mikrofilamente sind verantwortlich für die Fortbewegung der Zelle, für das Haften am Untergrund und den Zytoplasmafluß. Zytochalasin B, ein Hemmstoff der Funktion der Mikrofilamente, beeinträchtigt die Zellwanderung, ohne daß die Zelle im chemotaktischen Gradienten ihren Orientierungsgrad

verliert. Zytochalasin B fördert dagegen die Zellaggregation und Degranulation (Malech et al. 1977).
Wichtig für die motorische Zellantwort ist offenbar auch die Konsistenz des Zytosols, das Sol/Gel-Stadium. Es wird über die Konzentration freien intrazellulären Kalziums reguliert. Kalzium beeinflußt:

a) direkt die Wechselwirkung zwischen aktinbindenden Proteinen und Gelationsproteinen und
b) indirekt über Proteinkinasen die Proteine des Zytoskeletts (Sklar et al. 1984).

Über den genauen Mechanismus der intrazellulären Vorgänge nach Zellstimulation gibt es nur hypothetische Vorstellungen.

2.4.1.4 Zellaggregation

Die Zellakkumulation am Entzündungsort unterliegt verschiedenen Einflußfaktoren:

1. Stimulusbedingt: Art, Konzentration und zeitliches Auftreten chemotaktischer Faktoren;
2. Zellbedingt: Ansprechbarkeit, Anzahl und Lebensdauer der Zellen;
3. Umgebungsbedingt: Inhibitoren.

Die Art des Stimulus beeinflußt die Art der angelockten Zellen. In der Regel, vor allem bei bakteriell bedingten akuten Entzündungen werden zunächst massenhaft neutrophile Granulozyten angelockt. Bei chronischen Entzündungen, die mit zellulären Immunreaktionen einhergehen, werden Lymphokine für das bevorzugte Einwandern mononukleärer Zellen verantwortlich gemacht (Boros 1981). Bei bestimmten parasitären Erkrankungen treten bevorzugt Eosinophile ins Gewebe aus (Weller und Goetzl 1980).

Der Einfluß der Konzentration zeigt sich anhand der Sättigungskinetik chemotaktischer Stimulation. Hohe Konzentrationen führen danach zur Immobilisation und Zellaggregation (Chenoweth und Hugli 1978; O'Flaherty und Ward 1978; Hugli und Morgan 1984).

Sklar et al. (1984) unterscheiden bei der Anlockung Neutrophiler distale Ereignisse und Ereignisse am Entzündungsort selbst.

Zu den distalen Ereignissen zählen der Eintritt der Zellen in den Blutstrom, der Transport im Gefäßsystem zum Entzündungsort, die Margination und Adhärenz am Endothel. Diese Funktionen werden vor allem durch relativ niedrige Dosen chemotaktischer Stimuli, wie C5a, C3b, Prostaglandine, die die Gefäßdurchlässigkeit erhöhen, Leukotriene und N-formylierte Peptide bestimmt. Die Zellwanderung wird selektiv stimuliert. Es findet nur begrenzte Degranulation statt. Am Entzündungsort hingegen finden sich massenhaft Stimuli wie Immunkomplexe, Komplementprodukte, Arachidonsäuremetabolite, Antikörper, Mikroorganismen, komplementbeladene Partikel, die zu einer Immobilisation und Aktivation Neutrophiler für verschiedene Zellfunktionen führen.

Die Ansprechbarkeit der Zellen auf chemotaktische Stimulation ist eine Funktion des Zelltyps. Die Ansprechbarkeit mononukleärer Phagozyten unterliegt ihrem Reifegrad. Am besten ansprechbar für chemotaktische Stimulation sind offenbar Monozyten und kleine Makrophagen (Hopper und Geczy 1980). Nach neueren Erkenntnissen zeigen auch neutrophile Granulozyten eine heterogene Ansprechbarkeit auf chemotaktische Stimulation (Gallin und Seligmann 1984). Das Vorherrschen neutrophiler Granulozyten in der akuten Entzündung ist auch bedingt durch ihre zahlenmäßig große Verfügbarkeit. Ihre Lebensdauer im Vergleich zum Makrophagen ist dagegen gering. Dies wäre eine weitere Erklärung für das Vorherrschen mononukleärer Phagozyten in chronisch entzündlichen Prozessen.

Schließlich mag die Zellakkumulation auch auf der Wirksamkeit von Inhibitoren beruhen. So werden aus dem Serum und den Entzündungszellen stammende Inaktivatoren chemotaktischer Faktoren beschrieben (Till und Ward 1975; Johnson et al. 1977; Till 1977; Perez et al. 1978; Hugli und Morgan 1984). Das Neuauftreten oder erhöhte Konzentrationen von Inaktivatoren im Serum wurde in Zusammenhang mit einigen Erkrankungen beschrieben, so z.B. M. Hodgkin, Sarkoidose, lepromatöse Lepra oder systemischer Lupus erythematodes (van Epps et al. 1974; Ward und Berenberg 1974; Ward et al. 1976; Perez et al. 1978; Fantone et al. 1979). Schließlich werden auch Faktoren beschrieben, die eine direkte Hemmung der Zellantwort hervorrufen (neutrophil immobilizing factor = NIF; cell directed inhibitor = CDI) (Goetzl et al. 1973; Maderazo et al. 1977).

Zellakkumulation am Entzündungsort beruht daher auf dem Zusammenspiel zahlreicher Faktoren, die der weiteren zukünftigen Abklärung bedürfen, um Störungen der Zellwanderung als Ursache oder Begleiterscheinung von Erkrankungen mit mangelhafter Abwehr zu verstehen und eventuell zu beheben (s. u.).

2.4.2 Phagozytose

Eine wichtige Abwehrfunktion der Phagozyten ist die intrazelluläre Aufnahme partikulären Materials (*Phagozytose*) in vom Zytoplasma abgetrennte Hohlräume (*Vakuolen* oder *Phagosomen*).

Der Phagozytosevorgang beginnt mit dem Haften des Partikels an der Zelloberfläche über verschiedene Rezeptoren (unspezifische, d. h. noch nicht definierte Rezeptoren, IgG- und C3b-Rezeptoren). Begünstigend für die Aufnahme des Partikels wirkt sich daher die Beladung der Partikel mit Komplement (C3b) oder Antikörpern der IgG-Klasse, vor allem IgG1 und IgG3 aus, ein Vorgang, der als *Opsonierung* bezeichnet wird (Cottier et al. 1980; Muller 1981). Der Rezeptor/Liganden-Interaktion schließt sich in ähnlicher Weise wie bei der Zellwanderung eine Signalumwandlung an. Es werden ebenfalls Veränderungen des Membranpotentials, Stimulation der Adenylatzyklase, Mobilisation intrazellulären Kalziums, Erzeugung toxischer Sauerstoffmetabolite und Zelladhäsion beschrieben (Hoffstein 1979; Smolen et al. 1980; Weissmann et al. 1980). Der Unterschied besteht darin, daß der Bewegungsablauf nur an umschriebener Stelle, d. h. segmental stattfindet. In Form eines reißverschlußartigen Mechanismus bilden sich Rezeptor/Liganden-Verbindungen rund um das

Partikel, wodurch die Zelle das Partikel mit ihren Pseudopodien immer weiter umschließt (Griffin et al. 1976; Silverstein und Loike 1980). An dieser Zellbewegung sind ebenfalls die kontraktilen Elemente Mikrofilamente, bzw. die Moleküle Aktin, Myosin und aktinbindendes Protein beteiligt (Stossel und Hartwig 1976; Hartwig und Stossel 1978). Zytochalasin B hemmt daher ebenfalls die Phagozytose (Hartwig et al. 1977; Hartwig und Stossel 1978). Zuletzt verschmelzen die sich treffenden Membranen, die um das Partikel entstandene Vakuole löst sich von der Membran und wandert ins Zellinnere.

2.4.3 Degranulation

Phagozytose ist ein wichtiger Stimulus für die Wanderung und Fusion zytoplasmatischer Granula mit Phagosomen zu sog. *Phagolysosomen,* in denen die intrazelluläre Verdauung abläuft (Baggiolini und Dewald 1984; Goldstein 1984).

Die Fusion kann aber auch mit der äußeren Zellmembran stattfinden, wodurch der Granulainhalt nach außen gelangt. Degranulation ist oftmals begleitet von der Bildung und Freisetzung entzündlicher Mediatoren (Weissmann et al. 1979, 1980).

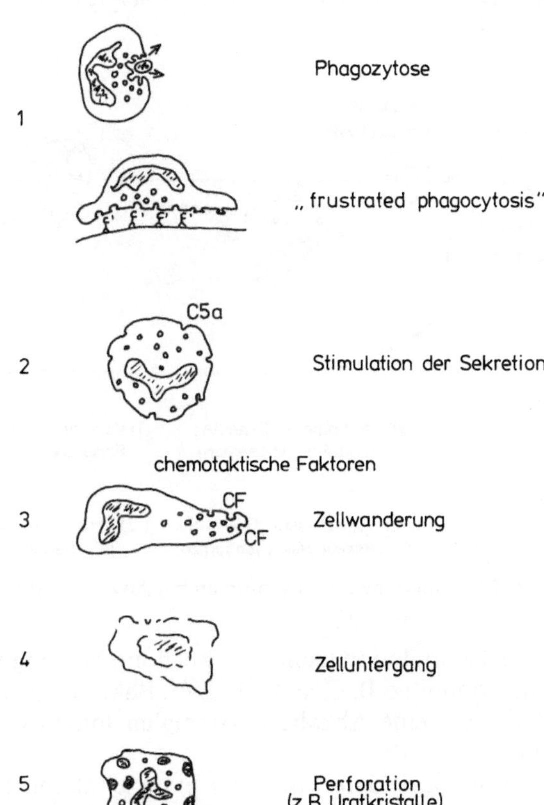

Abb. 21. Situation der Freisetzung lysosomaler Enzyme nach Olsson und Venge 1980

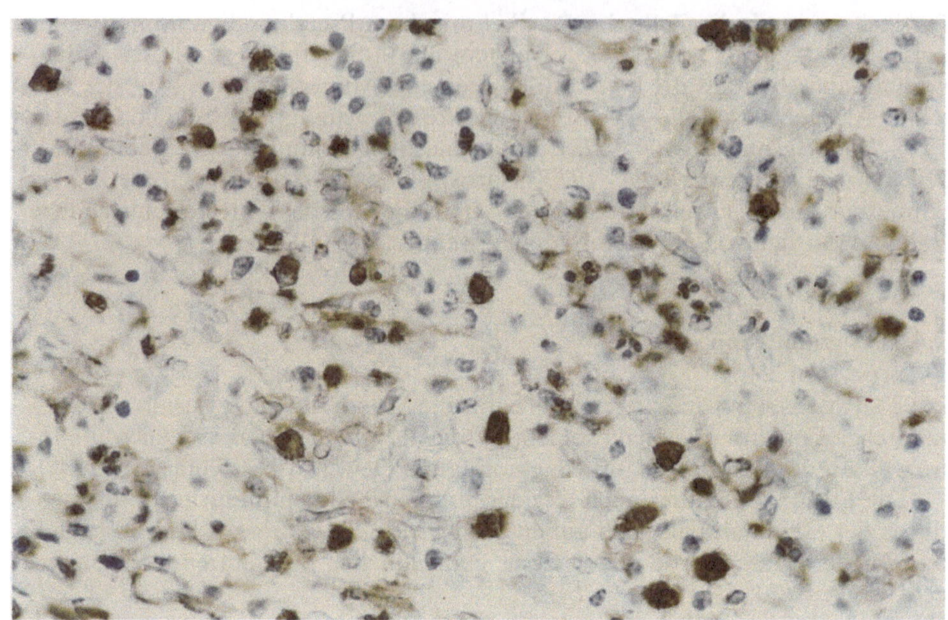

Abb. 22. Lysozym-Expression in Granulozyten und Makrophagen (Pap-Methode), Vergr. 240mal

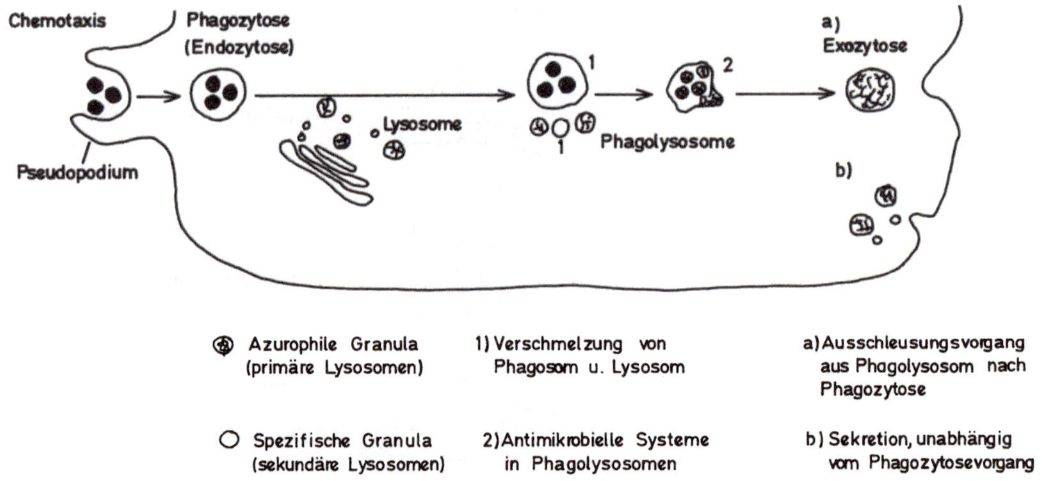

Abb. 23. Funktionen der Lysosomen bei Abwehr und Entzündung. (Nach Haferkamp 1980 b)

Degranulation kann aber auch unabhängig von der Phagozytose durch lösliche Stimuli (z. B. C5a, C3b, IgG, Bakterienprodukte) stimuliert werden. Es findet dabei eine Abgabe lysosomalen Inhaltes über die gesamte Zelloberfläche statt.

Eine besondere Form der extrazellulären Freisetzung lysosomalen Inhaltes findet statt, wenn Phagozyten durch nicht phagozytierbare Oberflächen zur Degranulation angeregt werden. Ein Beispiel dafür sind Immunkomplexablagerungen an Basalmembranen. Diese Art der Degranulation wird mit „frustrated phagocytosis" (frustrane Phagozytose) bezeichnet (Abb. 21–23) (Barrett 1978; Smolen und Weissmann 1978; Baggiolini et al. 1979; Olsson und Venge 1979).

Degranulation findet ebenfalls bei der Zellwanderung statt.

Schließlich ergibt sich die Frage nach dem Zusammenhang der verschiedenen Zellfunktionen (Zellwanderung, Phagozytose, Degranulation) und nach den Bedingungen, die das Zellverhalten bestimmen.

1. Die verschiedenen Zellfunktionen werden durch gemeinsame Stimuli ausgelöst (z. B. C5a).
2. Die Stimulation verschiedener Funktionen erfolgt über die gleichen Rezeptoren (Becker 1979).
3. Einige Zellfunktionen treten gemeinsam auf, fördern oder hemmen sich gegenseitig. Chemotaxis geht einher mit begrenzter Degranulation (Gallin und Wright 1978). Verstärkte Degranulation wiederum hemmt die chemotaktische Antwort und fördert die Zelladhärenz. Phagozytose ist ein wichtiger Stimulus für die Degranulation.
4. Einige Funktionen schließen sich weitgehend aus. So zeigen Chemotaxis und Phagozytose eine umgekehrte Beziehung (Kay et al. 1978).
5. Einige Zellfunktionen werden durch gemeinsame Inhibitoren gehemmt. So verhindert Zytochalasin B sowohl Zellwanderung als auch Phagozytose (Malech et al. 1977; Hartwig und Stossel 1978).

Für die verschiedenen Zellantworten auf eine Reihe gemeinsamer Stimuli gibt es folgende Erklärungsmöglichkeiten:

1. Die Zellfunktion steht in Abhängigkeit von der Konzentration des Stimulus. So zeigen Zellwanderung, Zelladhärenz und lysosomale Enzymfreisetzung verschiedene Dosis-Antwortkurven. Zellwanderung benötigt das 0,1–0,01fache der Dosis für lysosomale Enzymfreisetzung nach chemotaktischer Stimulation mit synthetischen Peptiden (Snyderman 1983).
2. Die Art der Verabreichung des Stimulus mag von Bedeutung sein. Chemotaktische Wanderung erfordert einen Gradienten als Richtungssignal. Degranulation bzw. Sekretion erfolgt nach Stimulation mit löslichen Stimuli über die gesamte Zelloberfläche. Phagozytose bedeutet eine segmentale Antwort insbesondere auf partikelgebundene Stimuli.
3. Die Steuerung der Zellfunktion erfolgt über die Rezeptoraffinität (Snyderman und Pike 1984).

2.5 Die Zellen der Entzündung

2.5.1 Neutrophile Granulozyten

Das morphologische Bild der meisten akuten Entzündungen wird zunächst durch das Auftreten zahlreicher neutrophiler Granulozyten im Gewebe geprägt. Besonders Bakterien bewirken einen massenhaften Einstrom Neutrophiler. Das Exsudat wird trüb-eitrig. Da neutrophile Granulozyten beim gesunden erwachsenen Menschen 50–70% des Gesamtleukozytenpools im Blut bestreiten, stehen sie sofort in großer Zahl zur Verfügung.

2.5.1.1 Herkunft und Entwicklung

Die Entwicklung hämopoetischer Zellen bis zum reifen Granulozyten stellt ein Kontinuum dar (Lichtman 1983). Als Ausgangszellen aller Blutzellen werden in der Ontogenese sog. *pluripotente Stammzellen* angenommen (Baum 1977; Zwaan 1982). Kennzeichnend für pluripotente Stammzellen ist ihre Fähigkeit zur Selbsterneuerung. Das bedeutet, daß sie ihre Poolgröße aufrechterhalten, ohne auf den Zellnachschub aus einem primitiveren Zellkompartiment angewiesen zu sein (Lichtman 1983). Pluripotente Stammzellen beherbergen die Fähigkeit, sich zu lymphopoetischen oder hämopoetischen Stammzellen weiterzuentwickeln.

Hämopoetische Stammzellen differenzieren sich im Knochenmark weiter zu Progenitorzellen, aus denen in der Zellkultur Kolonien verschiedener Zellinien gewonnen werden können (Nakahata und Ogawa 1982; Helpap 1984). Auf Grund dieser experimentellen Befunde tragen diese Stammzellen die Bezeichnung „colony forming units" (CFU). Eine Ergänzung gibt dabei an, welche Zelllinien sich aus einem Stammzellklon entwickeln können, z. B. CFU-GMM als Stammzelle mit der Entwicklungspotenz für Granulozyten, Makrophagen und Megakaryozyten, oder GEMM bei zusätzlicher Entwicklungsmöglichkeit von Erythrozyten (Nakahata und Ogawa 1982). Die Entwicklungsmöglichkeiten werden offenbar mit zunehmender Kulturdauer und Zelldifferenzierung eingeschränkt. Schließlich lassen sich nur noch Stammzellen gewinnen, die auf bestimmte Zellinien festgelegt sind (*determinierte Stammzellen*).

Für Granulozyten und Makrophagen wird eine gemeinsame Stammzelle beschrieben (CFU-GM) (Baum 1977; Lichtman 1983). Aus den determinierten Stammzellen entwickeln sich schließlich die morphologisch eindeutig identifizierbaren Granulozytenvorstufen bis zum reifen, segmentkernigen Granulozyten (Abb. 24).

Myeloblast, Promyelozyt und Myelozyt gehören dem sog. mitotischen Zellkompartiment im Knochenmark an (Abb. 25). Die Transitzeit durch dieses Kompartiment beträgt unter Normalbedingungen beim Menschen 5 d (Dancey et al. 1976). Anschließend folgt eine Reifezeit vom Metamyelozyten über den stabkernigen Granulozyten zum segmentkernigen Granulozyten. Die Verweildauer in diesem postmitotischen Kompartiment beträgt etwa 6,6 d (Dancey et al. 1976). Die tägliche Granulozytenproduktion wird mit $0{,}85 \cdot 10^9$ Zellen pro Kilogramm Körpergewicht angegeben (Dancey et al. 1976).

Im Anschluß an die Reifezeit erfolgt die Ausschüttung der Granulozyten in das Blut, wo sie sich in einem zirkulierenden und einem Marginalpool wiederfinden. Die Verweildauer im Blut ist kurz. Die Halbwertszeit (^{32}DFP)-markierter peripherer Granulozyten beträgt etwa 6 h (Athens et al. 1961).

Anschließend wandern die Granulozyten aus in das Gewebe. Sie finden sich vor allem auf der Mukosa des Respirations-, Urogenital- und Gastrointestinal-

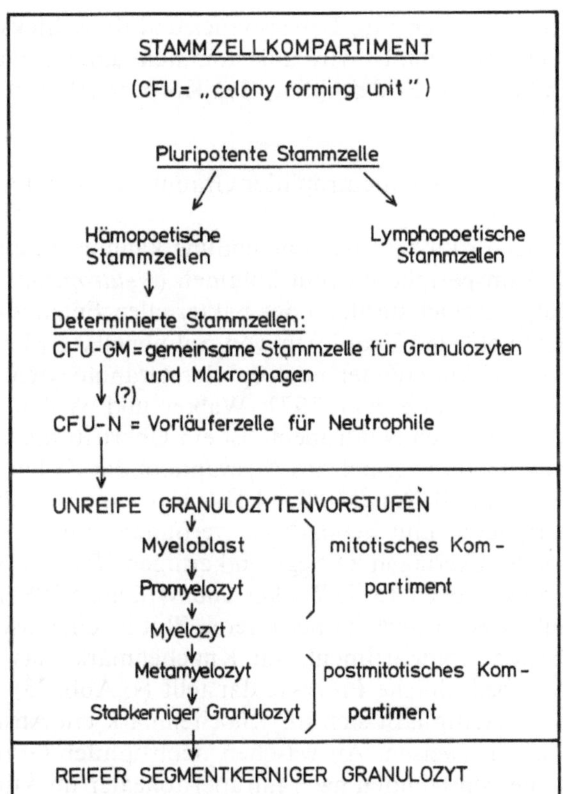

Abb. 24. Schematische Darstellung der Granulozytenentwicklung im Knochenmark. (Mod. nach Lichtmann 1983)

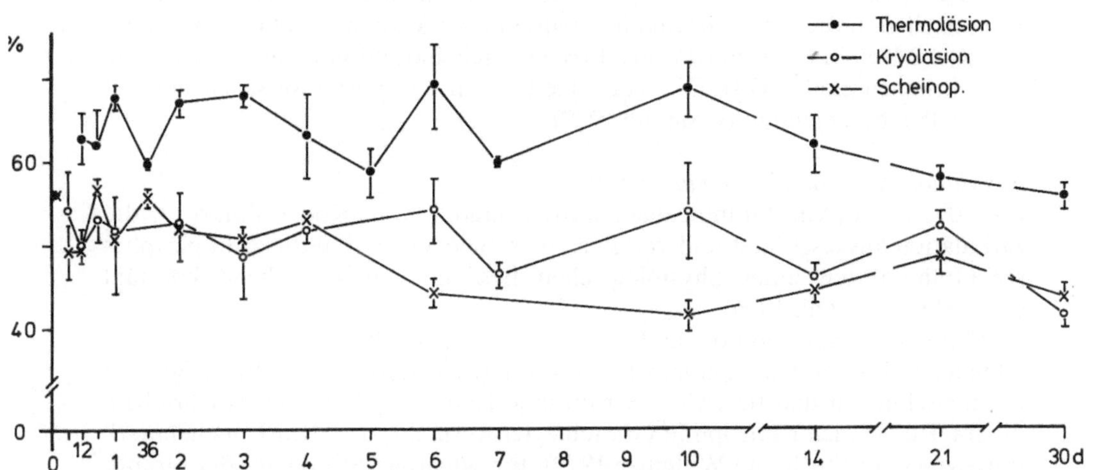

Abb. 25. Zeitabhängiger Verlauf der Myelozyten/Promyelozytenproliferation im Knochenmark nach unterschiedlichen entzündlichen Läsionen an peripheren Organen. (*Ordinate:* % radioaktiv markierter Zellen). (Helpap et al. 1985)

traktes wieder. Ihre Lebensdauer und ihr Schicksal im Gewebe sind noch nicht genau bekannt. Es wird angenommen, daß sie nach kurzer Zeit zugrunde gehen und über die Schleimhäute den Körper verlassen (Walker und Willemze 1980).

2.5.1.2 Kinetik neutrophiler Granulozyten in der Entzündung

In der Frühphase der Entzündung kann es zu einem Abfall der Neutrophilenzahl im peripheren Blut kommen (*Neutropenie*). Bis zu einer Stunde nach Induktion einer sterilen oder bakteriellen Entzündung mittels Injektion von Terpentinöl bzw. Endotoxin von Salmonella typhi läßt sich eine Abnahme des Pools zirkulierender neutrophiler Granulozyten feststellen (Quesenberry et al. 1972; Cronkite et al. 1977; Walker und Willemze 1980). Ursache dieser vorübergehenden Neutropenie ist ein Übertritt der Granulozyten in den Marginalpool und ein vermehrtes Auswandern der Zellen ins Gewebe (Walker und Willemze 1980). Anschließend läßt sich eine Zunahme der Granulozytenzahl im peripheren Blut beobachten, verbunden mit einer Zunahme des Verhältnisses von Stabkernigen zu Segmentkernigen (*Linksverschiebung*) (Athens et al. 1961; Cronkite et al. 1977; Walker und Willemze 1980). Ursache dieses raschen Granulozytenanstiegs im peripheren Blut ist eine rasche Mobilisation des postmitotischen Kompartiments im Knochenmark, das eine Granulozytenreserve für akut bedrohliche Prozesse darstellt (s. Abb. 25) (Walker und Willemze 1980). Gleichzeitig läßt sich im Knochenmark ein Anstieg der Granulozytenproduktion nachweisen. Auswaschen neutrophiler Granulozyten aus der Peritonealhöhle von Hunden nach intraperitonealer Injektion eines entzündlichen Stimulus hat eine Abnahme der Stammzellen und eine Zunahme der Granulozyten im mitotischen Kompartiment des Knochenmarks zur Folge. Gleichzeitig wird eine prozentuale Abnahme der Normoblasten, der Vorläufer der Erythrozyten, beobachtet (Chikappa et al. 1977). Neben der vermehrten Differenzierung der Stammzellen in die Granulozytenlinie tritt eine Verkürzung des Generationszyklus von Myeloblasten und Promyelozyten nach Induktion einer Neutropenie ein (Niskanen et al. 1974). Die Transitzeit durch den postmitotischen Pool ist bis auf 48 h beschleunigt (Cronkite 1979).

Regulation der Granulozytenausschüttung
Ca. 10^{11} neutrophile Granulozyten werden täglich vom Knochenmark in die Zirkulation ausgeschüttet und verlassen diese wieder, so daß die Zahl peripherer Granulozyten unter physiologischen Bedingungen weitgehend konstant bleibt (Dancey et al. 1976).

Granulozytenproduktion und Granulozytenausschüttung werden von verschiedenen humoralen Faktoren kontrolliert (Broxmeyer et al. 1974). So sind im menschlichen und tierischen Serum eine Reihe von Faktoren beschrieben, die im Tierversuch neutrophile Granulozyten vermehrt aus dem Knochenmark freisetzen (van Furth und Willemze 1979). Ein wichtiger Stimulator der Granulozytenausschüttung ist beispielsweise endogenes Pyrogen aus Leukozyten (Bornstein 1982). Für die Freisetzung aus dem Knochenmark spielt weiterhin das Alter der Zelle eine Rolle. Im allgemeinen verläßt diejenige Zelle das Knochenmark zuerst, die als erste das postmitotische Kompartiment im Knochenmark betreten hat (Walker und Willemze 1979). Dies hängt offenbar mit der zunehmenden Deformibilität und Beweglichkeit zusammen (Baum 1977; Walker und Willemze 1980).

Ebenso haben die Konzentration der Granulozyten im Blut und die Stärke des Blutflusses einen Einfluß auf die Granulozytenausschüttung (van Furth und Willemze 1979; Walker und Willemze 1980). Unter physiologischen Bedingungen steigt die Neutrophilenausschüttung mit abnehmender Konzentration reifer Neutrophiler im Blut an (Chikappa et al. 1977). Neutropenie könnte daher auch der initiale Stimulus für die Ausschüttung der Granulozytenreserve am Beginn entzündlicher Erkrankungen sein. Später, im Zustand der Neutrophilie, dominieren andere Faktoren.

Regulation der Granulozytenproduktion

Pluripotente Stammzelle und determinierte Stammzelle bilden die Kompartimente mit der höchsten Proliferationsrate im Knochenmark (Shulman und Robinson 1983; Helpap 1984).

Die wichtigsten bisher beschriebenen humoralen Faktoren beeinflussen die Proliferationsrate der determinierten Stammzellen (CFU-C). Es lassen sich proliferationsstimulierende und proliferationshemmende Einflüsse unterscheiden (Abb. 26). Wichtigster bisher bekannter Proliferationsstimulus ist die „Colonystimulierende Aktivität“ (CSA), die in der Zellkultur Zellkolonien aus determinierten Stammzellen zum Wachstum bringt (Shulman und Robinson 1983). De-

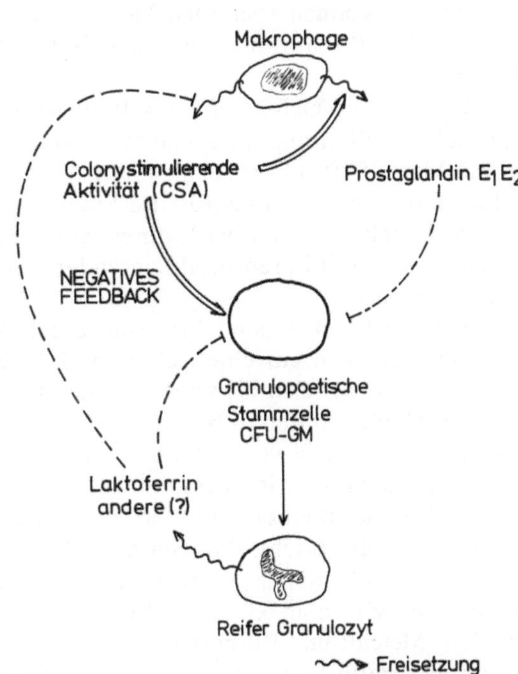

Abb. 26. Modell für das Zusammenwirken stimulierender und hemmender Einflüsse auf die Proliferation granulopoetischer Stammzellen (CFU-GM) im Knochenmark

terminierte Stammzellen sind in vitro auf die Zufuhr von CSA angewiesen, um zu proliferieren (Moore 1979b). CSA bildet eine funktionell und physikalisch heterogene Substanzgruppe, hauptsächlich Glykoproteine von unterschiedlichem Molekulargewicht (Baum 1977; Robinson 1978; Moore 1979a).

CSA ist in verschiedenen Geweben, im Serum und im Urin nachweisbar (Burgess und Metcalf 1977; Metcalf 1978). Als wichtigste zelluläre Quelle wird der Makrophage angesehen (Metcalf 1978; Robinson 1978; Greenberg und Mara 1979; Moore 1979a, b). Makrophagen kommen ubiquitär im Organismus und im Knochenmark vor. Sie können daher

1. im Knochenmark in der Mikroumgebung der Stammzellen zur physiologischen Regulation der Proliferation beitragen (Greenberg und Mara 1979) und
2. außerhalb des Knochenmarks, z. B. vom Entzündungsort aus, die Stammzellen auf humoralem Wege über den Blutweg zur Proliferation veranlassen.

Dafür sprechen folgende Befunde:

1. Wichtige Stimuli für die CSA-Produktion von Makrophagen in vitro sind Bakterien oder Bakterienprodukte.
2. Schon 5 min nach Infektion von Mäusen sind erhöhte CSA-Werte im Serum nachweisbar (Hartmann et al. 1981).
3. Damit verbunden läßt sich eine vermehrte Stammzellproliferation im Knochenmark und eine Erhöhung der peripheren Granulozytenzahl beobachten (Hartmann et al. 1981).

Makrophagen können aber auch Mediatoren, sog. Monokine, freisetzen, die andere Zellen, z. B. Fibroblasten, zur CSA-Produktion anregen (Bagby Jr. et al. 1983).

Eine weitere Quelle der CSA-Produktion sind mit Mitogenen, d. h. mit pflanzlichen, zellteilungsanregenden Substanzen stimulierte Lymphozyten (Parker und Metcalf 1974; Apte et al. 1980).

Ein indirekter Stimulus für die Stammzellproliferation ist die lokale Verminderung inhibitorisch wirksamer Substanzen. Ein Beispiel ist die Ausschwemmung Inhibitoren-produzierender, reifer Granulozyten aus dem Knochenmark (s. u.).

Weitgehend unklar sind hingegen die Faktoren, die eine Differenzierung der Stammzellen in einzelne Zellinien, d. h. die zunehmende Determinierung von zwei und mehr Zellinien auf eine Zellinie veranlassen. Grundsätzlich kommen zwei Möglichkeiten in Betracht:

1. Die Zelle unterliegt von sich aus Veränderungen, z. B. Alterung, Reifung, die zur Festlegung auf eine bestimmte Zellinie führen. Dieser Prozeß kann sich beispielsweise in einer veränderten Ansprechbarkeit auf humorale Faktoren äußern. Dafür spricht, daß Stammzellen aus einer Knochenmarkszellkultur nach fortgeschrittener Kulturdauer zwar auf verschiedene Stimuli (CSF-GM, CSF-M) anfangen zu proliferieren, aber konstant Klone einer Zellinie bilden (Metcalf und Burgess 1982).
2. Externe Stimuli bestimmen die Entwicklungstendenz. So werden verschiedene Colony-stimulierende Aktivitäten (z. B. CSF-GM, CSF-M) mit unter-

schiedlicher Präferenz für einzelne Zellinien beschrieben (Stanley und Guilbert 1980; Metcalf und Burgess 1982). Die obengenannte Versuchsreihe zeigt, daß Stammzellen nach Stimulation mit CSF-GM zur Produktion von Granulozyten determiniert werden, auch wenn später CSF-M als Proliferationsstimulus angeboten wird (Metcalf und Burgess 1982).

Nach diesen Beobachtungen scheinen sowohl äußere Faktoren als auch Zellfaktoren und insbesondere der Zeitpunkt, an dem der Stimulus die Zelle erreicht, von wesentlicher Bedeutung für die Beurteilung der Differenzierungsmöglichkeit in der Zellkolonie zu sein.

Für die Hemmung der Stammzellproliferation stehen drei Prinzipien zur Verfügung:

1. Direkte Hemmung der Stammzellproliferation
Wichtigste bisher bekannte Vertreter hierfür sind die Prostaglandine E1 und E2 (Kurland 1978; Kurland et al. 1978; Moore 1979a; Pelus et al. 1981). Hauptquelle für die PGE-Synthese ist ebenfalls der Makrophage. Damit rückt der Makrophage in den Mittelpunkt der Regulation der Stammzellproliferation. Gleichzeitig entsteht die Kontroverse, daß eine Zelle zwei antagonistische Einflüsse ausübt. Drei Lösungsmöglichkeiten stehen zur Verfügung:
a) Es existieren verschiedene Makrophagensubpopulationen mit unterschiedlicher Synthesefähigkeit für CSA, PGE1 und PGE2 (Moore 1979a, b).
b) CSA, PGE1 und PGE2 benötigen verschiedene Sekretionsstimuli.
c) Die Freisetzung von CSA, PGE1 und PGE2 erfolgt zeitlich versetzt. So zeigt die CSA-Produktion von Makrophagen nach Aktivation ein Maximum nach 1–3 h, während die PGE-Produktion erst nach 18–24 h nach Aktivation am höchsten ist (Kurland et al. 1979). CSA vermag darüber hinaus die PGE-Produktion zu stimulieren (Kurland et al. 1979; Moore 1979b).

Eine lokale Inhibitorsubstanz aus reifen Granulozyten im Knochenmark, welche einen direkten Einfluß auf die Stammzellproduktion ausübt, konnte bisher noch nicht nachgewiesen werden. Eine solche Substanz bekäme die Bezeichnung „*Chalon*“ (Laurence 1979). Ausschwemmung reifer Granulozyten verbunden mit der Abnahme der lokalen Inhibitorkonzentration hätte in diesem Fall eine Zunahme der Stammzellproliferation zur Folge.

2. Hemmung der Stimulatorbildung bzw. -freisetzung
Laktoferrin, ein eisenbindendes Glykoprotein (MG 80000–100000) hemmt die CSA-Produktion und Freisetzung aus Monozyten und Makrophagen in vitro und die Granulopoese in vivo. Laktoferrin wird von reifen Granulozyten gebildet und in ihren spezifischen Granula gespeichert. Seine Wirkung bildet somit eine negative Rückkopplung (Feed-back) zur Granulozytenproduktion (Broxmeyer et al. 1978; Moore 1979b).

3. Beseitigung des Stimulus für die CSA-Produktion
   Zum Beispiel hat die Beseitigung von Bakterien aus der Peritonealhöhle von Mäusen eine Abnahme von Serum-CSA, peripherer Granulozytenzahl und eine Tendenz zum Rückgang der Stammzellproliferation zur Folge (Hartman et al. 1981).

Die Stammzellproliferation unterliegt somit unter physiologischen Bedingungen stimulatorischen und inhibitorischen Einflüssen, deren Zusammenspiel noch modellhaften Charakter hat (s. Abb. 26). Entzündliche Prozesse verändern danach das Gleichgewicht stimulatorischer und inhibitorischer Einflüsse zunächst zugunsten vermehrter Proliferation, im Heilungsverlauf schließlich zugunsten des Rückgangs der Mehrproduktion.

2.5.1.3 Die Funktion neutrophiler Granulozyten

Neutrophile Granulozyten übernehmen auf Grund ihrer zahlenmäßig großen Verfügbarkeit aus dem Blut, ihrer raschen Mobilisierbarkeit aus dem Knochenmark und ihrer kurzen Lebensdauer im Exsudat wichtige Aufgaben in der akuten Phase der Entzündung.

Ihre Aufgaben umfassen:

1. Zellwanderung und Akkumulation am Entzündungsort,
2. Phagozytose von Fremdpartikeln und Erregern, die über intrazelluläre Mechanismen abgetötet oder unschädlich gemacht werden und
3. extrazelluläre Freisetzung (Sekretion) proteolytischer Enzyme, die extrazelluläre Gewebsbestandteile abbauen und die Entzündungsreaktion durch fördernde oder hemmende Einflüsse auf ihre Mediatoren und Zellen beeinflussen.

Zellwanderung

Wichtigste endogene chemotaktische Faktoren für Neutrophile sind die Komplementkomponenten C5a und C3-Fragment, die entweder durch direkte Komplementspaltung mittels Proteasen aus Bakterien, Zellgewebsschäden oder anderen neutrophilen Granulozyten entstehen, oder über die Aktivation des klassischen oder alternativen Komplementweges durch Mikroorganismen, Endotoxin und andere polymere Strukturen. Weitere chemotaktische Faktoren stammen aus Mikroorganismen oder phagozytierenden Granulozyten (Fernandez et al. 1978; Goetzl 1978; Goetzl und Gorman 1978; Ward et al. 1979; Wilkinson und Lackie 1979). Außerdem werden chemotaktisch wirksame Lymphokine beschrieben (Altmann 1978).

So gelangen neutrophile Granulozyten auf die schon beschriebene Weise (vgl. Chemotaxis) durch aktive Zellwanderung entlang von Fibrinfäden und anderen intrazellulären Strukturen in das Entzündungsgebiet.

Phagozytose und intrazelluläre Verdauung

Die Hauptaufgabe des neutrophilen Granulozyten am Ort der Entzündung besteht in der intrazellulären Aufnahme und Abtötung, bzw. Unschädlichmachung von Erregern. Der Vorgang der Phagozytose wurde bereits eingehend beschrieben.

Eine Reihe von Ereignissen, die hauptsächlich der Erregerabwehr dienen, begleiten die Phagozytose. Dazu gehören:

1. Die Degranulation, d. h. die Verschmelzung zytoplasmatischer Granula mit den erregerhaltigen Vakuolen zu Phagolysosomen und
2. eine Zunahme sauerstoffabhängiger Stoffwechselaktivität, die sich in vermehrtem Sauerstoffverbrauch, erhöhter Aktivität des Pentosephosphat-Zyklus, der Erzeugung toxischer Zwischenprodukte und einer Transformation membrangebundener Fettsäuren durch sauerstoffabhängige Phospholipasen äußert (Thorne et al. 1977; Babior 1978 a; Weissmann et al. 1980; Ward 1982; Mc Phail und Snyderman 1984).

Beide Ereignisse sind jedoch nicht an den Phagozytosemechanismus gebunden, sondern können auch selektiv durch lösliche Stimuli (C 5a, synthetische Peptide) induziert werden (Goldstein et al. 1973, 1976; Showell et al. 1976; Baggiolini et al. 1978; Baggiolini und Dewald 1984; Spitznagel 1984).

Für die intrazelluläre Abtötung von Erregern stehen zwei Mechanismen zur Verfügung:

1. Ein sauerstoffunabhängiger Mechanismus
   Sauerstoffunabhängig ist die Wirkung zahlreicher Enzyme. Ihre Bedeutung für die Erregerabwehr wird unter anaeroben Bedingungen und bei Defekten der sauerstoffabhängigen Abwehrmechanismen ersichtlich (Spitznagel 1984). Neutrophile Granulozyten enthalten zwei Typen von Granula, sog. azurophile und sog. spezifische Granula, die Enzyme mit bakterizider Wirkung enthalten. In den azurophilen Granula sorgen vor allem saure Hydrolasen, z. B. Kathepsin B, D, E, Glukuronidase und andere, deren pH-Optimum im sauren Bereich liegt, für den Abbau von Mikroorganismen (Ohlsson et al. 1977; Smolen und Weissman 1978; Weiss et al. 1978). Über ihren bakteriziden Mechanismus gibt es noch keine gesicherten Erkenntnisse. Zur Diskussion stehen die Hemmung der Makromolekülsynthese der Bakterien oder die Schädigung der Bakterienzellwand (Weiss et al. 1978; Olsson und Venge 1980).
   Lysozym kommt in beiden Granulatypen vor. Sein bakterizider Mechanismus wird mit der Hydrolysierung glykosidischer Verbindungen und dadurch der Zerstörung von Zellwänden angenommen (Muller 1981). Lysozym wirkt nur in Verbindung mit Komplement zerstörend auf gramnegative Bakterien (E. coli), da es die äußere Bakterienmembran nicht penetrieren kann (Schreiber et al. 1979; Spitznagel 1984). Grampositive Mikroorganismen sind meist resistent.
   Laktoferrin, ein eisenbindendes Protein aus den spezifischen Granula, entfaltet eine bakteriostatische Wirkung durch Bindung von Eisen, wodurch das Bakterienzellwachstum gehemmt wird (Muller 1981). Eisengabe über die Sättigungsgrenze von Laktoferrin hemmt seine bakteriostatische Wirkung. Bei Laktoferrinmangel oder Mangel spezifischer Granula stehen klinisch therapieresistente Infektionen im Vordergrund (Spitznagel 1984).

2. Ein sauerstoffabhängiger Mechanismus
   Phagozytierbare, partikuläre Substanzen, wie z. B. opsonierte Bakterien, Zymosan (eine Präparation aus Hefezellwänden) oder Latexpartikel, aber auch eine Reihe löslicher Stimuli, wie z. B. C5a, N-formylierte chemotaktische Peptide u. a., steigern sauerstoffabhängige Stoffwechselreaktionen im Phagozyten, im Englischen als „respiratory burst" bezeichnet (Abb. 27). Sie sind gekennzeichnet
   a) durch Sauerstoffverbrauch,
   b) durch die Stimulation der Glukoseoxidation über den Pentosephosphat-Zyklus und
   c) durch die Erzeugung toxischer Sauerstoffmetabolite.

Zentrales Ereignis ist die schrittweise Reduktion von Sauerstoff. Der erste Schritt besteht in der Stimulation einer wahrscheinlich membrangebundenen NADPH-Oxidase, die den Sauerstoff partiell zum Hyperoxidanion (O_2^-) reduziert (Zabucchi et al. 1980). NADPH wird über die Stimulation des Pentose-phosphat-Zyklus wieder regeneriert. O_2^- läßt sich spektrophotometrisch über

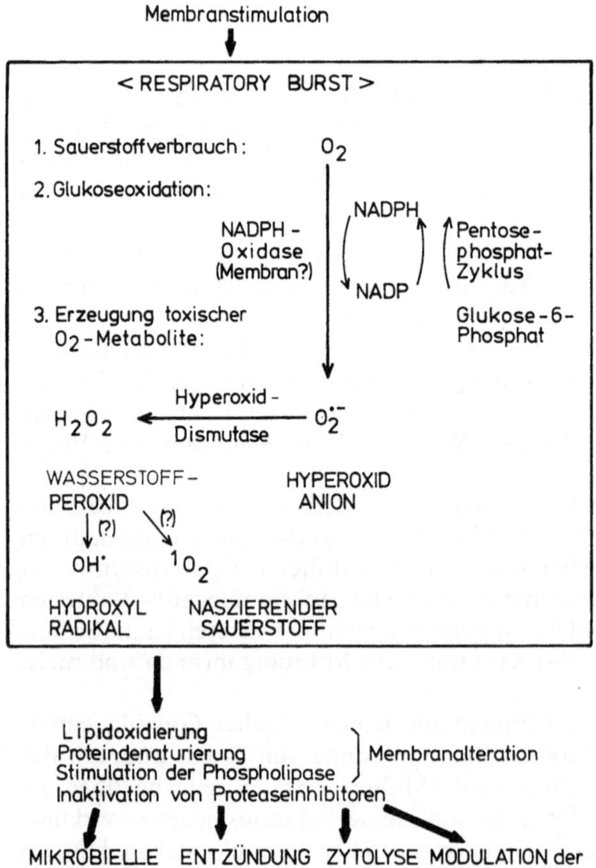

Abb. 27. Der oxidative Metabolismus der Zellen und seine möglichen Auswirkungen

die Reduktion von Ferrizytochrom C zu Ferrozytochrom C oder von Nitroblue Tetrazolin (NBT) nachweisen (Fantone und Ward 1982).

Das Hyperoxidanion dismutiert entweder spontan oder schneller mit Hilfe des Enzyms Hyperoxiddismutase zu Wasserstoffperoxid (H_2O_2). Dieses kann aber auch direkt aus der bivalenten Reduktion des Sauerstoffes hervorgehen. Der Nachweis von H_2O_2 erfolgt über Oxidationsreaktionen, z. B. mit Hilfe der Enzyme Katalase oder Meerrettichperoxidase (Fantone und Ward 1982).

O_2^- und H_2O_2 gelten als wichtige bakterizide Substanzen (Zabucchi et al. 1980).

Weniger gesichert ist die toxische Wirksamkeit weiterer möglicher Metabolite, die auf Grund ihrer Instabilität nur eine äußerst kurze Lebensdauer haben. So kann aus der Weiterreduktion von H_2O_2 das hochreaktive Hydroxylradikal ($OH^{\cdot}$) entstehen. Als Mechanismen werden

a) die sog. *Haber-Weiss-Reaktion*
b) die sog. *modifizierte Haber-Weiss-Reaktion* diskutiert (Babior 1978a; Rosen und Klebanoff 1979; Fanton und Ward 1982).

In der Haber-Weiss-Reaktion dismutiert O_2^- spontan, wobei das Hydroxylradikal ($OH^{\cdot}$) und sog. naszierender Sauerstoff ($^1O_2$) als toxische Produkte entstehen. Naszierender Sauerstoff entsteht, wenn molekularer Sauerstoff so viel Energie absorbiert, daß ein Valenzelektron in ein Orbital mit höherer Energie befördert wird. In der modifizierten Haber-Weiss-Reaktion wird ein Metall als Katalysator benutzt, wodurch die Reaktion schneller abläuft. $^1O_2$ ist sehr instabil. Fällt das Elektron in eine stabilere Position zurück, wird Energie frei, die für eine Weiterreaktion mit anderen Verbindungen genutzt werden kann.

Radikalfänger für $OH^{\cdot}$ und $^1O_2$ hemmen bakterizide Wirkungen (Rosen und Klebanoff 1979).

Der Mechanismus, mit dem die toxischen Metabolite des Sauerstoffes bakterizide Wirkung entfalten, besteht in der Oxidation von Lipiden, Denaturierung von Proteinen und dadurch wahrscheinlich in der Alteration von Membranen.

Ein zweites wirksames Abtötungssystem ist das Zusammenwirken von H_2O_2 mit Halogenen, z. B. Cl^-, katalysiert durch das Enzym Myeloperoxidase aus den azurophilen Granula der neutrophilen Granulozyten. Dabei entsteht z. B. hypochlorige Säure (HOCl). Als Abtötungsmechanismus wird eine Halogenierung und Oxidierung der Oberflächen von Mikroorganismen postuliert (Babior 1978a; Clark und Szot 1981; Fantone und Ward 1982).

Pathogenetische Bedeutung erlangen die hochtoxischen Produkte, wenn sie außerhalb der Lysosomen die Zellen schädigen oder extrazelluläre Strukturen, z. B. Endothelzellen oder Bindegewebe, angreifen und Veränderung der Membranstruktur durch Peroxidation von Membranlipiden hervorrufen (Zabucchi et al. 1980).

Vor dieser zerstörenden Wirkung schützen eine Reihe natürlich vorkommender Radikalfänger oder Enzyme. O_2^- wird durch die Aktivität des kupferhaltigen, intrazellulären Enzyms Hyperoxiddismutase in H_2O_2 umgewandelt. Zoeruloplasmin, ein Alpha-2-Glykoprotein (MG 160000) schützt ebenfalls vor oxidativem Schaden durch O_2^- (Goldstein et al. 1979, 1982). H_2O_2 wird durch das Enzym Katalase oder über ein Glutathion-Redox-System inaktiviert (Zabucchi et al. 1980).

Die biologische Bedeutung von Hydrogenperoxid und H_2O_2 wird unter anderem durch das Auftreten bestimmter Erkrankungen bei vererbbaren Defekten der O_2^- und H_2O_2-Produktion belegt (s. u.) (Babior 1978b; Roos et al. 1980).

Neben der bakteriziden und potentiell gewebsschädigenden Wirkung üben die Sauerstoffmetabolite einen modulatorischen Einfluß auf die Entzündungsreaktion aus:

1. Sie inaktivieren chemotaktische Faktoren (C5a, N-formylierte chemotaktische Peptide) und sorgen daher möglicherweise für ein negatives Feed-back am Entzündungsort (Clark und Klebanoff 1979; Janoff und Carp 1982).
2. Sie inaktivieren Proteaseinhibitoren und verstärken so möglicherweise die Wirksamkeit sezernierter Proteasen in der unmittelbaren Zellumgebung (Janoff und Carp 1982).
3. Stimulation des „respiratory burst“ kann einhergehen mit der Induktion der Aktivität sauerstoffabhängiger Phospholipasen. Diese bewirken eine Umwandlung membrangebundener Fettsäuren in zyklische Endoperoxide, Prostaglandine, Thromboxane, Monohydroxyfettsäuren und Leukotriene (Goldstein et al. 1978; Weissmann et al. 1980; Zabucchi et al. 1980; Williams und Jose 1981; Korchak et al. 1982). Neutrophile bilden vor allem Produkte des Lipoxygenaseweges (LTB, 5-HETEs). Die Produkte der Zyklooxygenase (PGE_2, TXB_2) sind von untergeordneter Bedeutung (Weissmann et al. 1982). Die zahlreichen entzündlichen und zellmodulatorischen Wirkungen der Arachidonsäurederivate wurden bereits besprochen.

Durch seine mannigfaltigen Wirkungen wie Abwehr, Gewebsabbau und Modulation der Entzündung ist der sauerstoffabhängige Metabolismus von großer Bedeutung für die Funktion neutrophiler Granulozyten in der akuten Entzündung.

Sekretorische Funktion

Neben der Erregerabwehr tritt vor allem die extrazelluläre Freisetzung lysosomalen Inhaltes neutrophiler Granulozyten in den letzten Jahren in den Vordergrund des Interesses.

Zwei Typen von Granula werden in neutrophilen Granulozyten beschrieben. Sie lassen sich durch Zentrifugation voneinander trennen, und mit Hilfe von Laktoferrin und Myeloperoxidase als Leitsubstanzen jeweils identifizieren (Ohlsson et al. 1977).

1. Die primären (azurophilen) Granula entsprechen Lysosomen auf Grund ihres sauren pH-Wertes. Sie entwickeln sich in den Promyelozyten und werden anschließend nicht mehr gebildet. Azurophile Granula enthalten Peroxidase und sind daher zytochemisch peroxidasepositiv (Baggiolini und Dewald 1984; Goldstein 1984).
2. Die sekundären (spezifischen) Granula entwickeln sich erst in den Myelozyten (Baggiolini und Dewald 1984). Sie sind pH-Wert-neutral. In ihnen läßt sich keine Peroxidaseaktivität nachweisen. Während der Phagozytose ver-

Tabelle 22. Die Granula neutrophiler Granulozyten. (Nach Ohlsson et al. 1977; Baggiolini et al. 1978, 1979; Ohlsson und Venge 1980; Weissmann et al. 1980)

Azurophile (primäre) Granula	Spezifische (sekundäre) Granula
Saure Hydrolasen	
Kathepsin B, D, E	
Beta-Glyzerophosphatase	
Beta-Glukuronidase	
Alpha-Mannosidase	
N-azetyl-beta-glukosaminidase u. a.	
Neutrale Proteasen	
Elastase	Spezifische Kollagenase
Unspezifische Kollagenase	
Proteinase 3	
Plasminogenaktivator	
Mikrobizide Enzyme	
Myeloperoxidase	
Lysozym	Lysozym
Andere	Laktoferrin
	Vitamin B 12-bindendes Protein

schmelzen die spezifischen Granula zuerst mit der phagozytischen Vakuole. Erst wenn die azurophilen Granula sich mit der Vakuole verbinden, fällt der pH-Wert im Phagolysosom ab (Canonico et al. 1979; Ward 1982).

Einen Überblick über den Inhalt der zytoplasmatischen Granula gibt Tabelle 22.

Für die extrazelluläre Freisetzung von Enzyminhalt sind die neutralen Proteasen besonders wichtig. Ihre Hauptvertreter sind Elastase, Kollagenase und chymotrypsinähnliches kationisches Protein (Kathepsin G).

1. Menschliche *Elastase* ist ein Glykoprotein. Es bildet drei Isoenzyme mit einem Molekulargewicht zwischen 33000 und 36000 dalton. In neutrophilen Granulozyten wird das Enzym in den azurophilen Granula gespeichert (Ohlsson und Olsson 1974; Ohlsson 1978 b). Im Plasma liegt Elastase in inaktiver Form gebunden an den Proteaseinhibitor Alpha-1-Antitrypsin vor. Freies Enzym findet sich hauptsächlich im Entzündungsgewebe. Die Substrate dieser Protease sind vor allem interzelluläre Strukturen, wie Proteoglykane, Elastin, Fibrinogen und Mediatoren, wie Komplement oder Immunglobuline (Johnson et al. 1976; Ohlsson 1978 a, b; Olsson und Venge 1980).
2. *Unspezifische Kollagenase* läßt sich beim Menschen ebenfalls in Form zweier Enzyme aus den azurophilen Granula neutrophiler Granulozyten isolieren. Das Molekulargewicht liegt bei 42000 und 33000 dalton (Ohlsson 1978 b; Olsson und Venge 1980). Im Plasma besitzt Kollagenase die höchste Affinität zu dem Plasmaproteaseinhibitor Alpha-2-Makroglobulin (Ohlsson 1978 a). Unspezifische Kollagenase spaltet enzymatisch Kollagen, Proteoglykane, Fibrinogen und C 3-Komplement (Olsson und Venge 1980).

3. Das *Chymotrypsin-ähnliche kationische Protein (Kathepsin G)* besteht beim Menschen aus vier immunologisch nicht unterscheidbaren kationischen Komponenten. Sein Molekulargewicht erstreckt sich von 25000–28000 dalton (Olsson und Venge 1980). Kathepsin G ist ebenfalls in den azurophilen Granula lokalisiert (Ohlsson et al. 1977). Zu seinen natürlichen Substraten gehören Fibrinogen, Proteoglykane, Komplement (C3, C5), Histone, Hämoglobin und Immunglobulin G (Olsson und Venge 1980). Bei neutralem pH-Wert entfalten die kationischen Proteine mikrobizide Wirkungen (Ohlsson et al. 1977).

Saure Proteasen sind für die sekretorische Aktivität neutrophiler Granulozyten von untergeordneter Bedeutung. Sie dienen hauptsächlich der intrazellulären Verdauung, wo sie in den Phagolysosomen ihr niedriges pH-Optimum antreffen. Dieses wird vor allem während der Phagozytose durch die mit der vermehrten Stoffwechselaktivität entstehenden Sauerstoffmetabolite bewerkstelligt (Smolen und Weissmann 1978).

Die Folgen der extrazellulären Freisetzung proteolytischer Enzyme, vor allem neutraler Proteasen bestehen in

1. der Verdauung extrazellulärer Gewebsbestandteile, dem lokalen Abbau von Fibrin sowie der Auflösung von Gefäßthromben,
2. der Erzeugung und dem Abbau entzündlicher Mediatoren und
3. der Beeinflussung zellulärer Funktionen (Baggiolini et al. 1978; Weissmann et al. 1979; Olsson und Venge 1980).

Der Abbau extrazellulärer Gewebsbestandteile, wie Kollagen, Proteoglykane, Elastin und Basalmembran erfolgt in erster Linie durch die oben genannten neutralen Proteasen (Barrett 1978). Dadurch können entzündungsbedingte Veränderungen entstehen, wie sie z. B. bei entzündlichen Gelenkerkrankungen eine große Rolle spielen (Barrett 1978).

Elastase und Kathepsin G können Komplement aktivieren und somit entzündliche Gefäßreaktionen, wie Steigerung der Gefäßpermeabilität, induzieren und Zellen chemotaktisch anlocken und mobilisieren (Johnson et al. 1976; Wright und Gallin 1977; Venge 1978; Ward et al. 1978; Williams und José 1981). Kollagenase und Elastase erzeugen durch C3-Spaltung das Opsonin C3b und üben daher vermutlich indirekt einen begünstigenden Einfluß auf die Phagozytose aus. Die Frage der Kininspaltung durch neutrale Proteasen und ihre biologische Relevanz ist umstritten (Fritz 1978). Möglicherweise modulieren sie die Gefäßpermeabilität ebenfalls über die Freisetzung kininerzeugender und kininabbauender Enzyme (Smolen und Weissmann 1978; Wasi et al. 1978; Olsson und Venge 1980).

Schließlich wird ein direkter Einfluß proteolytischer Enzyme auf die Zellfunktion beschrieben. So kommt es dosisabhängig zu einer Hemmung der chemotaktischen Wanderung mononukleärer Phagozyten und einer Erhöhung der Phagozytoserate (^{3}H)-Leuzin-markierter hitzeabgetöteter Bakterien durch elastase- und chymotrypsinähnliche Proteasen (Schmidt et al. 1978). Diskutiert wird auch eine Förderung der Lymphozytenstimulation (Baggiolini et al. 1978; Bretz 1978; Havemann et al. 1978).

Mit der Erfüllung ihrer Zellfunktion gehen neutrophile Granulozyten sehr rasch zugrunde.

2.5.1.4 Die Bedeutung neutrophiler Granulozyten für den Entzündungsablauf

Die Hauptaufgabe neutrophiler Granulozyten besteht in der unspezifischen Erregerabwehr. Wiederholte, schwere, vor allem bakteriell bedingte Infekte weisen daher auf die Möglichkeit entweder einer quantitativ verminderten Granulozytenzahl (*Neutropenie, Agranulozytose*) oder einer qualitativ mangelhaften Granulozytenfunktion hin.

Defekte der Granulozytenfunktion können verschiedene Teilfunktionen wie Zellwanderung, Adhäsion, Aggregation, Phagozytose und intrazelluläre Abtötung betreffen (Hill 1984).

Störungen können primär genetisch bedingt sein. Diese sog. Dysfunktionssyndrome sind selten (Tabelle 23) (Bültmann et al. 1982).

Sie können aber auch sekundär im Verlauf ganz verschiedener Erkrankungen auftreten. Einige Beispiele gibt Tabelle 23.

Die Ursache bleibt meist unklar. Sie kann einmal beim Auslöser selber liegen. So entwickeln zahlreiche Erreger Strategien, um der Abwehr des Wirtsorganismus zu entgehen. Dazu gehören z. B. die Zerstörung der Phagozyten, die Hemmung der Chemotaxis oder der Mobilisation von Phagozyten, die Ausbil-

Tabelle 23. Erkrankungen mit sekundärer Dysfunktion neutrophiler Granulozyten. (Nach Tauber 1981; Bültmann et al. 1982)

Hämatologische Erkrankungen
Präleukämie
Akute myeloische Leukämie
Akute lymphoblastische Leukämie
Chronische myeloische Leukämie
Haarzellenleukämie
Paroxysmale nächtliche Hämoglobinurie (PNH)

Infektionen
Bakterielle Sepsis
Virushepatitis
Masern
Lepra

Chronische entzündliche und granulomatöse Erkrankungen
Kolitis ulzerosa
M. Crohn
Rheumatoide Arthritis
Sarkoidose

Verschiedene
Diabetes mellitus
Trisomie 21
Krankhafte Fettsucht
Kwashiorkor

dung antiphagozytärer Faktoren auf der Oberfläche des Mikroorganismus, die Hemmung der lysosomalen Fusion oder die Resistenz des Mikroorganismus gegen die Abtötung und Verdauung in Phagolysosomen (Übersicht bei Mims 1981).

Die Ursache der gestörten Phagozytenfunktion kann aber auch auf einem gestörten Zusammenspiel zwischen Zellen und Mediatoren beruhen.

Störungen der Zellansammlung am Entzündungsort

Als Ursache kommen in Betracht:

1. eine verminderte Produktion chemotaktischer Faktoren (z. B. Komplementmangel),
2. chemotaktische Deaktivation durch zu hohe Konzentrationen von C5a;
   So finden sich bei Patienten mit intraabdominellen Infektionen erhöhte Plasma-C5a-Spiegel in Zusammenhang mit herabgesetzter chemotaktischer Antwort, Verlust der Bindungsfähigkeit für C5a und Verminderung des lysosomalen Inhalts (Solomkin et al. 1981);
3. eine vermehrte Bildung von Inaktivatoren chemotaktischer Faktoren;
4. ein zellulärer Defekt.
   Ein Beispiel für einen genetisch bedingten Defekt ist das autosomal-rezessiv vererbbare Chediak-Higashi-Syndrom. Der Defekt beruht vermutlich auf einer gestörten Mikrotubulusfunktion, gestörter Degranulation und veränderten Eigenschaften der Zytoplasmamembran (Gallin et al. 1978; Tauber 1981). Klinisch stehen vermehrte Infektionen der Haut und des Respirationstraktes im Vordergrund. Weitere Symptome sind partieller Albinismus, Panzytopenie, Neuropathien, Adenopathien und Hepatosplenomegalie (Tauber 1981).
   Weitere Dysfunktionssyndrome sind das „Aktin-Dysfunktionssyndrom“ und das „lazy leucocyte syndrome“ (Miller et al. 1971; Boxer et al. 1974; Muller 1981; Hill 1984).
   Auch die chemotaktische Aktivität neonataler Phagozyten ist herabgesetzt. Sie äußert sich klinisch in erhöhter Anfälligkeit für kutane Abszesse, Candidainfektionen und Infektionen mit B-Streptokokken (Hill 1984).
   Erworbene Zellstörungen sind dagegen häufig und reversibel.

Schließlich beeinträchtigen zahlreiche Pharmaka eine regelrechte Zellansammlung am Entzündungsort. Folgende Wirkungsmechanismen werden dabei diskutiert:

1. Wechselwirkungen mit den Komponenten des Zytoskeletts (Mikrotubuli, Mikrofilamente),
2. Wechselwirkungen mit Strukturen der Zellmembran,
3. Veränderungen des intrazellulären Spiegels zyklischer Nukleotide,
4. Beeinträchtigung der Zelladhärenz,
5. Hemmung der Proteinbiosynthese,
6. Wirkung auf membranspezifische Rezeptoren (Tauber 1981).

Eine Übersicht über die Wirkungen einzelner Pharmaka auf die Zellwanderung gibt Tabelle 24.

Tabelle 24. Pharmaka mit hemmendem Einfluß auf die Phagozytenfunktion. (Mod. nach Tauber 1981)

Defekt	Pharmakon	Mechanismus
Chemotaxis	Azetylsalizylsäure Äthanol Kortikosteroide	Hemmung des Haftvermögens
	Halothan Chlorpromazin Hydrokortison Amphoterizin B	Desorganisation der Zellmembran
	Kolchizin Vinblastin	Gestörte Mikrotubulusfunktion
	Zytochalasin B	Gestörte Mikrofilamentfunktion
	Histamin Katecholamine Prostaglandin E	Veränderte Spiegel zyklischer Nukleotide
	D-Penizillamin Chloramphenikol Rifampizin Tetrazykline	Unbekannt
Phagozytose	Tetrazykline	Unbekannt
	Thioridazin Chloroquin	Membranirritation
	Kolchizin	Membranirritation
	Zytochalasin B	Membranirritation
Oxidativer Metabolismus	Phenylbutazon Kolchizin Chloramphenikol	Hemmung des Pentose-Phosphat-Zyklus
	Tetrakain	Membrandesorganisation
	Sulfonamide	Hemmung des Myeloperoxidase-H_2O_2-Halid-Systems
Degranulation	Kortikosteroide Chloroquin	Stabilisierung der Lysosomenmembran
	Beta-adrenerge Substanzen Theophyllin PGE1 (?)	Veränderte Spiegel zyklischer Nukleotide
	Kolchizin Vinblastin	Membranirritation

Störungen der Phagozytose

Störungen der Phagozytose sind nur vereinzelt näher beschrieben. Sie betreffen

1. den Erkennungsmechanismus, beispielsweise bei fehlerhafter Opsonierung oder
2. die Funktion des Zytoskeletts.

Gestörte Opsonierung findet man beispielsweise bei schwerem Antikörpermangel oder Mangel an den Komplementkomponenten C3 und C5 (Minta und Movat 1979).

Eine gestörte Polymerisation von intrazellulären Aktinmolekülen verbunden mit defekter Zellmigration, Partikelaufnahme und beschleunigter Degranulation ist bei einem Kind mit rezidivierenden, bakteriellen, nicht-eitrigen Infektionen beschrieben worden (Boxer et al. 1974).

Eine Übersicht über Pharmaka, die die Phagozytose beeinträchtigen, gibt Tabelle 24.

Störungen der intrazellulären Abtötung

Störungen der intrazellulären Abtötung können bedingt sein durch Enzymdefekte, defekte Degranulation und Störungen des oxidativen Metabolismus.

Ein Beispiel für einen Enzymdefekt ist der autosomal-rezessiv vererbbare Myeloperoxidasemangel. Hierbei handelt es sich um einen Teildefekt der sauerstoffabhängigen mikrobiziden Funktion, der durch die noch vorhandenen Mechanismen voll kompensiert werden kann. Patienten mit diesem Enzymmangel sind in den meisten Fällen klinisch unauffällig (Babior 1978b; Root und Beeson 1982; Hill 1984).

Ein zweiter Enzymdefekt betrifft das Enzym Glutathionreduktase. Obwohl auch hier keine gesteigerte Infektanfälligkeit beschrieben wird, gibt dieser Defekt jedoch Aufschluß über die normale Enzymfunktion. Granulozyten mit Glutathionreduktasedefekt zeigen nur einen kurz andauernden oxidativen Metabolismus, da sie vorzeitig durch das anfallende H_2O_2 zugrunde gehen. Die Glutathionreduktaseaktivität stellt somit einen wichtigen Schutzmechanismus gegen oxidativen Zellschaden dar (Babior 1978b; Roos et al. 1980).

Eine gestörte Degranulation steht im Vordergrund beim Chediak-Higashi-Syndrom (s.o.). Die Degranulation ist verzögert. Es bilden sich Riesengranula (Root und Beeson 1982). Pharmaka können in den Degranulationsmechanismus eingreifen durch Stabilisation der Lysosomenmembran, Veränderung des intrazellulären Spiegels zyklischer Nukleotide, und durch die Wechselwirkung mit den Komponenten des Zytoskeletts (Goldstein et al. 1973; Weissmann et al. 1975; Tauber 1981). Über die Funktion der zyklischen Nukleotide bei der Degranulation gibt es jedoch noch keine gesicherten Erkenntnisse. So bestand in einigen Untersuchungen zwischen dem Ausmaß der Hemmung der Degranulation durch Prostaglandin E1 und der Höhe des intrazellulären cAMP-Spiegels keine strenge Korrelation.

Einen Überblick über die Wirkung einiger Pharmaka auf die Degranulation gibt Tabelle 24.

Zu den bekanntesten Erkrankungen, die mit einem gestörten oxidativen Metabolismus einhergehen, zählt die X-chromosomal rezessiv vererbbare, progressive, septische Granulomatose (chronic granulomatous disease) (Hill 1984). Klinisch stehen schwere Infektionen mit Bakterien, die kein H_2O_2 produzieren, wie Staphylokokken, Klebsiellen, E. coli, Serratia, Pseudomonas und Pilzen wie Aspergillus und Candida im Vordergrund.

Es gibt mehrere Formen mit Defekten auf verschiedenen Ebenen. Als Hauptursache wird ein Defekt der membranständigen NADPH-Oxidase, dem

Schlüsselenzym des oxidativen Metabolismus, angenommen (Babior 1978b). Die Folgen bestehen in einer verminderten Reduktion von molekularem Sauerstoff, einer herabgesetzten Aktivität des Pentosephosphat-Zyklus und einer fehlenden Bildung toxischer Sauerstoffmetabolite. Morphologisch findet man vor allem in Lymphknoten und Milz granulomatöse Veränderungen mit lipidhaltigen Makrophagen und multiplen kleinen Abszessen. Eine erfolgreiche Therapie ist zur Zeit noch nicht verfügbar. Einige in vitro erfolgreiche Ansätze bestehen in der Gabe von Substanzen, die in der Lage sind, nach ihrer Aufnahme H_2O_2 zu produzieren (Tauber 1981).

Ein ähnliches Krankheitsbild wird auch bei einem Defekt der Glukose-6-Phosphatdehydrogenase in Granulozyten beobachtet. Die Ursache für das fehlende Zustandekommen eines oxidativen Metabolismus liegt in diesem Fall am Mangel an Substrat für das Enzym, nämlich an NADPH (Babior 1978b; Fantone und Ward 1982).

Störungen der Phagozytenfunktion sind sowohl bei primären als auch bei sekundären Defekten oft inkonstant und unspezifisch, so daß ihr Stellenwert bei der Erregerabwehr Gegenstand weiterer Diskussion bleibt (Bültmann et al. 1982). Nach Bültmann et al. (1982) ergibt sich daher eine strenge Indikationsstellung für die Anwendung von Granulozytenfunktionstesten, wie z. B. Messung des chemotaktischen Index, des Nitroblue-Tetrazolinindex (NBT-Index) als Maß für den oxidativen Metabolismus, des Phagozytoseindex und der Rate intrazellulär abgetöteter Bakterien. Diese Teste sind erst nach Ausschluß anderer zugrundeliegender Erkrankungen (hämatologische Erkrankungen, endokrine Störungen und onkologische Erkrankungen) ratsam. Hauptindikation ist das Auftreten wiederholter, schwerer bakterieller Infekte nach Ausschluß oben genannter Störungen.

Den Granulozytendefekten steht die pathologisch gesteigerte Granulozytenaktivität gegenüber. Gelangen toxische Sauerstoffmetabolite und neutrale Proteasen in den Extrazellulärraum, z. B. über die Zellstimulation durch mit Immunkomplexen beladene Oberflächen, verursachen sie eine Zerstörung bindegewebiger Strukturen und Zellen (z. B. Gelenkknorpel) (Barrett 1978; Olsson und Venge 1980). Dieser Prozeß erfährt darüber hinaus eine Verstärkung, indem die freigesetzten Produkte entweder selbst chemotaktisch wirksam sind (z. B. Monohydroxyfettsäuren, Leukotriene) oder chemotaktische Faktoren durch Komplementspaltung oder Abbau von Fibrin erzeugen. Auf diese Weise wird für einen kontinuierlichen Zellnachschub der kurzlebigen Granulozyten gesorgt.

Die gebildeten Mediatoren (Komplement, Prostaglandine, Kinine (?)) beeinflussen darüber hinaus auch die vaskuläre Reaktion und modulieren die Zellfunktion. Die entzündliche Reaktion vermag sich dadurch unabhängig von dem initialen Stimulus selbst in Gang zu halten (positives Feed-back).

An dieser Stelle wird deutlich, daß nur ein geregeltes Zusammenspiel von Mediatoren und Zellen für eine adäquate Zellfunktion und die Elimination des entzündlichen Stimulus ohne Schädigung des Wirtsorganismus sorgt.

2.5.2 Mononukleäre Phagozyten

Mononukleäre Phagozyten nehmen teil an akuten, chronischen und chronisch-granulomatösen Entzündungen. In den beiden letztgenannten Entzündungsformen beherrschen mononukleäre Phagozyten und ihre Abkömmlinge das morphologische Bild. Diese Beobachtung weist darauf hin, daß mononukleäre Phagozyten neben dem entzündungsauslösenden Stimulus und der Reaktivität des Organismus offensichtlich von zentraler Bedeutung für die Entstehung und den Verlauf chronischer Entzündungen sind (van Furth 1980).

2.5.2.1 Herkunft und Entwicklung

Mononukleäre Phagozyten lassen sich auf Grund morphologischer, zytochemischer und funktioneller Parameter einer gemeinsamen Entwicklungsreihe zu-

Tabelle 25. Basis für die Klassifikation von mononukleären Phagozyten. (Nach van Furth 1980)

1. Morphologie	– Lichtmikroskop – Phasenkontrastmikroskop – Elektronenmikroskop
2. Zytochemie	– Lokalisation der Peroxidaseaktivität – Lokalisation der Esteraseaktivität
3. Immunologie	– Spezifische Oberflächenantigene – Membranrezeptoren (Fc, Komplement)
4. Funktion	– Immunphagozytose – Pinozytose
5. Mitotische Aktivität	– ^{3}H-Thymidinmarkierung

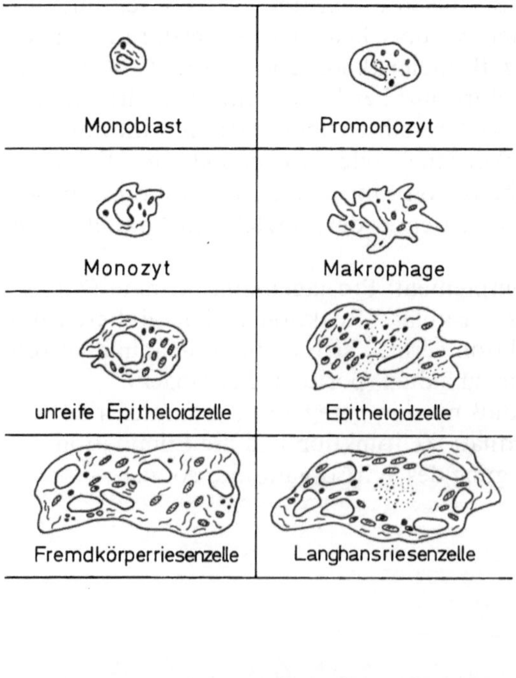

Abb. 28. Schematische Darstellung der Transformationsformen der mononukleären Zellen. (Mod. nach Adams 1976)

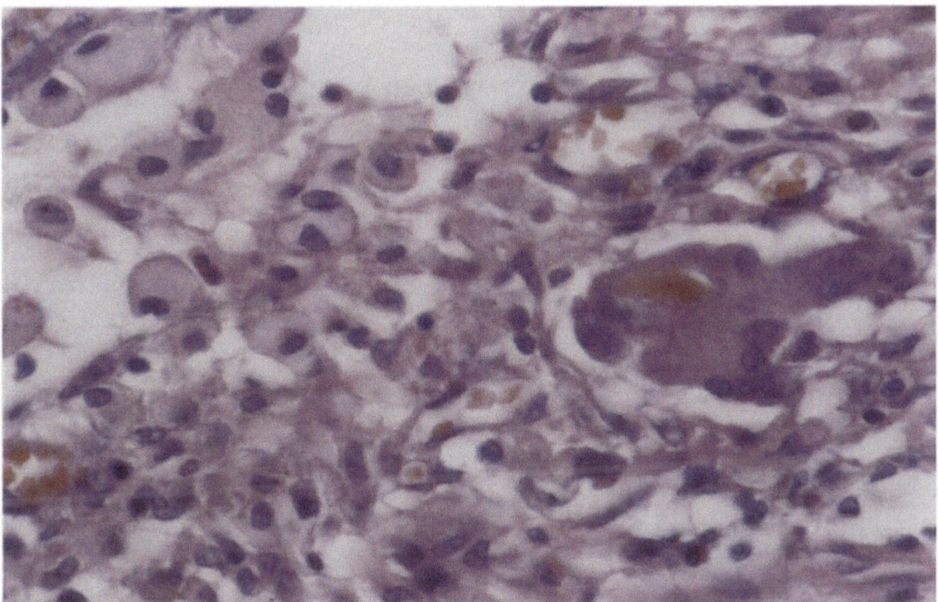

Abb. 29. Stimulierte Makrophagen und speichernde Riesenzellen vom ungeordneten (Fremdkörper-)Typ. Haematoxylin-Eosin-Färbung, Vergr. 360mal

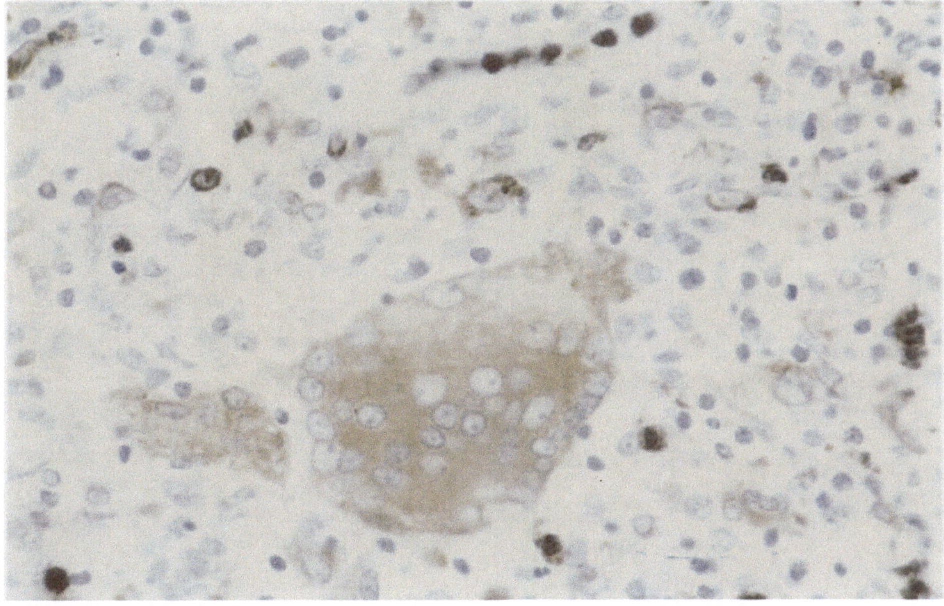

Abb. 30. Lysozym-Expression in einer Riesenzelle und in Makrophagen (PAP-Methode), Vergr. 240mal

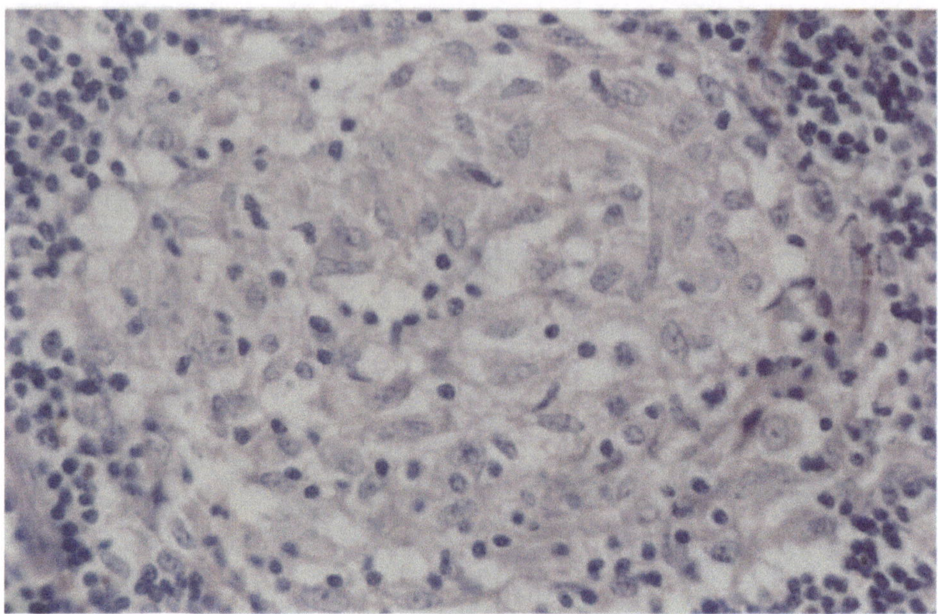

Abb. 31. Epitheloidzellen, Granulom mit Lymphozytenwall. Haematoxylin-Eosin-Färbung, Vergr. 240mal

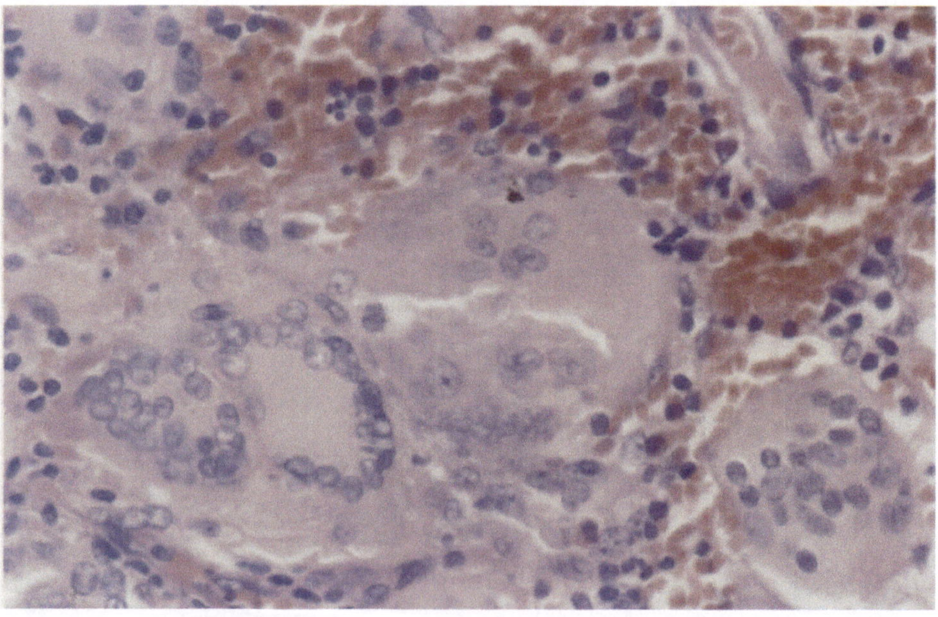

Abb. 32. Eine geordnete (Langhans-) und mehrere ungeordnete (Fremdkörper-)Riesenzellen. Haematoxylin-Eosin-Färbung, Vergr. 240mal

ordnen (Tabelle 25). Zusammengefaßt werden sie im sog. *„Mononukleären Phagozyten-System“ (MPS)* (Abb. 28–32). Zum MPS gehören

1. die unreifen Vorläufer im Knochenmark,
2. der Blutmonozyt und
3. der Gewebsmakrophage.

Im Knochenmark entwickelt sich aus einer morphologisch nicht abgrenzbaren pluripotenten Stammzelle auf bisher unbekannte Signale hin eine gemeinsame Stammzelle (CFU-GM) für Granulozyten und Makrophagen, welche als direkter Vorläufer der mononukleären Zellreihe angesehen wird (Metcalf 1978; van Furth et al. 1980). Die unreifste Zellform, die sich morphologisch im Knochenmark identifizieren läßt, ist der *Monoblast.* Aus dieser Zelle geht nach einer Zellzykluszeit von 11 bis 17 h der *Promonozyt* hervor. Monoblasten und Promonozyten gehören zu den sich unter Ruhebedingungen (steady state) teilenden Zellformen (van Furth et al. 1979, 1980). Endstadium der Entwicklung im Knochenmark ist der *Knochenmarksmonozyt.* Die minimale Transitzeit durch das Knochenmark beträgt beim Menschen 54 h (Meuret 1981). Nach der letzten Zellteilung verläßt der Monozyt das Knochenmark und tritt in die Zirkulation über. Ein Reservepool wie bei den Granulozyten existiert nicht (Meuret 1981).

Die Monozyten im Blut bilden eine uneinheitliche Population bezogen auf Morphologie und Differenzierungsgrad (s. u.) (Meuret 1981). Sie verteilen sich ebenfalls auf einen zirkulierenden und einen Marginalpool, der etwa das 3½-fache des zirkulierenden Pools ausmacht (Meuret 1981). Die Halbwertszeit mit ^{3}H-DFP radioaktiv markierter Monozyten im menschlichen Blut beträgt 71 h (van Furth et al. 1973). Unter Steady-state-Bedingungen verlassen die Monozyten daraufhin das Blutgefäßsystem und wandern aus ins Gewebe (van Furth 1977; van Furth et al. 1979, 1980; Whitelaw und Batho 1975).

Im Gewebe transformieren sich die Monozyten in *Makrophagen* und übernehmen als fixe oder freie Zellen phagozytische Clearance-Funktion. Nach der Auswanderung aus der Zirkulation verweilen die Makrophagen oft wochenlang im Gewebe. Das weitere Schicksal mononukleärer Phagozyten ist noch nicht genau geklärt. Hauptsächlich sterben die Zellen im Gewebe oder im regionalen Lymphknoten. Möglicherweise treten sie auch erneut in die Zirkulation über (Hoefsmit et al. 1980; van Furth 1980).

Einen quantitativen Überblick über die Verteilung der Monozyten auf die verschiedenen Gewebskompartimente gibt Tabelle 26.

Tabelle 26. Verteilung mononukleärer Phagozyten im Gewebe. (Nach van Furth et al. 1973, 1980; Crofton et al. 1978)

Bestimmungsort	Anzahl (in %)
Peritonealhöhle	8
Lunge (Alveolarmakrophage)	11–15
Leber (Kupffer-Zelle)	56
Andere Gewebe	21

Makrophagen, die aus dem Gewebe stammen und weder eine experimentelle Stimulation erfahren haben, noch durch endogene entzündliche Stimuli beeinflußt worden sind, werden als *„residente Makrophagen"* bezeichnet (Morahan 1980). Folgende residente Gewebsmakrophagen stammen aus dem Knochenmark:

- der *Histiozyt* (Bindegewebe, Haut),
- die *Kupffer-Zelle* (Leber),
- der *Alveolarmakrophage* (Lunge),
- freie und fixe Makrophagen in Lymphknoten und Milz,
- peritoneale Makrophagen,
- fixe Makrophagen des Knochenmarks,
- Osteoklasten,
- Mikrogliazellen und andere Gewebsmakrophagen (van Furth und Crofton 1977; van Furth 1980; van Furth et al. 1980; Helpap und Cremer 1970, 1972; Helpap 1980, 1983).

Daneben gibt es anhand von Transplantationsstudien und auf Grund funktioneller Eigenschaften Hinweise dafür, daß auch die epidermale Langerhans-Zelle zum mononukleären Phagozytensystem gehört (vgl. Abb. 28) (Stingl et al. 1980; Tamaki et al. 1980).

Die Herkunft residenter Makrophagen aus dem Knochenmark wird anhand verschiedener experimenteller Ansätze belegt:

1. Nach entzündlicher Stimulation mit Neugeborenenkälberserum wird im Peritonealexsudat von Kaninchen eine Zellform beschrieben, die zytochemisch eine Zwischenform zwischen Monozyten und residenten Makrophagen darstellt. Residente Makrophagen zeigen Peroxidaseaktivität in der Kernhülle und im rauhen endoplasmatischen Retikulum, während bei Monozyten Peroxidaseaktivität in den lysosomalen Granula nachweisbar ist. Im entzündlichen Exsudat erscheint dagegen eine Zellform, deren Peroxidaseaktivität sowohl in den lysosomalen Granula als auch im endoplasmatischen Retikulum lokalisiert ist (Beelen et al. 1980). Diese Zellform erreicht eine maximale Konzentration 24–48 h nach akuter entzündlicher Stimulation. Nach 4 d nimmt ihre Konzentration ab. Die Zahl residenter Makrophagen steigt an.
2. Ein zweiter Beweis, daß Leber-, Lungen- und Peritonealmakrophagen aus dem Knochenmark stammen, wurde mit Hilfe von Ganzkörperbestrahlung bei Mäusen erbracht. Dabei wurden die Hinterbeine, die 10–15% der gesamten Knochenmarkssubstanz ausmachen, aus dem Strahlengang genommen, während Leber, Lunge und Peritoneum der Strahlung ausgesetzt waren. 24 h später wurde die Anzahl DNA-synthetisierender Makrophagen in Lunge, Leber und Peritoneum über den Einbau von radioaktivem ^{3}H-Thymidin in die DNA der Zellkerne bestimmt. Die Gesamtaktivität, gemessen in Leber, Lunge und Milz betrug 10–15% der Norm, ein Wert, der gut mit dem prozentualen Anteil geschützter Knochenmarkssubstanz korreliert (van Furth et al. 1980).
3. Intravenöse Injektion von 1 mg Zymosan bei Mäusen wurde 24 h später von einem Anstieg der ^{3}H-Thymidin-Markierungsindizes als Maß für die DNA-Syntheserate in der Leber gefolgt. Injektion von Hydrokortisonazetat, wel-

ches den Einstrom von Monozyten aus der Zirkulation ins Gewebe hemmt, verhinderte den Anstieg der DNA-Syntheserate in der Leber nach entzündlicher Stimulation mit Zymosan (Crofton et al. 1978).

2.5.2.2 Differenzierung und Aktivation

Weder Monozyten noch Makrophagen bilden bezüglich ihrer Oberflächencharakteristika, ihrer morphologischen, biochemischen oder funktionellen Charakteristika eine homogene Gruppe (Lee 1980; Picker et al. 1980; Walker 1980; Sorg und Neumann 1981).

Betrachtet man die Gesamtheit aller Charakteristika, die ein mononukleärer Phagozyt zu einem bestimmten Zeitpunkt aufweist, als seinen „Phänotyp", so ergeben sich daraus folgende Schlußfolgerungen:

1. Monozyten und Makrophagen formieren sich zu Untergruppen, sog. Subpopulationen, die jeweils einen gemeinsamen Phänotyp haben. Ein Beispiel ist die Spezialisierung auf bestimmte Funktionen. Ein Überwechseln von einer Subpopulation in eine andere ist dabei nicht möglich.
2. Monozyten und Makrophagen nehmen nacheinander verschiedene Phänotypen an. Eine Rückkehr zu einem früheren Phänotyp ist dabei nicht möglich. Ein solcher Vorgang wird als „Differenzierung" bezeichnet (Sorg und Neumann 1981).

Ob sich phänotypische Unterschiede innerhalb einer gegebenen Population, z. B. von Peritonealmakrophagen, auf verschiedene Subpopulationen zurückführen lassen, oder ob sie Ausdruck verschiedener Differenzierungsgrade sind, läßt sich schwer beurteilen.

Bevor jedoch auf die Unterschiede eingegangen wird, sollen zunächst einige Charakteristika genannt werden, die der Differenzierung der meisten mononukleären Zellen gemeinsam sind.

1. Zu den morphologischen Charakteristika (Tabelle 27) gehören die Abnahme der Kern/Plasmarelation und die Entwicklung und Zunahme zytoplasmatischer Granula (Nichols und Bainton 1975; van Furth et al. 1979; 1980).

Tabelle 27. Morphologische Charakteristika mononukleärer Phagozyten. (Nach van Furth und Willemze 1979; van Furth et al. 1980)

Charakteristika	Knochenmark Monoblast	Promonozyt	Peripherer Blutmonozyt	Gewebsmakrophagen freie – fixe
Zelldurchmesser	10–12 μm	14–20 μm	10–14 μm	10–25 μm
Kern/Plasmarel.	> 1	> 1	~ 1	< 1 < 1
Kernform	Rund – eingebuchtet	Rund – eingebuchtet	Eingebuchtet	Eingebuchtet, rund o. oval
Granula	+/–	+	++	++ – +++
ER	+/–	+	+	++ ++
Golgi-Apparat	Wenig	Reichlich	Weniger	Unterschiedlich

2. Zytochemisch weisen alle mononukleären Phagozyten im Gegensatz zu neutrophilen Granulozyten Esterase-1-Aktivität im Zytoplasma auf (van Furth et al. 1979, 1980). Während sich in den primären Granula von Promonozyten und Monozyten Peroxidaseaktivität nachweisen läßt, verschwindet diese mit zunehmender Kulturdauer oder beim Haften der Zellen auf Oberflächen. In residenten Makrophagen färben sich statt dessen das rauhe endoplasmatische Retikulum und die Kernhülle zytochemisch an (Bainton 1980; Beelen et al. 1980).
3. Rezeptoren und Oberflächenantigene
   Promonozyten, Monozyten und Makrophagen tragen zum großen Teil Rezeptoren für Immunglobulin G (Fc-Rezeptoren) auf ihrer Membranoberfläche. Der Prozentsatz rezeptortragender Makrophagen schwankt je nach Gewebe und Spezies (van Furth et al. 1979, 1980; Springer und Unkeless 1984). Menschliche Monozyten und Makrophagen binden IgG 1 und IgG 3. Die Affinität für monomeres IgG ist schwach, während sie eine hohe Affinität zu Immunkomplexen besitzen (Mc Keever und Spicer 1980; Morahan 1980). Bei Mäusemakrophagen werden dagegen hauptsächlich Rezeptoren für aggregiertes IgG aller drei Subklassen (IgG 1, 2, 3) und monomeres IgG 2a und IgG 2b beschrieben (Grey und Anderson 1980; Mc Keever und Spicer 1980; Morahan 1980; Silverstein und Loike 1980; Walker 1980). Die Bindung an den Makrophagen erfolgt über das Fc-Stück des Immunglobulins. Außerdem werden Rezeptoren für IgM, A und E beim Menschen beschrieben (Mosser und Edelson 1984). Die Ingestion mit Hilfe von rezeptorgebundenen Immunglobulinen kann vor allem relevant sein bei gekapselten Bakterien, die eine antiphagozytäre Oberfläche haben, z. B. S. pneumoniae, H. influenzae, N. meningitidis (Mosser und Edelson 1984).
   Viele Promonozyten, Monozyten und Makrophagen besitzen Rezeptoren für Komplement (Morahan 1980; Mosser und Edelson 1984).
   Makrophagen phagozytieren eine Vielzahl verschiedener Substanzen. Da die Verbindungen mit verschiedenen Substanzen unterschiedlich reagieren, z. B. auf die Behandlung mit proteolytischen Enzymen, ist unklar, wieviele Rezeptoren existieren und welcher Art diese Rezeptoren für Fremdsubstanzen sind (Mc Keever und Spicer 1980). Möglicherweise werden die Substanzen aufgrund eines Gruppenmerkmales gebunden. So werden lektinartige Rezeptoren beschrieben, die Moleküle mit bestimmten terminalen Zuckersequenzen, wie sie auf Bakterienzellwänden vorkommen können, binden (Weir und Ögmundsdóttir 1980; Mosser und Edelson 1984). Diese Rezeptoren für Fremdsubstanzen sind besonders wichtig für den Erstkontakt der Substanz mit dem Makrophagen, wenn noch keine Antikörperbildung stattgefunden hat.
   Makrophagen übernehmen eine wichtige Aufgabe in der spezifischen Immunabwehr. Dabei treten sie in direkten Kontakt mit Antigen und mit Lymphozyten.
   Außerdem werden Rezeptoren für chemotaktische Faktoren (Peptide) und Lymphokine (z. B. MIF = migration inhibitory factor) beschrieben (David et al. 1980; Snyderman und Fudman 1980).
   Schließlich besitzen Makrophagen Rezeptoren für Laktoferrin, ein eisenbindendes Glykoprotein, Insulin und Fibrin (Mc Keever und Spicer 1980). Ne-

ben Rezeptoren sind verschiedene Makrophagenantigene auf der Makrophagenoberfläche (MAC-1, 2 und 3) lokalisiert, die teilweise als Differenzierungsmarker fungieren (Springer und Unkeless 1984).

4. Zu den allgemeinen funktionellen Charakteristika mononukleärer Phagozyten gehören:
   a) die Fähigkeit zur Aufnahme von extrazellulärer Flüssigkeit in intrazelluläre Vakuolen (Pinozytose) und
   b) die Phagozytose (Morahan 1980).

Die Phagozytose kann nach bisherigen Kenntnissen auf folgende Weise erfolgen:

1. auf unspezifische Weise über den Membrankontakt oder bisher nicht näher charakterisierte Rezeptoren (s. o.), z. B. bei Latexpartikeln oder Kohle,
2. durch Antikörper vermittelt: Das bedeutet, daß sich Immunglobuline an die Partikeloberfläche anlagern und sich mit ihrem Fc-Stück an den Makrophagenrezeptor binden. Dadurch wird die Partikelaufnahme erleichtert (*Opsonierung*).
3. durch Komplement vermittelt: Analog zur antikörpervermittelten Phagozytose wird die Aufnahme durch Beladung mit C3b erleichtert. Diese Art der Phagozytose findet bei Monozyten und residenten Makrophagen nur in geringem Maße statt (Bianco et al. 1980; Edelson 1981).
   Komplementrezeptoren erleichtern die Bindung, nicht jedoch die Ingestion (Griffin 1984; Mosser und Edelson 1984).
   Entzündliche und immunologische Stimuli fördern jedoch nach neuerer Vorstellung möglicherweise die Aufnahme C3b-beladener Partikel oder Mikroorganismen über Komplementrezeptoren (Griffin 1984). Die Phagozytose über Komplementrezeptoren spielt vor allem im nichtimmunen Organismus eine wichtige Rolle.

Die Faktoren, die der Makrophagendifferenzierung zugrundeliegen, die *Differenzierungssignale* (Sorg und Neumann 1981), lassen sich nicht leicht herauskristallisieren, da der Funktionszustand der Zellen zahlreichen regulatorischen Einflüssen unterliegt. So wird ein „Makrophagen-Wachstums-Faktor" (MGF = macrophage growth factor) beschrieben, dessen Aktivität in Gewebsextrakten, Zellkulturmedien und im entzündlichen Exsudat nachgewiesen wurde (Naum 1979). MGF besitzt proliferationsstimulierende, differenzierungsfördernde Wirkungen an Makrophagen. Colony-stimulierende Aktivität (CSA), die unter anderem von Makrophagen gebildet wird (Moore 1979a, b), induziert nicht nur die Stammzellproliferation, sondern kann auch den Funktionszustand des Makrophagen beeinflussen (Moore et al. 1981).

Als dritter Faktor neben Zugehörigkeit zu bestimmten Subpopulationen und Differenzierungsgrad ist der *Aktivationsgrad* mitverantwortlich für den augenblicklichen Phänotyp einer Zelle. In der Literatur werden die Begriffe „stimulierter", „induzierter" und „aktivierter" Makrophage unterschiedlich verwandt (Morahan 1980). Gemeinsam ist ihnen, daß sie sich vom residenten Makrophagen im Gewebe unterscheiden. Diese Unterschiede sind graduell und umfassen morphologische, biochemische und funktionelle Charakteristika.

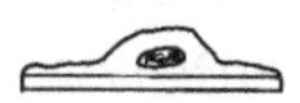

Verstärkte Adhärenz an Glas (SPREADING)

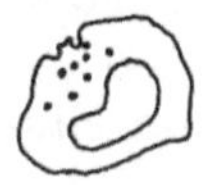

Gesteigerte Freisetzung hydrolytischer Enzyme

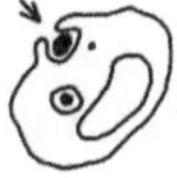

Zunahme der Endozytosetätigkeit

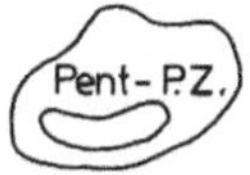

Oxidation von Glukose vermehrt über den Pentosephosphat-Zyklus

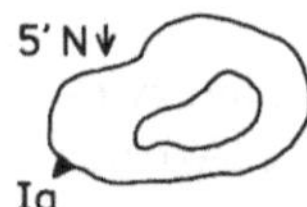

Veränderte Oberflächencharakteristika

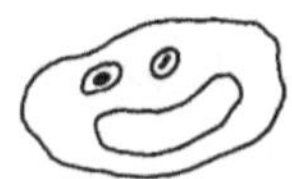

Deutliche bakteriostatische und bakterizide Eigenschaften

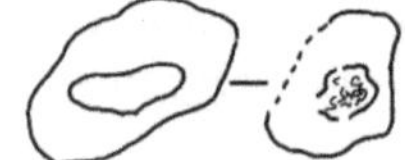

z.T. tumorizide u.a. zytotoxische Wirkungen

Abb. 33. Eigenschaften aktivierter Makrophagen in vitro. (Mod. nach Cottier et al. 1980)

Eine deutliche Grenze zwischen aktiviertem und stimuliertem Makrophagen gibt es zur Zeit nicht. Viele Autoren sehen den aktivierten Makrophagen als das Extrem eines stimulierten Makrophagen an, der sich dadurch auszeichnet, daß er fakultativ intrazelluläre Erreger, z. B. Schistosomen, Toxoplasmen, Korynebakterien, Trichinella spiralis oder Listerien, abtöten und Tumorzellen zerstören kann (Ellner und Mahmoud 1981; Sobermann und Karnovsky 1981). Nach Sorg und Neumann (1981) bedeutet Aktivation eine rasche, aber vorübergehende Änderung des Makrophagenphänotyps, die auf bestimmte „aktivierende" Signale erfolgt. Später kehrt die Zelle zu ihrem ursprünglichen Phänotyp zurück.

Im folgenden sollen einige Veränderungen aufgezeigt werden, die bei Makrophagen als Antwort auf sog. „aktivierende" Signale prinzipiell beobachtet werden können, ungeachtet der individuellen Unterschiede. Makrophagenaktivation sollte in diesem Zusammenhang als eine vorübergehende Zustandsänderung verstanden werden, die auf die verschiedensten Stimuli erfolgen kann (Abb. 33).

Morphologisch nehmen aktivierte Makrophagen eine flachere Gestalt an (*Spreading*). Methodisch gesehen fällt eine Zelle unter die Kategorie „Spreading“, wenn sie mehr als die doppelte Fläche eines residenten Kontrollmakrophagen annimmt oder einen größeren Durchmesser als 14 µm aufweist (Bianco et al. 1980). Die Zellwanderung nimmt ab. Die Zellen werden „adhäsiver“, das heißt der Kontakt der Zellmembran zum darunterliegenden Substrat nimmt zu (Bianco et al. 1980; Götze et al. 1980).

Energieumsatz, Proteinbiosynthese und sekretorische Aktivität, besonders die Freisetzung hydrolytischer Enzyme (z. B. Plasminogenaktivator) sind gesteigert (Schorlemmer et al. 1977; Schnyder und Baggiolini 1978a; Baggiolini et al. 1979; Ezekowitz und Gordon 1984).

Die Pinozytoserate und die Phagozytoserate nehmen zu (Edelson et al. 1975). Der Prozentsatz der Makrophagen, die C3b-beladene Partikel phagozytieren, steigt (Morahan 1980; Edelson 1981).

Auf bestimmte Signale hin wird eine erhebliche Steigerung des Sauerstoffumsatzes beobachtet, welcher mit der Erzeugung toxischer Metabolite einhergeht (Nathan et al. 1979a, b; Zabucchi et al. 1980; Johnston 1981).

Die Fähigkeit, Vielzeller und Parasiten, die oftmals nicht in die Zellen aufgenommen werden können, abzutöten, kann gesteigert sein (Krahenbuhl et al. 1980; Ellner und Mahmoud 1981; Murray 1984).

Makrophagen können die Fähigkeit erlangen, bestimmte Tumorzellen zu vernichten (Meltzner 1981; Piessens et al. 1981; Meltzner et al. 1982; Johnson et al. 1984).

Aktivierende Signale verursachen Veränderungen auf der äußeren Oberfläche der Zytoplasmamembran der Zelle. Einen Überblick über die Oberflächenkomponenten gibt Tabelle 28.

Die Oberflächenenzymcharakteristika ändern sich. So ist die Aktivität des Enzyms 5'-Nukleotidase, welches sich in 24stündiger Monozytenkultur an der Zelloberfläche entwickelt, und in residenten peritonealen und alveolären Makrophagen nachweisbar ist, vermindert nach BCG-Infektion, und überhaupt nicht nachweisbar nach Stimulation mit Thioglykolat (Edelson 1980, 1981). Das Enzym alkalische Phosphodiesterase I zeigt dagegen vermehrte Aktivität in thioglykolatstimulierten Makrophagen, während nach Infektion und antigener

Tabelle 28. Funktionelle Klassifikation der Komponenten auf der äußeren Oberfläche der Plasmamembran von Makrophagen (Mod. nach Edelson 1981)

Bindungsstellen	Lektine, Toxine, Viren, Glykoproteine, Antigen, kleine Moleküle
Oberflächenantigene	Histokompatibilitätsantigene, Differenzierungsantigene, (LY, MBLA, t), Blutgruppenantigene, Mac_{-1}, Mac_{-2}, Mac_{-3}
Rezeptoren	Hormone, Neurotransmitter, phagozytotische Rezeptoren (Fc, C3b), chemotaktische Peptide
Enzyme	Transportproteine, Phosphatasen, Esterasen, Proteasen, Oxide, Kinasen

Stimulation mit Korynebakterium parvum die Aktivität vermindert ist. So sind nach Hopper und Geczy (1980) junge, aus der Zirkulation neu ins Gewebe eingewanderte Makrophagen ansprechbarer für chemotaktische Stimulation als größere, reifere Makrophagen. Diese wiederum reagieren im Gegensatz zu jenen auf die Stimulation mit Lymphokinen (MIF) mit Motilitätsverlust und vermehrter sekretorischer Aktivität. Nach Meltzner (1981) ist die Fähigkeit, auf Lymphokinstimulation mit Tumorzerstörung zu reagieren, beschränkt auf den jungen, kürzlich aus dem Blut eingewanderten Makrophagen. Ebenso nimmt die Ia-Expression auf der Zelloberfläche nach Stimulation mit Lymphokinen mit zunehmender Kulturdauer ab (Steinmann et al. 1980). Die Teilnahme an immunologischen Reaktionen wird eher als eine Funktion junger Ia-positiver Makrophagen angesehen, deren Ia-Antigene mit dem Reifungsprozeß möglicherweise wieder verloren gehen (Lee 1980).

Ellner und Mahmoud (1981) zeigten, daß Makrophagen aus Mäusestämmen, die nach BCG-Infektion keine vermehrte Zytotoxizität gegen Schistosoma mansoni entwickelten, auch in vitro zu keiner unspezifischen Abwehr gegen Schistosoma aktiviert werden können. Diese Ergebnisse sprechen für eine mögliche genetische Restriktion der Makrophagenaktivation.

Für eine gleichzeitige Existenz von Makrophagensubpopulationen spricht, daß Makrophagen häufig direkte antagonistische Effekte ausüben. So sezernieren sie z. B. neutrale Proteasen und Proteaseinhibitoren (Hovi et al. 1977; Schnyder und Baggiolini 1978a), Colony-stimulierende Aktivität und Prostaglandin E (Kurland 1978) oder Stimulatoren und Inhibitoren der Lymphozytenfunktion (Unanue 1978, 1981).

Ob es sich um eine echte Spezialisierung der Zellen handelt oder ob der Differenzierungsgrad den augenblicklichen Funktionszustand bestimmt, kann nur beurteilt werden, wenn die Zellen in ihrer Entwicklungsphase synchronisiert werden. Einen Ansatz dazu stellen die Untersuchungen von Walker (1980) dar. Dabei zeigte sich, daß bei einer bestimmten Zellinie von Mäusemakrophagen zwei antikörperabhängige Funktionen, Phagozytose und Zytolyse, durch verschiedene IgG-Klassen vermittelt werden. Durch den Einsatz monoklonaler Antikörper gegen die jeweilige IgG-Untergruppe kann aufgezeigt werden, ob antikörperabhängige Phagozytose und Zytolyse unabhängig voneinander in verschiedenen Subpopulationen stattfinden auf Grund der Ausbildung verschiedener Rezeptoren auf der Membranoberfläche.

Eine weitere Erklärung ist, daß der Funktionszustand des Makrophagen durch die Erfordernisse der Umgebung reguliert wird. So beschreiben Dannenberg et al. (1981) in einem tuberkulösen Granulom eine Ansammlung Kathepsin D-reicher Makrophagen in der Peripherie, in der Nähe des verkästen Zentrums dagegen Makrophagen reich an Beta-Galaktosidase. Diesen möglichen Einfluß durch die Zellumgebung nennen sie makrolokale Kontrolle. Demgegenüber beschreiben sie eine mikrolokale Kontrolle durch den Einfluß angrenzender Zellen.

Zusammengefaßt wird das Erscheinungsbild eines mononukleären Phagozyten offenbar bestimmt durch: 1. die Eigenschaften der Subpopulation, 2. den Differenzierungsgrad, 3. den Aktivationsgrad und 4. Faktoren aus der Zellumgebung.

2.5.2.3 Die Kinetik mononukleärer Phagozyten in der Entzündung

Wird ein Organismus durch Mikroorganismen oder andere entzündungsauslösende Substanzen angegriffen, so reicht die Phagozytose- und Pinozytoseaktivität der residenten Makrophagen im Gewebe nicht mehr aus, um den Auslöser sowie die entstandenen Gewebstrümmer und nekrotisches Material zu beseitigen.

Monozyten wandern als Antwort auf den entzündlichen Reiz verstärkt aus dem Blut in das Entzündungsfeld und werden dort zu sog. *Exsudatmakrophagen* (van Furth 1980). So ließ sich 1 h nach intradermaler Injektion von Escherichia coli-Bakterien im Tierexperiment ein vermehrter Einstrom ^{51}Cr-radioaktiv markierter Monozyten ins Entzündungsfeld feststellen. Nach 3–4 h erreichte die Monozytenakkumulation ein Maximum. Die Monozytenzahl blieb im Gegensatz zur Granulozytenzahl auch noch nach 24 h erhöht (Issekutz und Movat 1980; Issekutz et al. 1981). Eine lokale Proliferation residenter Makrophagen als Antwort auf einen entzündlichen Reiz findet nur in Ausnahmefällen (z. B. granulomatöse Entzündung) statt (van Furth et al. 1973; van Furth 1980; Turk 1980; Helpap 1980, 1983).

Die Auswanderung mononukleärer Zellen aus der Zirkulation geht mit einem Anstieg der Monozytenzahl im peripheren Blut und dem Erscheinen unreifer Zellformen (Linksverschiebung) einher (vgl. Abb. 15, 16) (Meuret 1981).

Mit Hilfe der radioaktiven Markierung durch ^{3}H-Thymidin ließ sich nach entzündlicher Stimulation (Neugeborenen-Kälberserum) eine vermehrte DNA-Syntheserate der Promonozyten des Knochenmarks feststellen (van Furth et al. 1973). Die Monozytenproduktion war in den ersten 48 h um rund 65% erhöht. Zelleinstrom und Zellausstrom aus der Zirkulation erreichten in dieser Zeit die doppelte Höhe. 70% der zusätzlich produzierten, radioaktiv markierten Zellen erschienen im Entzündungsgebiet. Die Zunahme der Monozytenproduktion beruhte sowohl auf einer Verkürzung der Zellzykluszeit der Promonozyten, als auch auf einer Zunahme der Promonozytenzahl (Abb. 34) (van Furth et al. 1973).

Sowohl die zusätzliche Monozytenproduktion und Ausschüttung aus dem Knochenmark, als auch das Nachlassen der Monozyteneinwanderung und die Normalisierung der Monozytenzahl im peripheren Blut nach Beseitigung des entzündlichen Stimulus erfordern regulatorische Maßnahmen. Auf Grund der häufig großen Entfernung zwischen Produktions- und Wirkort erfolgt die Regulation mit großer Wahrscheinlichkeit über humorale Mechanismen. Folgende Regulationsprinzipien bieten sich an (vgl. Granulopoese):

1. die Stimulation der Monozytenproduktion,
2. die Hemmung der Monozytenproduktion, entweder direkt oder durch Hemmung der Stimulatorwirkung,
3. Nachlassen der Stimulatorwirkung durch Aufheben der Auslösefaktoren für die Stimulatorproduktion.

Kurze Zeit nach Auslösen einer sterilen Entzündung (Latex) oder intraperitonealen Infektion verschiedener partikulärer Stimuli läßt sich im Serum von Mäusen eine Substanz nachweisen, die eine Vermehrung peripherer Blutmono-

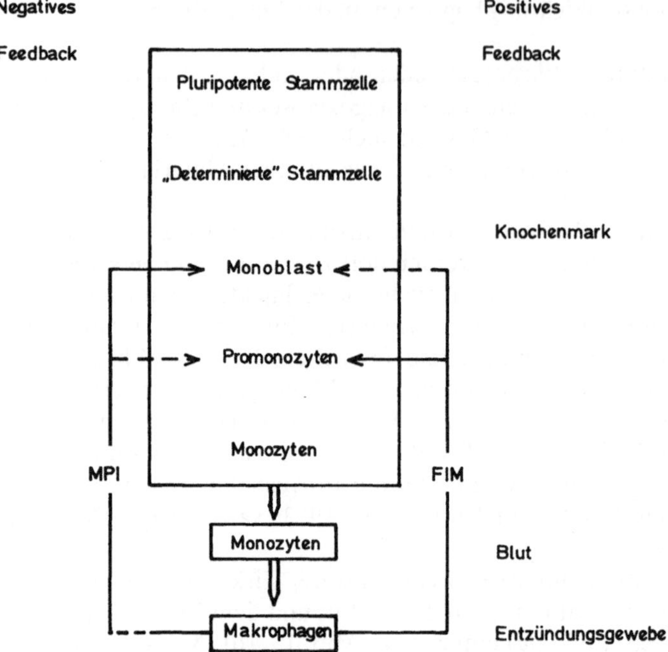

Abb. 34. Modell für die Regulation der Entwicklung mononukleärer Phagozyten im Knochenmark. (Mod. nach Van Furth und Willemze 1979)

zyten bewirkt. Sie trägt daher die Bezeichnung „factor increasing monocytosis" (FIM). Ihr Molekulargewicht bei der Maus beträgt 18000–24000 dalton. FIM erhöht die Monozytenproduktion im Knochenmark sowohl über eine Verkürzung der Zellzykluszeit als auch über eine Erhöhung der Anzahl von Promonozyten (van Waarde et al. 1977a, b, 1978; Sluiter et al. 1980). Entzündlich stimulierte Makrophagen geben FIM an die Zellumgebung ab. Über den Blutweg gelangt FIM zum Knochenmark. Solange der entzündliche Stimulus im Gewebe die Makrophagen zur FIM-Produktion stimuliert, ist die Produktion und damit der Nachschub mononukleärer Zellen über den Blutweg erhöht. Wird der entzündliche Stimulus im Verlauf der zellulären Antwort eliminiert, läßt die FIM-Produktion nach und die Extraproduktion an Makrophagen hört auf (van Furth et al. 1979).

Neben diesem Stimulator wird eine zweite Substanz mit einem Molekulargewicht von mehr als 50000 dalton beschrieben, die in vitro die Mitoseaktivität von Monoblasten und Promonozyten hemmt. Ihre Bezeichnung lautet "monocytopoiesis inhibitor" (MPI) (van Waarde et al. 1978; Sluiter et al. 1980). Abbildung 34 veranschaulicht einen möglichen Mechanismus der humoralen Regulation der Monozytenproduktion über positive und negative Rückkopplungen.

2.5.2.4 Die Funktionen mononukleärer Phagozyten

Mononukleäre Phagozyten übernehmen folgende Funktionen in der Entzündung:

1. Unspezifische Erregerabwehr
Phagozytose und intrazelluläre Verdauung bilden wichtige Bestandteile der unspezifischen Erregerabwehr. Ihre Mechanismen wurden bereits besprochen. Der unspezifischen Erregerabwehr dient vor allem das Zusammenspiel zwischen den Makrophagen und Komplement (Bitter-Suermann 1980). Diese Beziehung wird daher näher besprochen.

2. Sekretorische Zellfunktion
Makrophagen beeinflussen über ihre Sekretionsprodukte eine Vielzahl von Vorgängen wie Erregerabwehr, Entzündung, Wundheilung und systemische Reaktionen.

3. Spezifische Immunabwehr
Makrophagen stehen im Mittelpunkt der Regulation spezifischer, vor allem zellulärer Immunreaktionen.

4. Vorbereitung der Wundheilung
Durch Phagozytose und Sekretion üben Makrophagen Einfluß auf die Wundheilung aus (vgl. Abb. 15, 16, 49, 52).

Unspezifische Erregerabwehr
Die antimikrobielle Abwehr erfolgt durch Phagozytose und intrazelluläre Verdauung von Mikroorganismen oder extrazelluläre Freisetzung toxischer Moleküle (s. u.) (Griffin 1984; Mosser und Edelson 1984; Murray 1984). Die Bindung von Mikroorganismen an die Zelloberfläche und der Mechanismus der Phagozytose wurden bereits beschrieben.

Die intrazelluläre Abtötung und Verdauung erfolgt ähnlich wie beim neutrophilen Granulozyten über sauerstoffabhängige und -unabhängige Mechanismen (s. u.). Einen besonderen Stellenwert in der unspezifischen Erregerabwehr hat die enge Beziehung zwischen Makrophage und Komplement (Brade et al. 1977; Littmann und Ruddy 1977; Bitter-Suermann 1980; Brade und Bentley 1980; Whaley 1980; Bentley et al. 1981).

1. Monozyten und Makrophagen der drei Spezies Maus, Meerschweinchen und Mensch synthetisieren die Komponenten des klassischen Komplementweges (C3, B, D, P) sowie deren Regulatorproteine Faktor H, I und C1-Inhibitor.
2. Makrophagen tragen auf ihrer Zelloberfläche Rezeptoren für Komplement. Aktivierte Makrophagen können über ihre C3b-Rezeptoren C3b-beladene Partikel binden und aufnehmen (Bianco et al. 1980; Edelson 1981). Neuerdings wird auch berichtet, daß bestimmte Populationen menschlicher mononukleärer Phagozyten ohne externe Stimulation die Fähigkeit erlangen, C3-beladene Erythrozyten zu phagozytieren (Newman et al. 1980). Diskutiert wird auch eine Funktion des C3-Peptids als Brücke zwischen Zellen, indem

Membranproteasen an die Zelloberfläche gebundenes C3 spalten und so über C3b eine Zellverbindung herstellen (Bitter-Suermann 1980; Hadding 1980; Edelson 1980, 1981).

Nach Infektion von Mäusen mit Listeria monozytogenes läßt sich im Peritonealexsudat eine deutliche Zunahme von Makrophagen feststellen, die auf ihrer Oberfläche das Ia (I-associated)-Antigen tragen, ein Antigen, das im Haupthistokompatibilitätsort der Maus genetisch codiert ist. Nach Stimulation mit Thioglykollat, Mineralöl, Pepton oder Endotoxin hingegen dominieren im Peritonealexsudat Ia-negative Makrophagen (Beller et al. 1980). Ebenso wird nach Stimulation mit löslichen Lymphozytenprodukten, sog. Lymphokinen, aus mit Trypanosoma cruzi immunisierten Mäusezellen ein Anstieg des Prozentsatzes Ia-positiver peritonealer Makrophagen von 5% auf 95% beschrieben (Steinmann et al. 1980). Das Ia-Antigen ist von wesentlicher Bedeutung für die Stimulation zellgebundener Immunreaktionen (s. u.).

Aus den letzten Beispielen wird deutlich, daß das Ausmaß der Veränderungen vor allem durch die Art des aktivierenden Signals bestimmt wird. Als effektivste Makrophagenaktivatoren gelten die Lymphokine, die in zellulären Immunreaktionen wichtige Aufgaben übernehmen (David und Remold 1979; Fidler und Raz 1981; Meltzner 1981; Piessens et al. 1981).

Makrophagen sind jedoch nicht gleichermaßen ansprechbar auf aktivierende Signale. Häufig bedürfen sie beispielsweise der Vorinkubation mit Lymphokinen, um auf ein zweites Signal mit einem bestimmten Verhalten zu reagieren (Johnston 1981; Meltzner 1981). Dieses Antwortvermögen mag wiederum von den folgenden Faktoren abhängen:

a) von den Fähigkeiten einzelner Subpopulationen,
b) vom Differenzierungsgrad der Zelle,
c) von genetisch bedingten Faktoren.

C3b vermag die Anlagerung von Immunkomplexen an Zellen zu vermitteln, eine Fähigkeit, die als *Immunadhärenz* bezeichnet wird (Cottier et al. 1980; Hadding 1980).

Die Umhüllung von Viren mit Protein oder C2, C4 oder C3 kann aber auch eine ungünstige Folge für die Erregerabwehr haben, indem die Beladung mit körpereigenem Material die Antigenität herabsetzt (*Virusneutralisation*) (Hadding 1980).

3. Die verschiedenen Komplementspaltprodukte, die vor allem auf dem alternativen Komplementweg entstehen, üben einen Einfluß auf Makrophagenfunktionen wie Zellwanderung und Aktivation aus.

C5a wirkt chemotaktisch und motilitätsfördernd auf mononukleäre Phagozyten (Bianco et al. 1979, 1980). Aktivierter Faktor B (Bb) fördert dagegen Zelladhärenz, „spreading“ und hemmt dadurch die Zellwanderung (Bianco et al. 1979, 1980; Goetze et al. 1980). Bb ist eine Protease. Für die Hemmung der Zellwanderung ist die katalytische Aktivität erforderlich. Unklar bleibt bislang der Wirkmechanismus. Diskutiert wird ein Effekt auf membrangebundenes C5 (Götze et al. 1980). Proteasen, wie z. B. Plasmin, üben ebenfalls einen hemmenden Einfluß auf die Zellwanderung aus (Roblin et al. 1977). Möglicherweise kommt diese Zellwirkung ebenfalls zustande über die Erzeugung von Bb, entweder durch direkte Spaltung von Faktor B oder indirekt

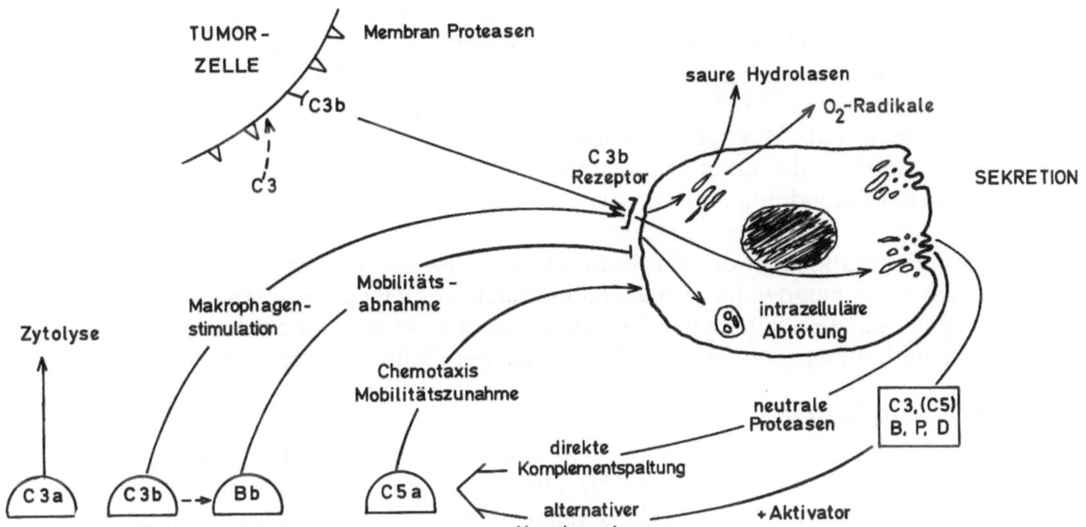

Abb. 35. Wechselwirkung zwischen Makrophagen und Komplement. (Mod. nach Bitter-Suermann 1980)

durch Spaltung von C3 (Götze et al. 1980). Lösliches C3b vermag sich über den C3b-Rezeptor an die Makrophagenoberfläche zu binden und die Zelle zu verschiedenen Zelleistungen zu stimulieren. Als Folgen der Makrophagenaktivation durch C3b werden vermehrte Freisetzung saurer Hydrolasen und neutraler Proteasen, eine Steigerung des Sauerstoffmetabolismus, die Fähigkeit zur intrazellulären Abtötung von Erregern (z. B. Staphylokokkus aureus) und zur Lyse von Tumorzellen beschrieben (Schorlemmer et al. 1977; Allison et al. 1978; Bitter-Suermann 1980; Leijh et al. 1980).

4. Dadurch gewinnt C3b in der Interaktion mit dem Makrophagen eine zentrale Stellung (Abb. 35) (Bitter-Suermann 1980).

Verschiedene Stimuli, wie Zymosan und Kollagen Typ III, stimulieren den alternativen Komplementweg und damit die Bildung von C3b (Schorlemmer 1981). C3b bindet sich in vitro an den Makrophagenrezeptor und induziert dadurch die Freisetzung hydrolytischer Enzyme (Schorlemmer et al. 1977). Anti-C3Fab oder Faktor H und Faktor I hemmen die Makrophagenaktivation (Schorlemmer 1981). Hydrolytische Enzyme, insbesondere neutrale Proteasen besitzen wiederum die Fähigkeit, Komplement zu spalten und C3b zu erzeugen. Auf diese Weise ist ein autokatalytischer Zirkel denkbar. Die Bedeutung des Makrophagen besteht darin, daß er auf lokaler Ebene beide Komponenten liefert, Komplement und Enzyme. Entsteht erst einmal initiales C3b über den klassischen oder alternativen Komplementweg, so kann sich der Prozeß der Komplementspaltung und Makrophagenaktivation unabhängig vom Auslöser selbst erhalten. Möglicherweise ist hierin ein wichtiger pathogenetischer Faktor für die Entstehung chronischer Entzündungen zu sehen (Bitter-Suermann 1980; Schorlemmer 1981). Es ist jedoch zu berücksichtigen, daß Monozyten auch Regulatorproteine und Proteaseinhibitoren sezernieren (Hovi et al. 1977; Whaley 1980).

5. Es wird diskutiert, daß die zytotoxische Wirkung des Makrophagen teilweise durch das kleine Fragment C3a vermittelt wird (Ferluga et al. 1978). So zeigte sich, daß Mykoplasmen und Bakterien-L-Formen, d. h. bläschenförmige Gebilde, die unter Penizillinbehandlung entstehen, durch C3a lysiert werden, während intakte Bakterien resistent sind (Schorlemmer et al. 1980).

Zusammengefaßt dient die Wechselwirkung zwischen Makrophage und Komplement nicht nur der lokalen Zellakkumulation, der verbesserten Aufnahme und Beseitigung entzündlicher Stimuli, sondern trägt möglicherweise auch zur Aufrechterhaltung entzündlicher Reaktionen bei (Schorlemmer et al. 1977).

Sekretorische Funktion

Mononukleäre Phagozyten produzieren und sezernieren eine Reihe biologisch bedeutsamer Substanzen (Tabelle 29). Die Freisetzung der Moleküle in die unmittelbare Zellumgebung kann begleitend im Rahmen des Phagozytosemechanismus stattfinden. Die Sekretion kann aber auch selektiv auf die Stimulation mit bestimmten Substanzen oder Mediatoren erfolgen (Murray und Cohn 1980). Folgende Sekretionsprodukte stehen im Vordergrund:

1. Hydrolytische Enzyme

Zu den hydrolytischen Enzymen zählen saure Hydrolasen, Lysozym und neutrale Proteasen. Saure Hydrolasen, wie z. B. Alpha-Mannosidase, Beta-Glukuronidase, Beta-Galaktosidase, N-azetyl-beta-D-Glukosaminidase, werden in Lysosomen gespeichert. Bei einigen Mäusestämmen werden saure Hydrolasen ohne externe Stimulation sezerniert (Schnyder und Baggiolini 1978a). Im allgemeinen wird die Freisetzung jedoch durch die Phagozytose von partikulärem Material stimuliert (Baggiolini et al. 1979). Saure Hydrolasen dienen hier in erster Linie der intrazellulären Verdauung aufgenommenen Materials innerhalb von Phagolysosomen, wo sie ihr niedriges pH-Optimum antreffen (Baggiolini et al. 1979). Die Freisetzung hängt außerdem ab von der Art des Stimulus. Phagozytose allein ist offenbar nicht ausreichend (Schnyder und Baggiolini 1978b). Die Freisetzung kann auch selektiv als Antwort auf partikuläre und lösliche Stimuli (C3b) erfolgen. Partikuläre Stimuli induzieren eine rasche Freisetzung innerhalb der ersten 12 h (Davies et al. 1980b; Murray und Cohn 1980; Schorlemmer et al. 1980). Gelangen saure Hydrolasen durch Sekretion z. B. nach Stimulation mit nicht phagozytierbaren Partikeln in den Extrazellulärraum, vermögen sie zu erheblichem Gewebsschaden beizutragen.

Lysozym wird von Makrophagen kontinuierlich in konstanten Mengen unabhängig von externer Stimulation sezerniert (Gordon 1980). Der Lysozyminhalt der Zelle ist niedrig. Daraus ist zu schließen, daß eine ständige Neusynthese stattfindet im Gegensatz zum neutrophilen Granulozyten (Schnyder 1981). Die Funktion von Lysozym in der Entzündung ist noch nicht vollständig geklärt. Es werden einige hemmende Wirkungen auf die Zellfunktion beschrieben, wie z. B. die Hemmung der chemotaktischen Wanderung neutro-

Tabelle 29. Sekretionsprodukte mononukleärer Phagozyten. (Nach Farzad et al. 1977; Polverini et al. 1977; Page et al. 1978; Baggiolini et al. 1979; Davies et al. 1979, 1980a; Gemsa et al. 1979; Rachmilewitz et al. 1979; van Furth und Willemze 1979; Atkins et al. 1980; Goetzl et al. 1980a; Ross 1980; Whaley 1980; Geczy und Hopper 1981; Mundy 1981; Smith 1981; Unanue 1981; Nathan 1982; Scott et al. 1983)

Hydrolytische Enzyme
- Saure Hydrolasen
- Lysozym
- Neutrale Proteasen

Komplement

C3, B, D, P
C1, C2, C4,
C5, C6,
I, H, C1-INH

Derivate der Arachidonsäure
- Prostaglandin E1, E2, I2
- Thromboxan B2
- Monohydroxyfettsäuren
- Leukotrien B, C

Sekretionsprodukte mit Einfluß auf die Proliferation und Funktion anderer Zellen

Lymphoregulatorische Moleküle
CSA
Erythropoetin
Chemotaktische Faktoren
Stimulatoren der Fibroblastenproliferation
Stimulatoren der Gefäßneubildung
Osteoklastenaktivierender Faktor (OAF)
Hemmstoffe des Tumorwachstums

Metabolite des Sauerstoffs

Sonstige
- Interferon
- Endogenes Pyrogen
- Fibronektin
- Plättchen aktivierender Faktor (PAF)
- Transkobalamin II
- Thromboplastin
- Alpha-2-Makroglobulin
- Alpha-1-Antitrypsin

philer Granulozyten und die Hemmung ihres oxidativen Metabolismus (Gordon et al. 1979). Möglicherweise trägt es auch zur unspezifischen Erregerabwehr bei (Gordon 1980).

Neutrale Proteasen sind proteolytische Enzyme mit einem pH-Optimum im neutralen Bereich. Sie sind nicht in Lysosomen lokalisiert, sondern in kleinen Vesikeln (Schnyder 1981). Die wichtigsten neutralen Proteasen sind Elastase, Kollagenase und Plasminogenaktivator. Neutrale Proteasen werden nur nach externer Stimulation, z. B. durch Lymphokine, synthetisiert und sezerniert.

Die Enzymfreisetzung setzt nach einer Latenz von 2–4 d ein (Vassalli und Reich 1977; Baggiolini et al. 1979; Golds et al. 1983).
Da Proteine im Extrazellulärraum ein weit verbreitetes Substrat sind, vermögen neutrale Proteasen zu erheblichem Gewebsschaden beizutragen (Werb et al. 1980). Ihre proteolytische Wirkung dient aber auch dem Abbau von Gewebstrümmern und damit der Vorbereitung für die Wundheilung (Diegelmann et al. 1981).
Plasminogenaktivator induziert über die Bildung von Plasmin einige entzündliche Phänomene. Er leitet die lokale Fibrinolyse ein. Die dabei entstehenden Fibrinspaltprodukte wirken chemotaktisch auf Monozyten (Gallin und Kaplan 1974). Plasmin aktiviert Komplement und das Kininsystem (Habal et al. 1976; Cooper et al. 1980).

2. *Komplement*
Monozyten synthetisieren sämtliche Faktoren des klassischen und des alternativen Komplementweges sowie deren Regulatorproteine Faktor I, H und C1-Inhibitor (Whaley 1980). Bei Makrophagen ist ebenfalls die Synthese der Faktoren beider Wege nachgewiesen (Brade und Bentley 1980; Bentley et al. 1981). Die enge Beziehung zwischen dem Makrophagen und Komplement wurde bereits besprochen.

3. *Derivate der Arachidonsäure*
Makrophagen synthetisieren unter bestimmten Voraussetzungen Derivate der Arachidonsäure (vgl. Tabelle 18). Hauptprodukte sind die Prostaglandine E2 und F1alpha, der stabile Metabolit des Prostazyklins (Davies et al. 1980a, Gemsa 1981; Bonney und Davies 1984).
Über die Prostaglandinsynthese beeinflussen die Makrophagen die Funktionen verschiedener Zellen.
Makrophagen übernehmen in der spezifischen Immunabwehr eine wichtige Funktion (s. u.). Dabei sezernieren sie unter anderem Prostaglandine, die unter experimentellen Bedingungen verschiedene immunologische Funktionen hemmen (Gordon et al. 1976; Goodwin et al. 1977; Morley et al. 1979; Stobo et al. 1979; Davies et al. 1980b, c; Gemsa 1981; Goodwin 1981; Badenoch-Jones 1982).
Auch ein Einfluß der Prostaglandine auf die Makrophagenfunktion selbst im Sinne einer Autoregulation wird diskutiert (Picker et al. 1980; Adams 1982; Bonney und Davies 1984). So werden verschiedene Makrophagenfunktionen, wie Tumorzellabtötung, antikörperabhängige Zytotoxizität (s. u.), Komplementsynthese und Ia-Expression, auf der Makrophagenoberfläche gehemmt. Unter experimentellen Bedingungen zeigt sich, daß die Empfindlichkeit gegenüber einer PGE2-induzierten cAMP-Erhöhung bei den Makrophagen eines Carrageenan-Granuloms am ausgeprägtesten ist, die zu einem Zeitpunkt aus dem Gewebe isoliert werden, an dem PGE2 in vivo antientzündliche Effekte ausübt (Bonta et al. 1981).
Prostaglandin E übt einen antagonistischen Effekt zu CSA bei der Stammzellproliferation aus (Kurland 1978; Moore 1979b; Bonney und Davies 1984). Der Makrophage steht dadurch möglicherweise im Mittelpunkt der Regulation der Proliferation hämopoetischer Stammzellen.

4. Sekretionsprodukte mit Einfluß auf die Proliferation und Funktion anderer Zellen

Aktivierte Makrophagen sezernieren teilweise näher definierte Substanzen, teilweise ungenauer definierte Aktivitäten, die verschiedene biologische Effekte auf Zellen ausüben.

Diese Produkte aus aktivierten Makrophagen werden analog zum Begriff der Lymphokine zum Begriff der „*Monokine*" zusammengefaßt (Cottier et al. 1980; Unanue 1981). In erster Linie wird der Begriff der Monokine allerdings auf eine Gruppe von Molekülen mit lymphoregulatorischer Wirkung angewandt (Keller 1981). Produkte aus aktivierten Makrophagen beeinflussen aber auch andere Zellen, wie z. B. Granulozyten, Fibroblasten, Endothelzellen, hämopoetische Stammzellen, Tumorzellen und Synovialzellen. Ihr Wirkbereich erstreckt sich daher auf:

a) die spezifische Immunantwort,
b) die Zellwanderung,
c) den Zellnachschub aus dem Knochenmark,
d) das Tumorwachstum und
e) den Gewebsabbau und die Reparation.

Die Bedeutung lymphoregulatorischer Makrophagenmoleküle in der spezifischen Immunantwort wird unten näher erläutert.

Makrophagen geben nach Stimulation mit bakteriellen Lipopolysacchariden einen nicht näher definierten chemotaktischen Faktor für neutrophile Granulozyten ins umgebende Medium ab (Russo 1980). Darüber hinaus sezernieren Makrophagen Plasminogenaktivator mit chemotaktischer Wirkung für mononukleäre Zellen (Gallin und Kaplan 1974) und Produkte aus dem Lipoxygenaseweg des Arachidonsäurestoffwechsels mit chemotaktischer Wirkung. Sie sorgen in der Entzündung möglicherweise für den Zellnachschub im Exsudat.

Die zentrale Rolle des Makrophagen bei der Stammzellproliferation durch Sekretion von CSA und Prostaglandin E wurde bereits besprochen. Darüber hinaus produzieren und sezernieren Makrophagen Erythropoietin, welches bei der Blutbildung nach Nephrektomie offensichtlich von Bedeutung ist (Heit et al. 1981).

Produkte aus aktivierten Makrophagen fördern die Wundheilung. Aktivierte Makrophagen sezernieren einen Wachstumsfaktor für Fibroblasten (Ross 1980; Postlethwaite und Kang 1983), sowie Moleküle, die im Tierversuch die Kapillareinsprossung begünstigen (Polverini et al. 1977).

Makrophagen sezernieren Moleküle mit tumoriziden Eigenschaften. Als verantwortliche Moleküle werden Wasserstoffperoxid, C3a-Anaphylatoxin, Thymidin, Arginase und proteolytische Enzyme (z. B. CF = cytolytic factor) diskutiert (Schorlemmer et al. 1977; Stadecker et al. 1977; Nathan et al. 1979a, b; Keller 1980; Adams und Marino 1981; Fidler und Raz 1981; Piessens et al. 1981; Adams et al. 1982).

Makrophagen stimulieren über lösliche Faktoren Synovialzellen aus der hyperplastischen Synovia von Patienten mit rheumatoider Arthritis und Osteoarthritis zur Produktion von Kollagenase und Plasminogenaktivator, zwei neutralen Proteasen, die zu erheblicher Gewebsschädigung beitragen können (Golds et al. 1983).

5. *Metabolite des Sauerstoffs*
Während neutrophile Granulozyten hauptsächlich für die bakterielle Abwehr sorgen, treten Makrophagen vor allem in den Kampf gegen fakultativ intrazelluläre Erreger, Mykobakterien, Listerien, Salmonellen, einige Viren und Protozoen und mehrzellige Parasiten. Diese Aufgabe erfordert besondere Stoffwechselleistungen. Der Sauerstoffverbrauch und die Aktivität des Pentosephosphat-Zyklus nehmen zu (vgl. „respiratory burst“). Auf dem Weg der Reduktion von Sauerstoff entstehen toxische Zwischenprodukte, die in der Lage sind, Membrankontinuitäten zu unterbrechen, Proteine zu denaturieren oder mit verschiedenen Zellbestandteilen zu toxischen Substanzen weiterzureagieren (Murray und Cohn 1980). Die wichtigsten Metabolite sind Hyperoxidanion (O_2^-), Wasserstoffperoxid (H_2O_2), Hydroxylradikal ($^{\cdot}OH$) und naszierender Sauerstoff ($^1O_2$), im Englischen als „singlet oxygen“ bezeichnet (Babior 1978a; Zabucchi et al. 1980; Nathan 1982).
Ihre Bedeutung für die antimikrobielle Abwehr ist umstritten. In einigen Fällen korreliert die Abtötung von Mikroorganismen mit der Synthese toxischer Metabolite (Johnston 1981; Nathan 1982; Murray 1984; Nogueira und Cohn 1984) und wird durch Inhibitoren der einzelnen Komponenten gehemmt. Die Abtötung von Schistosoma mansoni beispielsweise erfolgt dagegen unabhängig von der Erzeugung toxischer Sauerstoffmetabolite (Ellner und Mahmoud 1981).
In der Tumorabwehr, z. B. für die Zerstörung von Lymphomzellen, zeigte sich H_2O_2 als notwendig (Nathan et al. 1979b).

6. *Endogenes Pyrogen*
Verschiedene Klassen von exogenen Pyrogenen (Tabelle 30) regen den Makrophagen zur Produktion und Freisetzung von endogenem Pyrogen an (Atkins et al. 1980; Page et al. 1978; Dinarello und Wolff 1982). Nach neueren Erkenntnissen ist endogenes Pyrogen möglicherweise identisch mit dem lymphoregulatorischen Monokin „Interleukin I“ und dem früher als LEM (leukocyte endogenous mediator) beschriebenen Molekül (Unanue 1981; Bornstein 1982; Kampschmidt et al. 1982). Sein Molekulargewicht beträgt 13000–16000 dalton. Endogenes Pyrogen zirkuliert zu thermoregulatorischen Zentren im Gehirn (präoptische Region des vorderen Hypothalamus), wo es wahrscheinlich über eine vermehrte PGE-Synthese eine veränderte Sollwerteinstellung der Körpertemperatur hervorruft. Durch vermehrte Wärmeproduktion (Muskelzittern) und verminderte Wärmeabgabe (Vasokonstriktion) reagiert der Organismus mit der Erzeugung von Fieber (Abb. 36) (Bernheim et al. 1979; Dinarello und Wolff 1982).
Neben der Erzeugung von Fieber stimuliert endogenes Pyrogen einige weitere als „Akute-Phasen-Reaktion“ bezeichnete Reaktionen des Gesamtorganismus, z. B. eine Abnahme von Eisen, Zink, Transferrin, Albumin, Fibronektin, einen Anstieg der Globuline, eine vermehrte Synthese von Fibrinogen, Haptoglobin, Zoeruloplasmin, C-reaktivem Protein und Serumamyloid so-

Tabelle 30. Beispiele für exogene Pyrogene, die die Ausschüttung von endogenem Pyrogen induzieren. (Nach Dinarello und Wolf 1982)

Mikrobielle Erreger	– Viren – Pilze – Bakterien – Protozoen
Mikrobielle Produkte	– Lipopolysaccharide (Endotoxin) – Erythrogenes Toxin – Staphylokokken-Enterotoxin – Peptidoglykane – Kapselpolysaccharide
Mikrobielle Antigene	– Tuberkulin – PPD (purified protein derivate) – Staphylokokkenproteine – Kryptokokkenproteine
Antigene (via Antikörper)	– Penizillin – Albumin – Tuberkulin
Antigene (via Lymphokine)	– Gammaglobulin – MLA (gemischte Lymphozytenreaktion) – Konkanavalin A
Pyrogene Steroide	– Etiocholanolin – Lithocholsäure
Sonstige	– Bleomyzin – Polynukleotide – Synthetische Adjuvantien

wie eine Aktivation neutrophiler Granulozytenfunktionen (Dinarello und Wolff 1982).

7. Interferon

Makrophagen können durch Viren, Endotoxin oder CSA zur Interferonproduktion angeregt werden (Page et al. 1978; Moore et al. 1981). Nach neuerer Nomenklatur handelt es sich um Alphainterferon (Leukozyten- oder Typ-I-Interferon). Interferon zeigt generelle wachstumshemmende und unspezifische antivirale Wirkungen. Diskutiert werden auch die Hemmung von Immunantworten und die Förderung der endozytotischen Aktivität von Makrophagen (Bloom 1980; Hamburg et al. 1980; Kadish et al. 1980).

8. Fibronektin

Makrophagen synthetisieren Fibronektin, ein hochmolekulares Glykoprotein (MG 440 000), das die Zelladhärenz fördert. Fibronektin bindet sich an fibrilläre Proteine wie Kollagen und Fibrin, an sulfatierte Proteoglykane, Hyaluronsäure, Bakterienzellwände und wirkt opsonierend. Verminderte Fibronektinkonzentration im Plasma geht mit einer verminderten Clearancefunktion des Mononukleären Phagozyten-Systems (MPS) einher (Clemmensen 1981).

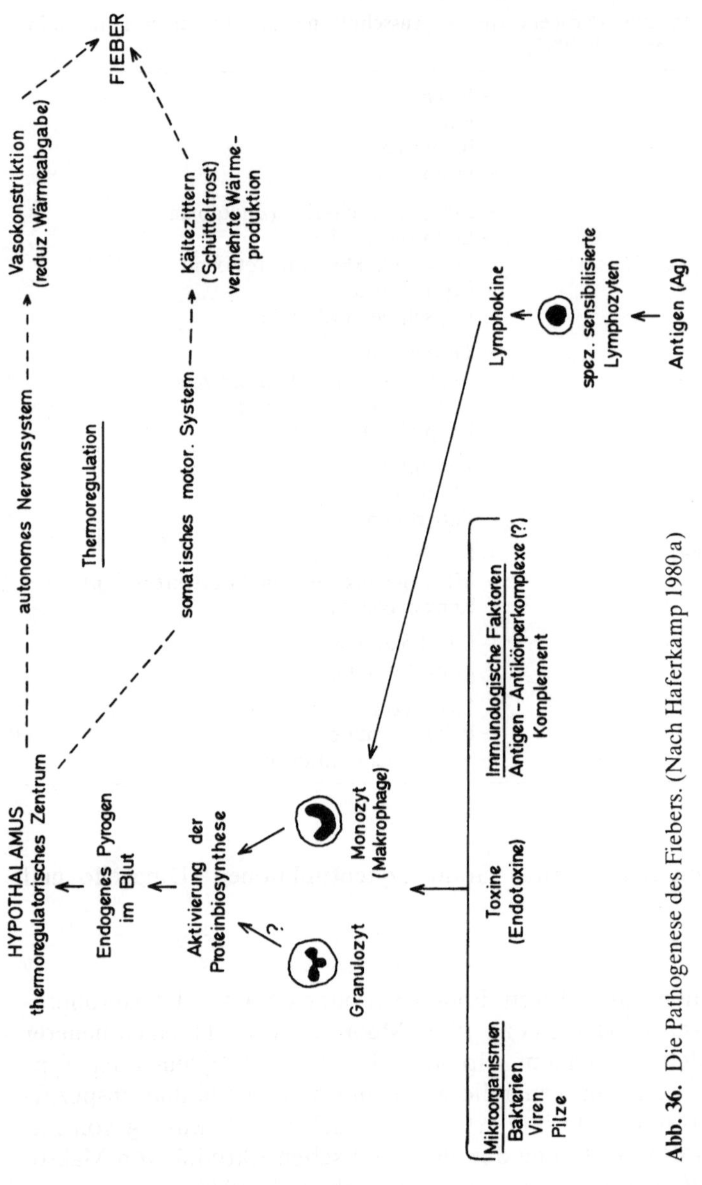

Abb. 36. Die Pathogenese des Fiebers. (Nach Haferkamp 1980a)

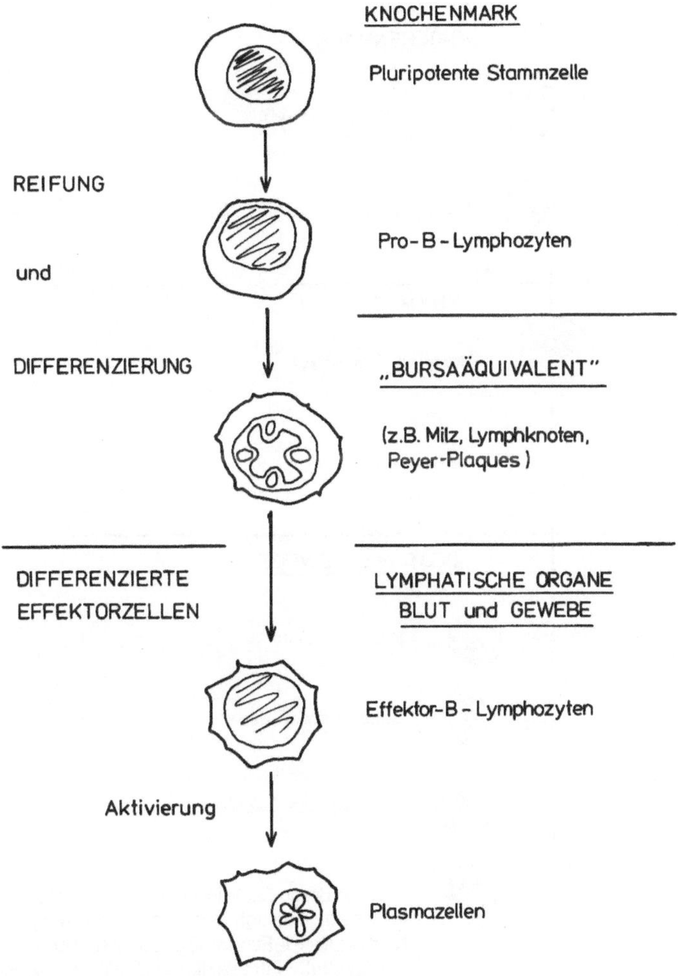

Abb. 37. Die Entwicklung des humoralen Abwehrsystems

9. Daneben werden noch andere lösliche Makrophagenprodukte beschrieben, auf die hier nicht näher eingegangen werden soll (vgl. Tabelle 29).

Zusammengefaßt kann die sekretorische Aktivität des Makrophagen zahlreiche Folgen haben. Dazu gehören Läsion oder Umbau extrazellulärer Strukturen, Anlockung von Zellen, Förderung entzündlicher Reaktionen wie Steigerung der Gefäßpermeabilität, systemische Reaktionen wie Fieber und Leukozytose, Widerstand gegen mikrobielle Invasion und Tumorausbreitung, Beeinflussung der zellulären und humoralen Immunantwort sowie Förderung der lokalen Fibrinolyse und die Vorbereitung der Reparation von Gewebsschäden.

Der Makrophage in der spezifischen Erregerabwehr

Das spezifische Immunsystem stellt einen entwicklungsgeschichtlich vergleichsweise jungen Abwehrmechanismus dar.

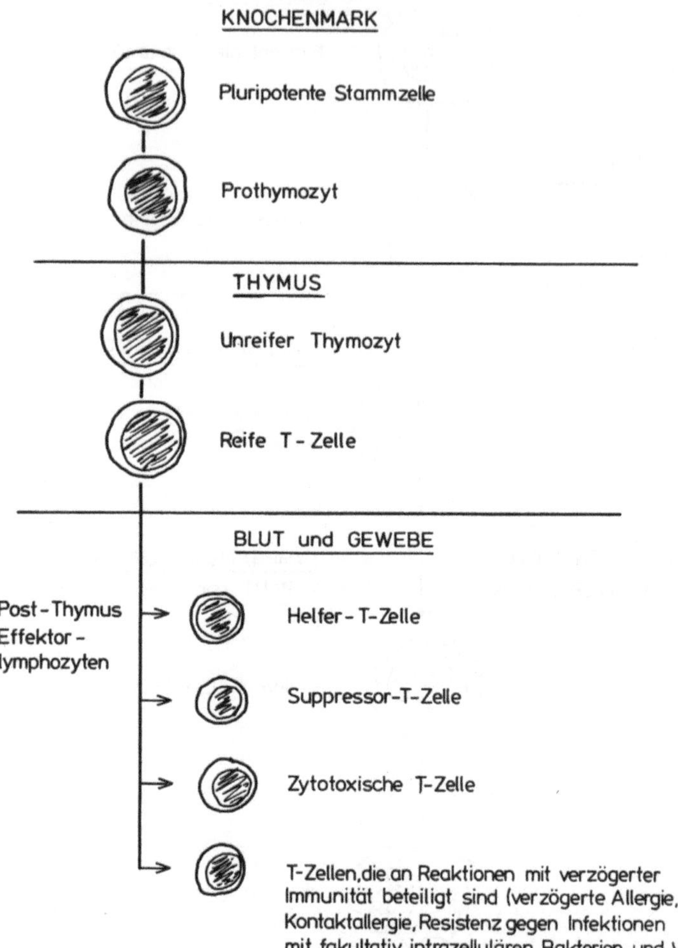

Abb. 38. Die Entwicklung des zellulären Abwehrsystems

Hauptverantwortlich für antigenspezifische Immunreaktionen sind die T- und B-Lymphozyten. B-Lymphozyten entwickeln sich im Knochenmark und im sog. „Bursa-Äquivalent" (Abb. 37). Nach Stimulation mit Antigen (u. a. Bakterien, Proteinen, Strukturen tierischer und pflanzlicher Herkunft) reifen sie zu Plasmazellen, die die Produktion von Antikörpern aufnehmen (Baenkler 1985).

T-Lymphozyten sind Träger zellulärer Abwehrreaktionen, wie z. B. Überempfindlichkeitsreaktionen vom verzögerten Typ, Transplantatabstoßung und Tumorabwehr. Sie werden bevorzugt durch Mykobakterien, Pilze, Viren, Protozoen und zelluläre Elemente aktiviert (Keller 1981; Baenkler 1985). Im Verlauf ihrer Entwicklung reifen T-Lymphozyten zu Zellen mit verschiedenen Aufgaben heran (Post-Thymus-Effektorlymphozyten) (Abb. 38).

Eine Gruppe von T-Lymphozyten erlangt im Anschluß an die Sensibilisierung durch Antigen die Fähigkeit, andere, auf ihrer Oberfläche das spezifische

Antigen tragende Zellen, beim direkten Zellkontakt abzutöten (*zytotoxische T-Zellen*).

Eine zweite Gruppe ist an Reaktionen mit verzögerter Immunität beteiligt und bildet zum Teil lösliche Mediatorstoffe, sog. *Lymphokine.*

Zwei weitere Gruppen übernehmen regulatorische Funktionen.

T-Helferzellen vermitteln die Antikörperbildung gegen T-zellabhängige Antigene. *T-Suppressorzellen* hemmen die Antikörperbildung.

Kennzeichnend für das spezifische Immunsystem ist seine Langlebigkeit, das immunologische Gedächtnis, das durch sog. Gedächtniszellen („memory cells") aufrechterhalten wird (Keller 1981).

Immunologische Reaktionen bestehen in der Proliferation spezifisch sensibilisierter Lymphozyten und ihrer Differenzierung in reagible Effektorzellen. Ihr Zustandekommen erfordert nach bisherigen Erkenntnissen ein komplexes Zusammenspiel von Zellen einerseits und humoralen Faktoren andererseits (Helpap 1983).

Der Makrophage beteiligt sich am Aufbau einer Immunantwort (*Afferenz*). Dies geschieht auf vielfältige Weise und ist im Detail noch nicht gesichert:

1. Der Makrophage bietet dem Lymphozyten Antigen in immunogener, d. h. für die T-Zelle besser erkennbarer Form an und gibt damit ein Proliferationssignal (*Antigenpräsentation*).
2. Der Makrophage gibt lösliche Faktoren in die Zellumgebung ab, die regulatorisch auf die Immunantwort einwirken. Solche Faktoren aus aktivierten Makrophagen werden als *Monokine* bezeichnet.
3. Der Makrophage greift über fördernde und hemmende Einflüsse regulatorisch in die Antikörperbildung ein.

Umgekehrt beeinflußt die spezifische Immunantwort die Aktivität des Makrophagen (*Efferenz*).

1. In zellulären Immunreaktionen sezernieren aktivierte T-Lymphozyten Lymphokine, von denen ein Teil die Makrophagenfunktion moduliert.
2. In der humoralen Immunantwort sezernieren Plasmazellen Antikörper, die insbesondere in Kooperation mit Komplement den Makrophagen zu besonderen Zelleistungen aktivieren.

Einen Überblick über die Makrophagen/Lymphozytenwechselwirkung gibt Abb. 39.

Neben den genannten Immunmechanismen sollen noch zwei andere Abwehrmechanismen genannt werden:

1. die Abwehr durch natürliche Killerzellen (NK-Zellen), die ohne jemals mit Antigen in Berührung gekommen zu sein andere Zellen, z. B. Tumorzellen, spontan abtöten und
2. die Abwehr durch Killerzellen (K-Zellen), die sich mit Antikörpern beladen und dadurch spezifisches Antigen angreifen können (Keller 1981).

Antigenpräsentation

Makrophagen stimulieren T-zellabhängige Immunreaktionen, indem sie dem T-Lymphozyten Antigen in einer Form anbieten, daß die T-Zelle Antigen erkennt und das Signal zur Proliferation erhält. T-zellabhängig sind:

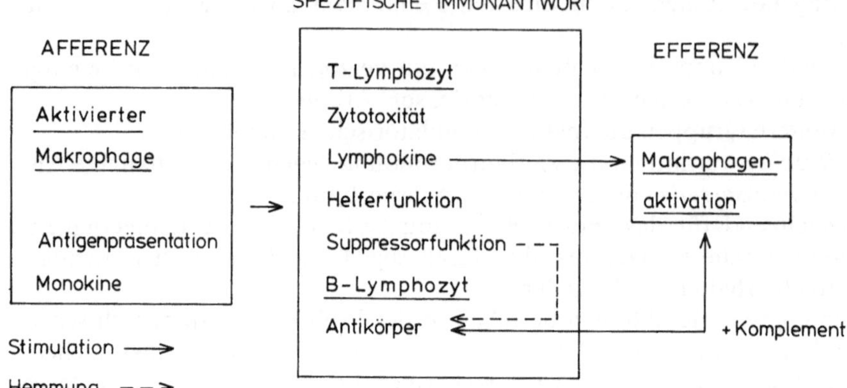

Abb. 39. Modell für die Makrophagen-Lymphozyten-Wechselwirkungen in der spezifischen Immunantwort

1. zelluläre Überempfindlichkeitsreaktionen, in denen die Abwehr von spezifisch sensibilisierten, zytotoxischen T-Lymphozyten getragen wird, und
2. humorale Abwehrreaktionen, in denen die B-Zelle der Stimulation durch eine T-Helferzelle (TH) bedarf, um sich in eine Antikörper bildende Zelle zu verwandeln (Huber und Stingl 1981; Unanue 1981).
3. Makrophagen stimulieren darüber hinaus die Bildung von antigenspezifischen T-Suppressorzellen (TS), die eine Antikörperbildung supprimieren.

Der Vorgang der Antigenpräsentation beginnt mit der Erkennung und Bindung von Antigen durch den Makrophagen. Beim ersten Antigenkontakt erfolgt die Bindung über bisher nicht näher definierte Rezeptoren für Fremdsubstanzen (Mc Keever und Spicer 1980). Beim zweiten Antigenkontakt stehen oftmals Antikörper zur Verfügung, so daß die Bindung über IgG und C3b-Rezeptoren stattfinden kann.

Der Makrophage nimmt das Antigen in die Zelle auf, baut es teilweise ab und präsentiert das nun veränderte Antigen erneut an seiner Oberfläche (Thomas et al. 1980; Unanue 1980).

Der Mechanismus der Antigenerkennung wird durch folgende Faktoren bestimmt:

1. Durch Beteiligung auf spezifisches Antigen determinierter T-Zellen.
2. Direkter Zell/Zellkontakt ist erforderlich.
3. Die Antigendeterminante spielt eine Rolle bei der Antigenerkennung.
4. Bestimmte Glykoproteine auf der Makrophagenoberfläche, die im Haupthistokompatibilitätskomplex (MHC) genetisch verankert sind, werden offenbar zur Antigenerkennung benötigt.
   MHC (major histocompatibility complex) ist der Genlocus, der bei allen Säugern in hohem Maße das Schicksal von Allotransplantaten und die Immunreaktivität bestimmt (Keller 1981). Bei der Maus entspricht der MHC dem H2-System, beim Menschen dem HLA-System. Die bei der Antigenpräsentation verantwortlichen Gene liegen in der I-Region des MHC der Maus.

Die Glykoproteine werden entsprechend Ia (associated) Antigene genannt. Beim Menschen liegen die entsprechenden Genorte in der D-Region des HLA-Systems (HLA-D) (Huber und Stingl 1981).

Es ist noch unklar, ob die Expression des Ia-Antigens auf der Makrophagenoberfläche einer bestimmten Makrophagensubpopulation vorbehalten ist, oder ob jeder Ia-negative Makrophage während seiner Entwicklung einmal Ia-positiv werden kann. So ist der Prozentsatz Ia-positiver Makrophagen in den einzelnen Geweben unterschiedlich, im Peritonealexsudat 5–30%, im Thymus 40–60% (Beller und Unanue 1980; Beller et al. 1980). Die Ausbildung des Ia-Antigens ist offensichtlich auch eine Funktion des Reifegrades und des Aktivationsgrades (Lee 1980). Entzündliche Stimulation mit Listeria monocytogenes führt zu einer Zunahme Ia-positiver Makrophagen im Exsudat. Residente Makrophagen sind Ia-negativ (Beller et al. 1980). Lymphokine stimulieren ebenfalls die Ausbildung von Ia-Antigen auf der Oberfläche kultivierter Makrophagen (Steinmann et al. 1980). Andererseits stellt sich mit zunehmender Kulturdauer ein progressiver Verlust der Ia-Antigene ein (Beller et al. 1980). Nur Ia-positive Makrophagen erlangen die Fähigkeit zur Antigenpräsentation und Immunstimulation (Beller et al. 1980).

5. Es wird diskutiert, daß die Ia-Antigene auf Makrophagen und Lymphozyten genetisch übereinstimmen, d. h. autolog sein müssen. Im Tiermodell ist diese genetische Restriktion vor allem für Antigene nachgewiesen, bei denen die gegen sie gerichtete Immunreaktivität durch Gene der I-Region des MHC (sog. Ir = immune response Gene) kontrolliert wird (Rosenwasser und Rosenthal 1978; Erb et al. 1980; Lee 1980; Marrack et al. 1980; Pierce 1980; Thomas et al. 1980). Es wird angenommen, daß diese genetische Restriktion im Verlauf der T-Zelldifferenzierung stattfindet (Erb et al. 1980).

   In anderen Systemen induzieren auch nicht autologe, allogenetische Makrophagen eine Immunantwort. Bei dem zweiten Kontakt der T-Zelle mit Antigen erfolgt eine Immunantwort nur, wenn der antigenpräsentierende Makrophage genetisch dem zuerst präsentierenden Makrophagen entspricht. Es wird daher postuliert, daß der zuerst antigenpräsentierende Makrophage möglicherweise die Reaktivität der T-Zelle auf bestimmte Ia-Antigene festlegt (Pierce 1980; Shevach 1980b).

Mikroskopisch werden nach Antigenstimulation sog. Cluster sichtbar. Dabei steht der Makrophage in direktem Zellkontakt zu einem zentralen Lymphozyten, um den sich bis zu 20 periphere Lymphozyten reihen (Werdelin 1980). Der zentrale Lymphozyt ist für das Antigen spezifisch determiniert und stimmt im Ia-Antigen mit dem Makrophagen überein (Thomas et al. 1980; Werdelin 1980).

Es ergibt sich die Frage nach der Art der antigenspezifischen Bindung zwischen Makrophage und Lymphozyt,

1. über natives Antigen oder
2. über durch den Makrophagen verändertes Antigen,

sowie nach dem Zusammenhang zwischen dem veränderten Antigen und den Ia-Antigenen.

Zu einem geringen Anteil vermag die T-Zelle natives, an der Makrophagenoberfläche gebundenes Antigen zu erkennen. Dafür spricht, daß kurze Zeit nach Antigengabe Antikörper gegen Antigen eine Immunantwort hemmen (Thomas und Shevach 1978; Shevach 1980a).

Der Makrophage kann aber auch das Antigen in die Zelle aufnehmen, teilweise abbauen und auf der Oberfläche in veränderter Form präsentieren (Thomas et al. 1980). In einigen Fällen vermögen Antikörper gegen natives Antigen die Immunantwort nicht zu hemmen, was gegen eine Bindung der T-Zelle über natives Antigen spricht (Lipscomb et al. 1980; Loblay et al. 1980). Diskutiert werden daher folgende Erkennungsmechanismen:

1. die Erkennung eines antigenen Fragments in Zusammenhang mit dem Ia-Antigen auf dem Makrophagen,
2. die Erkennung eines durch Antigen bzw. das Antigenfragment modifizierten Produktes der I-Region
3. die Auswahl und Anbietung bestimmter immunogener Determinanten im Antigenmolekül, indem das Antigen über die Bindung an die Ia-Komponente entweder in eine geeignete Konformation auf der Makrophagenoberfläche gebracht wird, oder möglicherweise durch Ia-Gen gesteuerte Enzyme modifiziert wird (Thomas et al. 1980; Erb und Vogt 1981).

Der genaue Mechanismus der Antigenpräsentation bedarf weiterer Abklärung.

Lymphoregulatorische Moleküle

Die an immunologischen Reaktionen beteiligten antigenunspezifischen löslichen Faktoren stammen hauptsächlich aus Makrophagen, T-Lymphozyten und B-Lymphozyten. Aus zahlreichen Labors, die vorwiegend mit Zellen bzw. Faktoren aus Maus und Mensch arbeiten, werden eine Vielzahl von lymphoregulatorischen Faktoren beschrieben. Meist stammen sie aus Zellextrakten oder Kulturüberständen von stimulierten Zellen und werden auf ihre Fähigkeit hin untersucht, bestimmte immunologische Reaktionen auszulösen.

Ihre Wirksamkeit ist oftmals dadurch belegt, daß nach Entfernen der den Faktor produzierenden Zellen ohne Zufügen des untersuchten Faktors keine immunologische Reaktion stattfindet.

Einen wesentlichen Fortschritt bietet dabei die Benutzung von Zellklonen,

1. um die Zielzellen zu bestimmen und
2. um über sog. „producer-Zellinien", oftmals Tumorzellinien, gereinigte Faktoren zu gewinnen und für kontrollierte Studien einzusetzen (Gillis 1983; Lachman 1983).

Bei einigen näher beschriebenen Faktoren, den „Interleukinen", existieren schon monoklonale Antikörper zum Nachweis (Stadler et al. 1982; Gillis 1983).

Makrophagen können über die Sezernierung löslicher Faktoren fördernde und hemmende Einflüsse auf die Immunantwort ausüben.

Das bisher am besten charakterisierte lymphostimulatorische Molekül ist Interleukin I, früher auch „lymphocyte activating factor" (LAF). Interleukin I ist ein hitze- und säurestabiles Protein mit einem Molekulargewicht von 13000–16000 dalton (Aarden et al. 1979; Unanue 1980; Lachman 1983). Die Freisetzung aus dem Makrophagen erfolgt nach Stimulation mit Endotoxin,

Antigen/Antikörperkomplexen, phagozytierbaren Partikeln, Zytokinen (Fibroblasten CSF), vor allem aber durch den Kontakt mit antigen- oder mitogenstimulierten Lymphozyten oder durch Lymphokine (Oppenheim et al. 1980; Unanue 1980, 1981; Oppenheim et al. 1982; Lachman 1983).

Interleukin I induziert verschiedene immunologische Reaktionen. In einigen Fällen vermag es dabei den Makrophagen vollkommen zu ersetzen. Interleukin I (IL-I) stimuliert die Thymozytenproliferation und Differenzierung und fördert die Proliferation mitogenstimulierter T-Lymphozyten (Oppenheim et al. 1980; Unanue 1980, 1981). Diskutiert werden dabei

1. eine direkte Wirkung auf die Zielzelle oder
2. die Stimulation einer zweiten T-Zelle zur Sekretion eines löslichen Faktors, TCGF (T-cell growth factor) oder Interleukin II (Smith et al. 1980; Unanue 1981; Oppenheim et al. 1982; Lachman 1983).

Über den gleichen Mechanismus werden T-Zellen möglicherweise auch zur Produktion von Immun-Interferon, welches eine zytotoxische Wirkung zeigt, veranlaßt (Farrar et al. 1980, 1981). Interleukin I fördert außerdem das Wachstum und die Differenzierung in antikörperbildende Zellen (Oppenheim et al. 1980, 1982; Lachman 1983).

Neben diesen immunologischen Funktionen hat Interleukin I einige nicht immunologische Wirkungen, die in der Entzündung und Wundheilung von Bedeutung sein können (Lachman 1983).

Interleukin I stimuliert die Freisetzung sog. „Akute-Phase-Substanzen" als Ausdruck systemischer Reaktionen in der Entzündung (Bornstein 1982; Oppen-

Tabelle 31. Beispiele für lymphoregulatorische Moleküle aus mononukleären Phagozyten. (Nach Aarden et al. 1979; Gery und Davies 1979; Erb et al. 1980; Oppenheim et al. 1980; Unanue 1980; 1981; Fleisher et al. 1981; Green et al. 1981; Schnaper et al. 1983)

Aktivität	Biologische Wirkung
Interleukin I (LAF)	Stimulation der Thymozytenproliferation Förderung der T-Lymphozytenproliferation Förderung der Antikörperbildung
BAF (B-Zell aktivierender Faktor) ≙ IL-I (?)	Stimulation der Antikörperproduktion (T-zellunabhängig)
T-Zell aktivierendes Molekül	Förderung der Helfer- oder Suppressorfunktion in Abhängigkeit von der Vorbehandlung
TDF (Thymus-Differenzierungsfaktor)	Differenzierung unreifer Thymozyten
NMF (nichtspezifischer Makrophagenfaktor)	Stimulation von T-Helferzellen
GRF (genetically related macrophage factor)	Stimulation von T-Helferzellen
Prostaglandin E	Hemmung der T-Zell-Proliferation und Funktion
Interferon	Hemmung der Antikörperbildung
SISS (soluble suppressor supernatant)	Hemmung der T-Zellproliferation Hemmung der Antikörperbildung

heim et al. 1982). Interleukin I erzeugt Fieber und zeigt auch biochemisch große Ähnlichkeit zu endogenem Pyrogen (Bornstein 1982; Oppenheim et al. 1982; Lachman 1983). Es vergrößert die Anzahl zirkulierender Leukozyten und hebt den Serumfibrinogenspiegel.

Interleukin I stimuliert das Wachstum von Fibroblasten und fördert im Tierexperiment in Kombination mit Plättchenfaktoren die Proliferation von Mesangialzellen in den Glomerula der Ratte (Schmidt et al. 1982a, b; Lovett et al. 1983).

Neben Interleukin I sind zahlreiche weitere Moleküle mit fördernder Wirkung auf die Immunantwort beschrieben. Einige Beispiele gibt Tabelle 31.

Makrophagen sezernieren auch Moleküle mit hemmendem Einfluß auf die Immunantwort (Gery und Davies 1979). Dazu gehören weniger genau definierte Aktivitäten wie „soluble suppressor supernatant" (SISS), welche die T-Zellproliferation und die Immunglobulinproduktion der B-Zelle hemmt (Fleisher et al. 1981; Greene et al. 1981). Dazu gehören offenbar aber auch besser beschriebene Moleküle wie die E-Prostaglandine oder Interferon (Gery und Davis 1979).

Die suppressiven Wirkungen der Prostaglandine auf die Immunantwort wurden bereits besprochen.

Interferone bilden eine Familie von Proteinen, die in erster Linie durch spezifische antivirale Eigenschaften gekennzeichnet sind (Cesario 1983). Monozyten produzieren sog. Alphainterferon (Leukozyten- oder Typ I-Interferon) (Cesario 1983). Daneben lassen sich noch Betainterferon aus Fibroblasten und Gammainterferon (Immuninterferon) aus stimulierten Lymphozyten unterscheiden (Kadish et al. 1980; Cesario 1983). Neben seinen antiviralen Effekten übt Interferon noch einen Einfluß auf das Zellwachstum (antineoplastisch) und auf die Immunantwort aus (Cesario 1983). Seine suppressiven Effekte auf die Antikörperbildung beruhen offensichtlich auf der Stimulation von T-Suppressorzellen (Schnaper et al. 1983). Die Makrophagenaktivitäten, wie Phagozytose und oxidativer Metabolismus, werden dagegen eher stimuliert (Hamburg et al. 1980; Nathan et al. 1983). Die Bedeutung der Interferone im Rahmen der Viel-

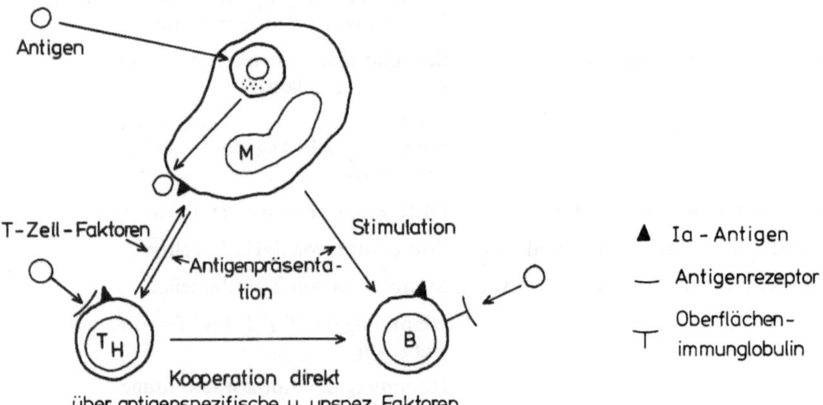

Abb. 40. Kooperation zwischen Makrophagen (M), T-Helferzelle (TH) und B-Lymphozyt beim Aufbau einer humoralen Immunantwort. (Mod. nach Cottier 1980b)

falt der beschriebenen Faktoren ist zur Zeit noch unklar. Interferone werden bisher vor allem zur Behandlung von Viruserkrankungen und neoplastischen Erkrankungen eingesetzt (Cesario 1983).

Regulation der Antikörperbildung
Zahlreiche Antigene bedürfen zur Auslösung einer humoralen Immunantwort der Mithilfe des Makrophagen. Dies gilt besonders für die sog. „thymusabhängigen" Antigene, die durch Stimulation von T-Helferzellen eine Antikörperbildung induzieren. Anhand der Erzeugung eines künstlichen Makrophagenmangels konnte gezeigt werden, daß Makrophagen notwendig für die Ausbildung einer Antikörperantwort gegen thymusabhängige Antigene sind (Kapp und Areano 1980; Marrack et al. 1980; Pierce 1980; Unanue 1981).

Der Makrophage beteiligt sich offensichtlich auf verschiedene Weise an der Antikörperbildung (Abb. 40):

1. Der Makrophage stimuliert und fördert die Entwicklung von T-Helferzellen. Dies geschieht, indem er der T-Helferzelle Antigen präsentiert und sie dabei zur Proliferation und Differenzierung stimuliert. Nach einigen Studien erfolgt die T-Helferzellstimulation auch über einen antigenspezifischen, genetisch determinierten, löslichen Faktor („genetically restricted factor" = GRF) (Erb et al. 1980; Erb und Vogt 1981). Hierbei handelt es sich möglicherweise um Komplexe aus immunogenen Antigenfragmenten und Strukturen der Membranoberfläche des Makrophagen.
   Weiterhin scheinen auch unspezifische Makrophagenfaktoren für die Stimulation der T-Helferzelle benötigt zu werden (Lee 1980; Puri und Lonai 1980).
   Für den Mechanismus der Helferfunktion der T-Zelle stehen:
   a) eine direkte Wechselwirkung zwischen T-Zelle und B-Zelle,
   b) eine Wechselwirkung über antigenspezifische T-Zellfaktoren und
   c) über unspezifische T-Zellfaktoren (z. B. Interleukin II, s. u.) zur Diskussion.

   (Tada et al. 1978; Allison 1978; Feldmann und Kontiainen 1981). Für eine Beteiligung löslicher Faktoren spricht die geringe Wahrscheinlichkeit für das Zusammentreffen einer antigenspezifischen T-Zelle mit einer für das gleiche Antigen spezifischen B-Zelle (Feldmann und Kontiainen 1981).
2. Der Makrophage fördert auch direkt die Proliferation und Umwandlung der B-Zelle in eine antikörperbildende Plasmazelle. So werden Monokine mit stimulatorischer Wirkung für B-Lymphozyten beschrieben (Dimitriu und Fauci 1978).
3. Schließlich kommt für den Makrophagen noch eine Mittlerrolle zwischen T-Helferzellen und dem B-Lymphozyten in Betracht (Feldmann und Kontiainen 1981). So bindet der Makrophage lösliche T-Zellprodukte und bietet sie der B-Zelle an.

Makrophagen üben eine regulierende Funktion auf die Immunantwort aus, indem sie ebenfalls suppressiv auf die Antikörperbildung einwirken.

1. Makrophagen stimulieren T-Suppressorzellen. Es lassen sich 2 Typen von Suppressorzellen unterscheiden:

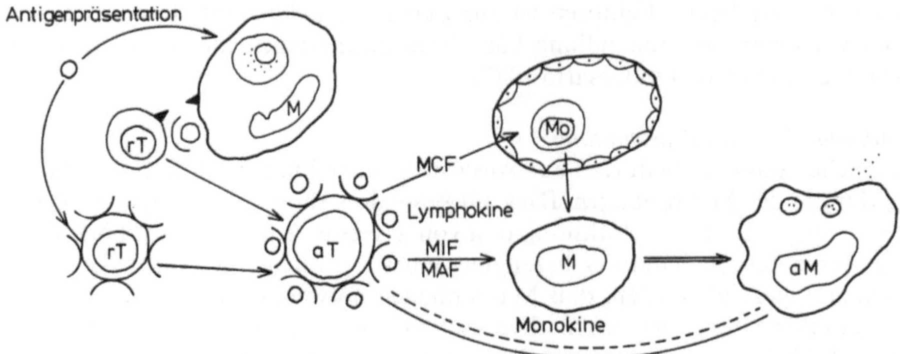

rT = ruhender T-Lymphozyt, aT = aktivierter T-Lymphozyt, Mo = Monozyt, M = Makrophage, aM = aktivierter Makrophage, MCF = macrophage chemotatic factor, MAF = macrophage activating factor, MIF = migration inhibitory factor, ⟶ Stimulation, --➤ Hemmung

Abb. 41. Wechselwirkungen zwischen Makrophage und T-Lymphozyt in zellulären Immunreaktionen. (Mod. nach Cottier 1980b)

a) Antigenspezifische (Ly 2^+3^+) Zellen, die strahlenempfindlich sind und nur die Immunantwort gegen bestimmte Antigene verhindern und
b) unspezifische Suppressorzellen, die eine generelle Unterdrückung der Immunantwort bewirken.

Antigenspezifische Suppressor-T-Zellen scheinen vor allem durch hohe Antigendosen induziert zu werden (Feldmann und Kontiainen 1981), während nicht optimale Makrophagenkonzentrationen eher eine Aktivation unspezifischer Suppressorzellen begünstigen (Erb et al. 1980).

2. Makrophagen sezernieren lösliche Faktoren mit suppressiver Wirkung auf die Immunantwort (s. o.).
3. Schließlich ist der Makrophage auch hier denkbar als Mittler zwischen T-Suppressorzelle und B-Zelle, indem er lösliche Suppressorfaktoren aus T-Zellen bindet und der B-Zelle anbietet (Pierce 1980; Feldmann und Kontiainen 1981).

So trägt der Makrophage offenbar entscheidend zur Balance zwischen zellulärer und humoraler Immunantwort bei, indem er T-Helferzellen und T-Suppressorzellen stimuliert und selbst lösliche Faktoren mit fördernder und hemmender Wirkung sezerniert (vgl. Abb. 40).

Lymphokine

Makrophagen sind nicht nur an der Induktion zellulärer Immunreaktionen beteiligt, sondern werden umgekehrt auch durch die zelluläre Immunreaktion in ihrer Aktivität beeinflußt. Sie werden damit zu Effektorzellen immunologischer Reaktionen (Abb. 41).

Durch die Makrophagen/Lymphozyteninteraktion werden bestimmte T-Lymphozyten zur Sekretion von mediatorähnlichen Substanzen, sog. *Lymphokinen,* stimuliert. Biochemisch handelt es sich um Glykoproteine unterschiedlichen Molekulargewichtes (Cohen und Yoshida 1979). Die meisten Erkenntnisse über die Wirkung von Lymphokinen wurden unter Laborbedingungen gewonnen. Die Bedeutung dieser Lymphozytenfaktoren für die Entstehung zellulärer Immunreaktionen in vivo ist noch nicht gesichert. Experimentelle Ansätze bestehen

1. im Nachweis von Lymphokinaktivität in vivo, z. B. im Serum von Patienten mit lymphoproliferativen Erkrankungen (Cohen et al. 1974),
2. in der exogenen Lymphokinzufuhr (Boros 1981) und
3. in der Verwendung von Anti-Lymphokin-Antikörpern (Adelman et al. 1979).

Der Nachweis der Lymphokinaktivität in vivo wird besonders dadurch erschwert, daß andere Mediatoren, die im Rahmen immunologischer Reaktionen frei werden, z. B. Faktoren aus dem Komplement-, Gerinnungs- und Fibrinolysesystem, lymphokinähnliche Wirkung entfalten (Roblin et al. 1977; Bianco et al. 1980; Geczy und Hopper 1981).

Lymphokine besitzen keine immunologische Spezifität. Ihr Wirkungsspektrum in vitro ist außerordentlich groß. Nach der Art ihrer Wirkung lassen sie sich einteilen in

1. Lymphokine mit Wirkung auf Zellwachstum und Zellproliferation,
2. Lymphokine, die die Zellwanderung beeinflussen,
3. Lymphokine, die den Funktionszustand von Zellen beeinflussen,
4. Lymphokine mit zellzerstörender und toxischer Wirkung (Altmann 1978; Houck et al. 1978; Cohen und Yoshida 1979).

Eine andere Einteilung richtet sich nach der Zielzelle, die sie beeinflussen (Tabelle 32).

In diesem Rahmen interessieren vor allem die Lymphokine, die das Verhalten des Makrophagen und des Lymphozyten modulieren.

Die am besten charakterisierten makrophagenwirksamen Lymphokine sind der sog. „migration inhibitory factor" (MIF) und der „macrophage activating factor" (MAF). Biochemisch konnten diese beiden Faktoren noch nicht eindeutig voneinander getrennt werden (David et al. 1980). Nach David et al. (1980) lassen sich zwei Formen von MIF unterscheiden:

1. pH-3-MIF (MG 65000 dalton, Esterase- und Trypsin-resistent)
2. pH-5-MIF (MG 25000 – 40000 dalton, Esterase- und Trypsin-empfindlich).

MIF hemmt in vitro die Makrophagenwanderung. MAF aktiviert Makrophagen. Die Folgen bestehen in Veränderungen ihrer morphologischen und biochemischen Charakteristika, in vermehrter endozytischer und sekretorischer Aktivität und gesteigerter Aktivität des Pentosephosphat-Zyklus. Insbesondere entwickeln die Zellen nach Lymphokinstimulation die Fähigkeit, fakultativ intrazelluläre Erreger abzutöten und bestimmte Tumorzellen zu zerstören (Vassalli und Reich 1977; Adelman et al. 1979; Johnston 1981; Meltzner 1981; Sobermann und Karnovsky 1981).

Die Empfänglichkeit für die Lymphokinstimulation scheint vom Differenzierungsgrad des Makrophagen abhängig zu sein. Nach Meltzner (1981) beschränkt sie sich auf relativ junge, kürzlich aus dem Blut eingewanderte Makrophagen. Andere Beobachtungen haben gezeigt, daß reife, phagozytierende Ma-

Tabelle 32. Lymphokine. (Rocklin 1974 (1); Weisbart et al. 1974 (2); Altman 1978 (4); Houck et al. 1978 (3); Colvin und Dvorak 1979 (6); David et al. 1980 (5); Cesario 1983 (8); Nathan et al. 1983 (9); Watson et al. 1983 (7))

Zielzelle	Lymphokin	Wirkung	Ref.
Mononukleäre Phagozyten	LDCF (lymphocyte derived chemotactic factor)	Chemotaxis	3
	MIF/MAF (migration inhibitory/macrophage activating factor)	Hemmung der Makrophagenwanderung Makrophagenaktivation	5
Lymphozyten	Interleukin II	Stimulation antigenabhängiger zellulärer und humoraler Immunantwort	7
	Interferon	Hemmung der Antikörperbildung	8, 9
	Lymphotaktin	Chemotaxis	3
	Lymphotoxin	Lyse verschiedener Zellkulturlinien	3
Neutrophile Granulozyten	LIF (leucocyte inhibitory factor)	Hemmung der Wanderung	1
	MEF (migration enhancement factor)	Förderung der Zellwanderung	2
Mastzellen	LNPF (lymph node permeability factor),	Degranulation	3
	SRF (skin reactive factor)	Erhöhung der Gefäßpermeabilität	
Basophile Granulozyten	BCF (basophil chemotactic factor)	Chemotaxis	6
Eosinophile	ECF (eosinophil chemotactic factor)	Chemotaxis	6

krophagen im Gegensatz zu Monozyten ansprechbar sind für die Stimulation durch MIF zur Monokinproduktion (LAF) (Hopper und Geczy 1980). Es gibt Hinweise für die Existenz spezifischer MIF/MAF-Rezeptoren auf der Makrophagenoberfläche (David et al. 1980). Die Ausbildung ist eine Funktion des Reifegrades des Makrophagen. Im anderen Fall wären auch bestimmte Subpopulationen, welche auf MIF-Stimulation reagieren, denkbar (Sorg und Neumann 1981).

Neben MIF/MAF wird ein Lymphokin mit chemotaktischer Wirkung für mononukleäre Phagozyten beschrieben (Houck et al. 1978).

Lymphokine stimulieren nicht nur den Makrophagen als Effektorzelle immunologischer Reaktionen, sondern sind auch als Mittlersubstanzen zwischen Lymphozyten an der Immunreaktion beteiligt (Farrar und Hilfiker 1982). Interleukin II, ein Glykoprotein mit einem Molekulargewicht von 30000 (Maus) und 15000 (Mensch), hat in der Regulation immunologischer Reaktionen zunehmend an Bedeutung gewonnen (Gillis 1983; Watson et al. 1983). Interleukin II ist ein Lymphokin, das die Proliferation antigen- und mitogenstimulierter T-Lymphozyten und Thymozyten induziert (Aarden et al. 1979; Watson et al. 1983) und T-Zellklone antigenunabhängig zum Wachstum bringt (Watson et al. 1983). Die Interleukin II-Sekretion erfolgt nach Stimulation der T-Zelle mit pflanzlichen Lektinen, vor allem aber durch Interleukin I aus Makrophagen (Farrar et al. 1980, Farrar und Hilfiker 1982). Es gibt Hinweise dafür, daß Interleukin II mit anderen beschriebenen Aktivitäten, z. B. TCGF (T-cell growth factor) identisch ist (Smith et al. 1980; Gillis 1983).

Eine zweite Mittlersubstanz ist offenbar das Immuninterferon. Es stimuliert den oxidativen Metabolismus in Makrophagen und fördert die Aktivität natürlicher Killerzellen. Darüber hinaus wird eine fördernde Wirkung auf die Entwicklung zytotoxischer T-Zellen beschrieben (Bloom 1980; Farrar et al. 1981; Nathan et al. 1983).

Die Folgen der Lymphokinstimulation in zellgebundenen Immunreaktionen können somit in der Anlockung weiterer Zellen, vor allem Makrophagen, bestehen, die als Effektorzellen

1. der unspezifischen Abwehr dienen und
2. durch ihre Beteiligung in der afferenten Phase der Immunreaktion die spezifische Immunantwort unterstützen und aufrechterhalten.

Diese Wechselbeziehung zwischen Makrophage und Lymphozyt ist möglicherweise eine wichtige Ursache für das Zusammentreffen zellulärer Immunreaktionen und lang andauernden entzündlichen Reaktionen wie chronische und chronisch-granulomatöse Entzündung (s. u.) (vgl. Abb. 41, 54, 55).

2.5.2.5 Chronische Entzündung und Makrophagentransformation

Entzündungen, in denen die Auflösung des entzündlichen Exsudates nicht unmittelbar im Anschluß an die zelluläre Exsudation erfolgt, erfahren in der Regel zwei charakteristische Veränderungen (vgl. Abb. 15, 16, 49, 52):

1. Das zelluläre Infiltrat wird zunehmend von mononukleären Zellen (Makrophagen, Lymphozyten) bestimmt.
2. Neben der exsudativen Komponente der Entzündung tritt die produktive Komponente, d. h. die Aktivität der Fibroblasten, mehr in den Vordergrund.

Handelt es sich von vornherein um schwer eliminierbare Noxen, z. B. bei Infektionskrankheiten mit intrazellulärer Keimansiedlung, so kommt es häufig zu zellgebundenen Überempfindlichkeitsreaktionen (Typ IV). Diese werden durch spezifisch sensibilisierte Lymphozyten vermittelt, die Lymphokine in ihre Umgebung freisetzen.

Charakteristisch ist auch hier die Ansammlung zahlreicher mononukleärer Phagozyten am Entzündungsort, sowie ein Einstrom vieler nicht spezifisch gegen das betreffende Antigen sensibilisierter Lymphozyten. Hier werden vor allem Lymphokine für die Makrophagenakkumulation verantwortlich gemacht, obwohl ihre Aktivität in vivo noch nicht eindeutig nachgewiesen ist (Boros 1981).

Tabelle 33. Beispiele für Noxen, welche nicht oder nur schwer eliminiert werden können. (Nach Muller 1981)

Mikroorganismen	Unlösliche Partikel	
	Exogen	Endogen
M. tuberculosis	Silikon	Uratkristalle
M. leprae	Asbest	Kalziumpyrophosphat
Listeria monozytogenes	Kohle	Haar
Treponema pallidum	Nahtmaterial	Eisen
Cryptococcus neoformans	(z. B. Nylon)	Kupfer
Leishmania donovani	Eisen	
Toxoplasma gondii	Beryllium	
Herpesvirus	Talkumpuder	
Schistosoma mansoni	Barium	

Danach dirigieren chemotaktische Lymphokine möglicherweise bevorzugt mononukleäre Phagozyten zum Entzündungsort, wo sie unter dem Einfluß beispielsweise von MIF (migration inhibitory factor) immobilisiert werden.

Lymphokine mit CSA-Aktivität sorgen möglicherweise für einen ständigen Nachschub mononukleärer Zellen aus dem Knochenmark (Moore et al. 1981).

Neben dem ständigen Einstrom mononukleärer Phagozyten wird auch ihre relative Langlebigkeit gegenüber neutrophilen Granulozyten ein Grund für das Vorherrschen bei länger andauernden entzündlichen Prozessen sein.

In begrenztem Umfang kann es sogar zur Proliferation reifer, ortsständiger Makrophagen kommen. Dies geschieht vor allem in einem Sonderfall zellvermittelter Überempfindlichkeitsreaktionen, den chronisch granulomatösen Erkrankungen (z. B. Tuberkulose, Lepra) (Carr 1978; Spector 1980).

Die besondere Leistung des Makrophagen in der chronischen Entzündung liegt vor allem in seiner Fähigkeit, seinen Aktivationsgrad zu steigern, d. h. das Spektrum seiner Aktivitäten zu ändern bzw. zu erweitern. Diese Wandelbarkeit wird besonders deutlich bei der Makrophagentransformation, wie sie bei den chronisch granulomatösen Erkrankungen vorkommt. Diese stellen meist Reaktionen auf besonders schwer eliminierbares Material dar (Tabelle 33; vgl. Abb. 29, 49, 54, 55) (Helpap 1983; Helpap und Vogel 1986).

Unter einem Granulom versteht man eine fokale entzündliche Reaktion auf schwer zu eliminierende Auslöser. Das Granulom setzt sich vorwiegend aus mononukleären Zellen unterschiedlichen Aktivationsgrades zusammen (Turk 1980). Nach Spector (1980) versteht man unter einem Granulom eine entzündliche Läsion, welche geprägt ist durch eine geordnete Ansammlung von Makrophagen, Makrophagenabkömmlingen und Zellen, welche mit den Makrophagen verwandt sind (Lymphozyten, Fibroblasten).

Granulome entstehen

1. nicht-immunologisch als Antwort auf
   a) nicht-toxische Fremdkörper, wie Plastik, Kohle, Eisen
   b) toxische Substanzen, wie Silikon, Asbest und
   c) über die Aktivation von C3 z. B. durch Carrageenan oder Kaolin.

Tabelle 34. Ultrastruktur mononukleärer Phagozyten. (Nach Turk 1980)

	Zirkulierende Monozyten	Makrophagen	Aktivierte Makrophagen	Epitheloid-zellen
RER	+	++	++	++++
Lysosomen	+	++	+++	++++
Mitochondrien	+	+	++	++++
Golgi-Apparat	+	++	+++	++++
Phagosomen	–	++	++++	+
Undulierende Zellmembran	+	++	++	++++
Mikrofilamente	+	++	+++	++++

2. als Ausdruck immunologischer Reaktivität (Turk und Narayanan 1981).

Entsprechend der immunologischen Abwehrlage lassen sich im letzten Fall zwei morphologische Formen unterscheiden (Spector 1980; Turk 1980):

1. eine tuberkulöse Form
   Sie ist gekennzeichnet durch wenige nachweisbare Erreger und zahlreiche Lymphozyten als Ausdruck einer starken zellulären Überempfindlichkeitsreaktion.

2. eine lepromatöse Form
   Hier sind zahlreiche Erreger, welche offenbar nicht eliminiert werden können, in den Makrophagen nachweisbar. Lymphozyten sind spärlich vorhanden oder fehlen.

Wesentlicher Bestandteil von Granulomen ist die Epitheloidzelle, in die sich der Makrophage transformieren kann (vgl. Abb. 31).

Epitheloidzellen besitzen einen rund-ovalen Zellkern mit feinem, randständigen Chromatin und einem großen, netzartig strukturierten Nukleolus (Turk 1980). Der zytoplasmatische Inhalt variiert von reich an rauhem endoplasmatischen Retikulum (rER) (Typ A) bis vesikelreich (Typ B) (Spector 1980). Funktionell sind Epitheloidzellen gekennzeichnet durch eine abnehmende Rezeptoraktivität verbunden mit verminderter Phagozytosefähigkeit. Die Epitheloidzelle zeichnet sich dagegen durch eine stark vermehrte sekretorische Leistung aus (Tabelle 34) (Turk 1980).

Makrophagen oder Epitheloidzellen vermögen darüber hinaus miteinander zu verschmelzen und mehrkernige Riesenzellen zu bilden (vgl. Abb. 28–32). Die Ursache dieses Verhaltens ist noch nicht genau geklärt. Zur Diskussion steht die gleichzeitige Aufnahme eines Partikels durch mehrere Zellen (Spector 1980). Lymphokine spielen hier möglicherweise ebenfalls eine Rolle. So wird ein Makrophagen-Fusions-Faktor (MFF) aus Lymphozyten beschrieben (Adelman et al. 1979).

Vielkernige Riesenzellen haben nur eine kurze Lebensdauer. Sie scheinen sich nur zu bilden, wenn junge Makrophagen zur Fusion zur Verfügung stehen und sind somit auf einen ständigen Zelleinstrom angewiesen. Mehrkernige Riesenzellen sind somit vor allem Bestandteile von Granulomen, die einen hohen Zellumsatz aufweisen, sog. „high turn-over Granulome“ (Spector 1979).

2.5.2.6 Die Bedeutung des mononukleären Phagozyten für den Entzündungsablauf

Die Bedeutung mononukleärer Phagozyten für den Entzündungsablauf beruht auf folgenden Gesichtspunkten:

1. auf den besonderen Eigenschaften des Makrophagen
   Dazu gehören
   a) seine Langlebigkeit
   b) seine Fähigkeit zu begrenzter ortsständiger Proliferation,
   c) die Steigerungsfähigkeit seiner funktionellen Aktivität und
   d) seine Fähigkeit zur Transformation.
2. auf seinen Wechselwirkungen mit den humoralen und zellulären Elementen der unspezifischen und spezifischen Immunabwehr.
   Hierzu zählen
   a) seine Wechselwirkung mit dem Komplementsystem und
   b) seine Funktion in der spezifischen Immunantwort als Regulator immunologischer Reaktionen und als Effektorzelle der spezifischen Immunabwehr.
   In beiden Fällen besteht die Möglichkeit einer Verstärkung entzündlicher Reaktionen durch positive Rückkopplungsmechanismen.
3. auf seiner Funktion, vor allem seiner sekretorischen Aktivität.
   Über seine sekretorische Aktivität dient der Makrophage der Erregerabwehr, stimuliert die Zellwanderung, sorgt für Zellnachschub aus dem Knochenmark, vermag die entzündliche Reaktion zu erweitern, und kann zur Gewebszerstörung wie zur Wundheilung beitragen.

Aus diesen Gesichtspunkten ergeben sich folgende Schlußfolgerungen:

1. Im regelrechten Entzündungsablauf sorgt der Makrophage für Erregerelimination, Resorption von nekrotischem Material und unterstützt die Wundheilung (vgl. Abb. 15, 16, 49).
2. Verstärkte Makrophagenaktivation (durch schwer eliminierbare Substanzen, fakultativ intrazelluläre Mikroorganismen, Entzündungen, die mit zellulären Überempfindlichkeitsreaktionen einhergehen, Autoimmunität) führt zu chronischer Entzündung, die sich möglicherweise durch die obengenannten Mechanismen selbst erhält. Die Folgen bestehen in pathologischer Gewebsdestruktion einerseits und verstärkter Proliferation bindegewebiger Elemente andererseits. Ein Beispiel dafür ist die rheumatoide Arthritis (Vaes et al. 1980).
3. Über Makrophagendysfunktionssyndrome ist im Gegensatz zu Funktionsstörungen neutrophiler Granulozyten wenig bekannt. Nach Cline (1978) beeinträchtigen Defekte der Chemotaxis oder des oxidativen Metabolismus in gleicher Weise die antimikrobielle Abwehr des Makrophagen. Zu einer Makrophagendysfunktion können daneben noch bestimmte Speicherkrankheiten und maligne Transformation gezählt werden (Schaefer 1981 b). Eine gestörte Makrophagenfunktion mit übermäßiger Phagozytose von Lipid, Bildung von Schaumzellen, Überlastung der Zellen und Zelluntergang wird auch bei der Pathogenese der Arteriosklerose diskutiert (Schaefer und Assmann 1980; Schaefer 1981 a).

Aus diesen Erkenntnissen haben sich bisher folgende therapeutische Ansätze für die Behandlung chronisch entzündlicher Erkrankungen ergeben:

1. kausal: Bekämpfung des Auslösers (z. B. antimikrobiell).
2. symptomatisch:
   a) Hemmung der Bindegewebsproliferation, z. B. durch Kortikosteroide,
   b) Hemmung der immunologischen Reaktion, die einen wesentlichen Verstärkermechanismus der Entzündung darstellen kann, z. B. durch Immunsuppressiva,
   c) Hemmung der Freisetzungsreaktion durch Stabilisierung zellulärer und lysosomaler Membranen, z. B. durch Kortikosteroide und
   d) im Tierversuch Steigerung der unspezifischen Abwehr (Makrophagen-Zytotoxizität) durch Immunstimulation, z. B. durch BCG-Infektion (Ellner und Mahmoud 1981).

2.5.3 Eosinophile Granulozyten

Zwei Gruppen von Erkrankungen gehen oftmals mit einer ausgeprägten Eosinophilie einher (Abb. 42):

1. anaphylaktische Reaktionen vom Soforttyp und
2. Infektionen mit Helminthen (Weller und Goetzl 1980).

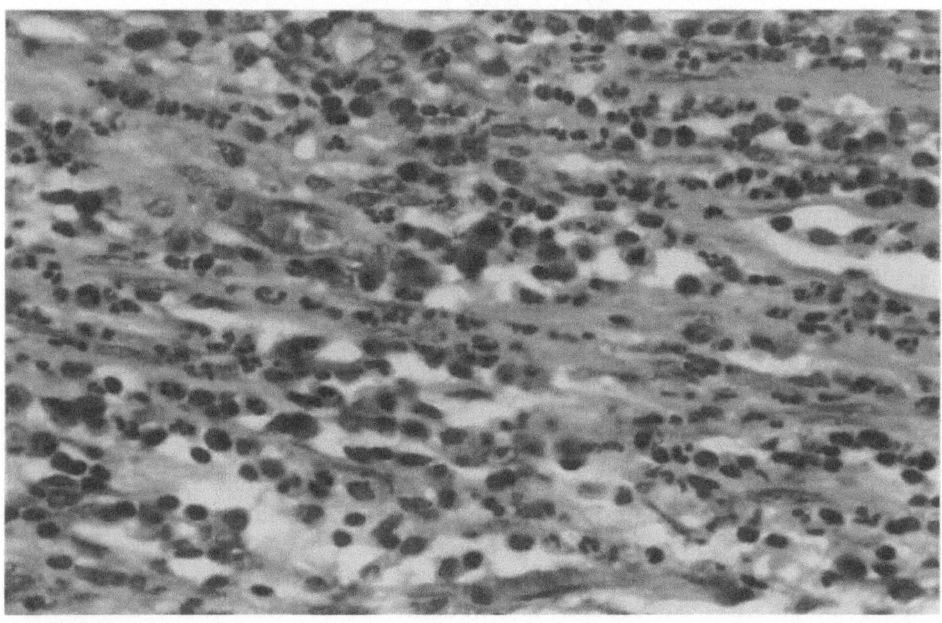

Abb. 42. Eosinophile Granulozyten bei hyperergisch-entzündlicher Reaktion. Haematoxylin-Eosin-Färbung, Vergr. 240mal

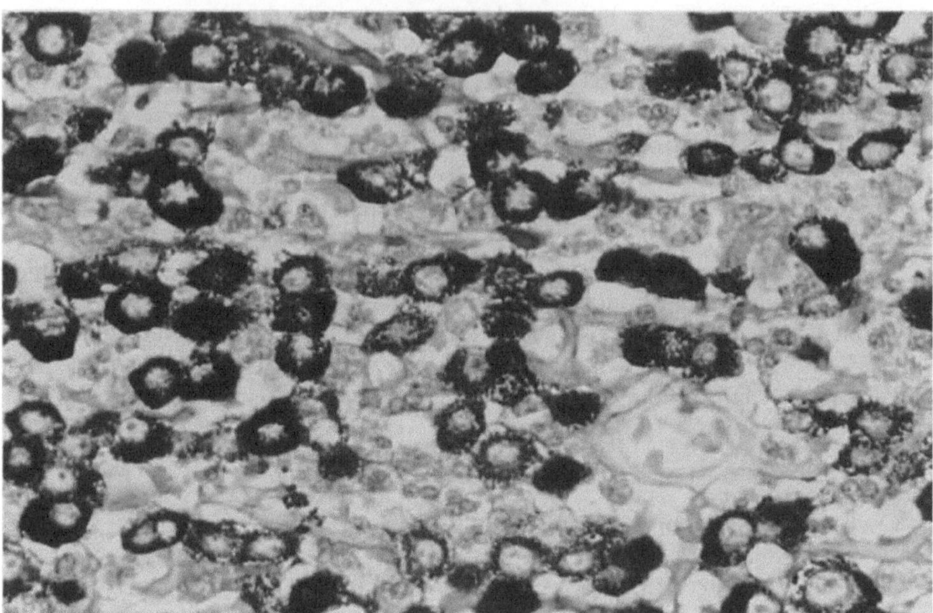

Abb. 43. Mastzellen (Mastozytose). Giemsa-Färbung, Vergr. 360mal

Eosinophile Granulozyten stammen ebenso wie neutrophile Granulozyten von einer Stammzelle im Knochenmark ab. Ihre Transitzeit durch das Knochenmark wird beim Menschen auf 3 d geschätzt. Ihre Halbwertszeit im Blut liegt bei 3–8 h. Eosinophile finden sich in der Haut, in den gastrointestinalen und bronchialen Schleimhäuten, im Uterus und anderen Geweben, wo sie mehrere Tage verweilen (Sullivan 1979; Weller und Goetzl 1980).

Eosinophile sind gegenüber neutrophilen Granulozyten besonders gekennzeichnet durch zwei Typen von Granula:

1. große, ovale Granula mit einem kristallinen Zentrum, das von einer weniger dichten Matrix umgeben ist und
2. kleine, homogene Granula (Goetzl et al. 1979; Sullivan 1979).

Hauptinhaltsstoff der großen Granula ist ein Protein, MBP (major basic protein) mit einem Molekulargewicht von 9200–11000 dalton. MBP tritt mit zahlreichen anderen Molekülen in Wechselwirkung. Darüber hinaus enthalten Eosinophilengranula zahlreiche Enzyme, wie z. B. Peroxidase, Arylsulfatase, Phospholipasen, saure Phosphatase, Beta-Glukuronidase, Ribonuklease und Kathepsin (Sullivan 1979; Weller und Goetzl 1980).

Eosinophile können über verschiedene Reaktionen ins Entzündungsfeld gelangen, über IgE-vermittelte Reaktionen und lymphozytenvermittelte Reaktionen (Weller und Goetzl 1980). Im Vordergrund steht wohl die Rekrutierung Eosinophiler an den Ort IgE-vermittelter Überempfindlichkeitsreaktionen. Dies ist möglicherweise dadurch zu erklären, daß die Mastzelle nach Stimulation über IgE-Rezeptoren zahlreiche Faktoren abgibt, die die Wanderung Eosinophiler beeinflussen (Abb. 43).

ECF-A (eosinophil chemotactic factor of anaphylaxis), ein Tetrapeptid aus Mastzellen, Basophilen und Neutrophilen, gilt als bevorzugter chemotaktischer Faktor für Eosinophile (Altmann 1978). Nach Goetzl et al. (1979, 1980b) besitzt er jedoch größere Bedeutung für die Ausbildung von C3b-Rezeptoren auf der Oberfläche Eosinophiler. In hohen Konzentrationen vermag er Eosinophile sogar unempfindlich gegenüber chemotaktischer Stimulation zu machen.

Chemotaktische Wirkung für Eosinophile besitzen auch Monohydroxyfettsäuren (HETEs) (Goetzl und Gorman 1978; Goetzl 1978). Eosinophile vermögen HETEs selbst zu synthetisieren (Goetzl et al. 1980b). Möglicherweise dienen endogen gebildete HETEs der Regulation intrazellulärer Prozesse. So steigt die intrazelluläre Konzentration nach Stimulation Eosinophiler mit Komplement. Pharmakologische Hemmung der Lipoxygenase vermindert die chemotaktische und chemokinetische Antwort auf Komplement. Indomethazin, ein Hemmstoff der Zyklooxygenase, dem zweiten Enzym auf dem Stoffwechselweg der Arachidonsäure, fördert hingegen die chemotaktische Antwort (Goetzl et al. 1980a).

Monohydroxyfettsäuren fördern zudem in vitro die Ausbildung von C3b-Rezeptoren auf der Eosinophilenoberfläche.

Histamin wirkt chemokinetisch und fördert die Antwort Eosinophiler auf chemotaktische Stimuli über H1-Rezeptoren. Über H2-Rezeptoren wird eine Hemmung der chemotaktischen Antwort beschrieben (Clark et al. 1977). Als weitere Mastzellfaktoren mit chemotaktischer Wirkung auf Eosinophile werden Peptide und Lipidfaktoren genannt (Goetzl et al. 1979).

Prostaglandin D2 fördert die Eosinophilenwanderung. In hohen Konzentrationen wirkt es inhibitorisch.

Neben Mastzellfaktoren üben auch Komplement und Faktoren aus Lymphozyten chemotaktische Wirkung auf Eosinophile aus (Altman 1978).

Die Funktion Eosinophiler in der Entzündung ist noch weithin unklar. Eosinophile sind wie Neutrophile zu Phagozytose, respiratory burst und Degranulation ihres lysosomalen Inhalts befähigt.

Tabelle 35. Zur Diskussion stehende regulatorische Funktionen Eosinophiler in der Entzündung und Überempfindlichkeitsreaktion vom Soforttyp. (Mod. n. Goetzl et al. 1979)

Eosinophiler Granulozyt		Mastzelle
1. *Inaktivation von Mastzellfaktoren*		Mastzellfaktoren
Histaminase	→	Histamin
MBP (major basic protein)	→	Heparin
Arylsulfatase B Peroxidase	→	SRS-A (Slow reacting substance of anaphylaxis) oder Leukotrien C, D
Phospholipase D	→	PAF (platelet-activating factor)
Lysophospholipase	→	Lysophospholipide
2. *Hemmung der Mastzellfunktion* Prostaglandin E1, E2		Degranulation
3. *Phagozytose von Mastzellmaterial*		

Ihre Hauptfunktion dürfte vermutlich in der Abtötung von Parasiten liegen, indem sie die Mastzelle über IgE-Rezeptoren zur Degranulation bringen, oder von Helminthen, die zelluläre Immunreaktionen induzieren (Weller und Goetzl 1980). Die Beladung der Erreger mit IgG und C3b kann die Bindung an herbeigelockte Eosinophile dabei fördern (Goetzl et al. 1979). Als verantwortliche Substanz für die Abtötung wird vor allem das MBP angesehen (Sullivan 1979).

Unklar ist bislang, ob Eosinophile möglicherweise eine regulatorische Rolle in der Entzündung übernehmen. So geben Eosinophile zahlreiche Enzyme ab, welche Mastzellfaktoren inaktivieren (Goetzl et al. 1979; Henderson et al. 1982) (Tabelle 35). In quantitativer Hinsicht scheint diese Fähigkeit jedoch unbedeutend (Sullivan 1979). Eine mögliche Bedeutung bei der Dämpfung anaphylaktischer Reaktionen in vivo bedarf daher weiterer Abklärung.

2.5.4 Basophile Granulozyten

Basophile Granulozyten machen etwa 0,5–1% der zirkulierenden Leukozyten aus. Ihre Hauptaufgabe besteht in der Vermittlung anaphylaktischer Reaktionen vom Soforttyp, die durch IgE-Antikörper vermittelt werden.

Auf ihrer Zelloberfläche bilden sie IgE-Rezeptoren aus, zu denen die IgE-Moleküle eine hohe Affinität zeigen (Mac Glashan et al. 1983). Die Rezeptordichte korreliert mit dem Serum-IgE-Spiegel.

Neben IgE-Rezeptoren werden Hormonrezeptoren beschrieben, die die Zellfunktion offenbar über den intrazellulären cAMP-Spiegel regulieren (Betaadrenerge Substanzen, PGE2, Adenosin, Histamin (H2)) (Mac Glashan et al. 1983).

Eine vermehrte Ansammlung Basophiler im Gewebe findet sich auch bei allergischen Reaktionen vom verzögerten Typ, Kontaktallergien und beim M. Crohn (Dvorak und Dvorak 1979).

Die Bedeutung des Basophilen in der Entzündung wird vermutlich durch seine zahlreichen Synthese- und Speicherprodukte bestimmt (Tabelle 36), welche die entzündliche Reaktion modulieren. Die Freisetzung erfolgt außer über IgE-Reaktionen auch durch mechanische oder chemische Alteration, Immunglobulin G oder Komplement (Soter und Austen 1977; Hugli und Müller-Eberhard 1978; Busse 1979).

Tabelle 36. Mediatoren und Enzyme basophiler Granulozyten. (Mod. nach Dvorak und Dvorak 1979)

Histamin
PAF (platelet-activating factor)
= AGEPC (acetyl-glyceryl ether phosphorylcholine)
ECF (eosinophil chemotactic factor)
Prostaglandin D2
Leukotrien C, D
Thromboxan B2
Neutrale Proteasen und Esterasen
Plasminogenaktivator
Peroxidase

Im Rahmen der anaphylaktischen Degranulation wird vor allem Histamin freigesetzt (Dvorak et al. 1983).

Derivate der Arachidonsäure werden in geringerem Umfang gebildet. Hier handelt es sich vorwiegend um PGD 2 und Thromboxan B 2 (Goetzl 1980; Mac Glashan et al. 1983).

Lipoxygenaseprodukte funktionieren möglicherweise als intrazelluläre Modulatoren. Dafür spricht, daß Indomethazin, ein Hemmstoff der Zyklooxygenase, die Histaminfreisetzung fördert, während Hemmstoffe beider Wege die Freisetzung hemmen (Newball und Lichtenstein 1981).

Außerdem wird ein plättchenaktivierender Faktor (AGEPC) beschrieben, der im Vergleich zur Mastzelle jedoch sehr geringe Aktivität zeigt. Seine Funktion besteht in Thrombozytenaktivation und Stimulation neutrophiler Granulozyten (Mc Manus et al. 1981; Jouvin-Marche et al. 1982).

Die Folgen der Degranulation Basophiler sind Kontraktion glatter Muskulatur (Histamin, Leukotrien C, D), Ödembildung (Histamin, SRS-A), Plättchenaktivation (PAF) und Anlockung von Eosinophilen (ECF-A). Über die Ausschüttung von Plasminogenaktivator vermögen Basophile in Gerinnungs- und Fibrinolysevorgänge einzugreifen.

2.6 Strategien der Erreger gegen die Abwehrmechanismen des Wirtsorganismus

Der Verlauf entzündlicher Erkrankungen hängt ab von den Abwehrmechanismen des Wirtsorganismus einerseits und den Aggressionsfaktoren andererseits.

Mikroorganismen haben eine Reihe von Strategien entwickelt, diese Abwehrmechanismen zu umgehen und den Organismus oder bestimmte Organe zu schädigen. Folgende Fähigkeiten der Erreger sind dabei von besonderer Bedeutung (Abb. 44):

1. die Fähigkeit, in den Organismus, ins Blut oder in bestimmte Gewebe einzudringen und sich dort auszubreiten (*Invasionsfaktoren*) (Mims 1981),
2. die Fähigkeit, humorale und zelluläre Abwehrmechanismen des Organismus zu überwinden (Block und Georgopoulos 1984),
3. die Fähigkeit, sich im Wirtsorganismus zu vermehren (Mims 1981) und
4. die Fähigkeit, körpereigene Zellen direkt zu schädigen oder Entzündungsmechanismen auszulösen, die den Organismus indirekt schädigen (Berry 1982; Clark 1982; Block und Georgopoulos 1984).

Diese Fähigkeiten erlangen die Mikroorganismen durch folgende Merkmale:

1. *Oberflächencharakteristika* in Form bestimmter Polysaccharide, Phospholipide oder Membranproteine. Sie bilden zum Teil morphologisch erkennbare Strukturen wie Polysaccharidkapseln, Pili oder Fimbrien, d. h. Proteinketten, die in die Umgebung hineinragen (Braun 1984; Turk 1984). Das Bauprinzip dieser Oberflächencharakteristika ist zum Teil fest im Genom der Mikroorganismen verankert. Zum Teil werden sie auf extrachromosomal gelegenen

1. Invasion in Gewebe und Blut

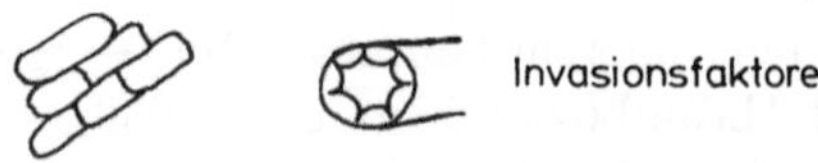

2. Überwindung körpereigener Abwehrmechanismen:
- Interferenz mit Komplement
- Hemmung der Phagozytenfunktionen:

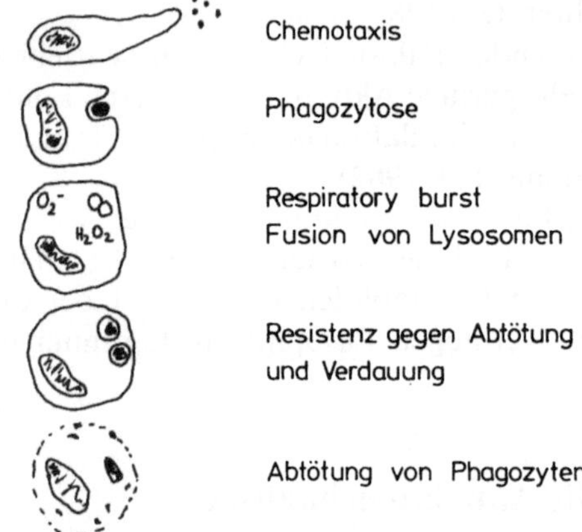

- Hemmung der spezifischen Immunantwort: Immunsuppression

3. Direkte Zell- und Gewebsschädigung

4. Indirekte Zell- und Gewebsschädigung: Induktion von Entzündung

Abb. 44. Strategien von Mikroorganismen gegenüber den Wirtsorganismen. (Mod. nach Mims 1981)

Genketten (*Plasmiden*) kodiert und stellen damit übertragbare Virulenzfaktoren dar (Moll et al. 1980).
2. *Sekretionsprodukte* wie Exotoxine und Enzyme.

Invasionsfaktoren
Die Beobachtung, daß bestimmte Gewebe oder Organe von bestimmten Mikroorganismen (Bakterien, Viren, Protozoen, Pilzen) bevorzugt befallen werden, hängt offenbar mit der Fähigkeit der Mikroorganismen zusammen, in dieses Gewebe einzudringen. Hierfür werden vor allem ihre Oberflächenstrukturen verantwortlich gemacht.

So begünstigt der Kapseltyp b von Hämophilus influenzae die Invasion des Erregers in Blut und Gewebe gegenüber ungekapselten Formen und anderen Kapseltypen (Turk 1984).

Pili, d. h. Proteine, die mit kohlehydrathaltigen Proteinen und komplexen Proteinen auf der Bakterienoberfläche verbunden sind, fördern offenbar die Entstehung aszendierender Infektionen im Urogenitaltrakt (Silverblatt 1974) oder die Kolonisation im Nasopharynxbereich (Turk 1984). Andererseits ist die

Virulenz pilitragender Erreger im Gewebe eher herabgesetzt. Dies ist möglicherweise mit einer durch Pili begünstigten Phagozytoseaktivität der Phagozyten erklärbar (Silverblatt und Ofek 1983).

Die Virulenz von Mykoplasma pneumoniae wird zumindest teilweise durch das Haftvermögen an Zellen des Respirationstraktes und die anschließende Zerstörung der Zellmembran bestimmt. Die Bindung erfolgt über Proteine, die in Form von Filamenten Zellausläufer bilden. Durch den Einsatz von Antikörpern gegen diese Bindungsstellen wird die Virulenz des Erregers herabgesetzt (Brunner 1984). Neben den Oberflächenstrukturen begünstigen auch von den Mikroorganismen sezernierte Enzyme die Invasion und Ausbreitung im Gewebe.

Seit langem bekannt sind die Enzyme Hyaluronidase und Streptokinase der Streptokokken, die für die Ausbreitung der Erreger im Interstitium von Bedeutung sind (Mims 1981).

Hämophilus influenzae sezerniert wie auch Pneumokokken, Meningokokken und Gonokokken IgA 1-Proteasen, die vom Wirt gebildetes IgA zerstören und damit möglicherweise eine Kolonisierung mit Erregern begünstigen (Turk 1984).

Die Kenntnis über die Oberflächencharakteristika von Mikroorganismen, ihre Bedeutung für die Bindungsfähigkeit im Gewebe und die Virulenz ermöglicht neue therapeutische Aspekte. So kann die Verhinderung einer erfolgreichen Bindung die Virulenz des Erregers herabsetzen. Ein Beispiel dafür sind die von Brunner (1984) beschriebenen Antikörper gegen Oberflächenproteine von Mykoplasma pneumoniae. Auch im Hinblick auf die Infektionsprophylaxe, die Impfung, ergibt sich nach Brunner (1984) folgender Vorteil. Auf Grund der weiten Verbreitung von Glykolipiden kann es bei einer Immunisierung mit vollständigen Organismen auch zu Reaktionen gegen körpereigene Gewebe kommen. Impfung mit Bakterienkomponenten induziert dagegen spezifische Antikörper gegen die Bindungsproteine, wodurch die Möglichkeit des Auftretens dieser Nebenwirkung herabgesetzt ist.

Strategien gegen humorale und zelluläre Abwehrmechanismen

Dringt ein Erreger in die Blutbahn oder in das Gewebe ein, so hat er sich mit dem humoralen Abwehrsystem (Komplement, Antikörper) und dem zellulären Abwehrsystem (Phagozyten, spezifische immunkompetente Zellen) des Organismus auseinanderzusetzen.

Eine Beeinträchtigung der humoralen Abwehr gelingt insbesondere durch die Interferenz mit komplementabhängigen Abwehrfunktionen.

So verhindern O-Antigene, das sind Lipopolysaccharide gramnegativer Bakterien, vor allem eine Aktivierung der Komplementkaskade über den alternativen Komplementweg. Es resultieren verminderte Opsonierung und Abtötung von Bakterien insbesondere in der Frühphase einer Infektion, wenn noch keine Antikörper vorhanden sind (Block und Georgopoulos 1984).

Resistenz gegen Serumbakterizide und in-vitro-Phagozytose wird auch für Bakterien mit Polysaccharidkapseln beschrieben, z. B. für das K (capsular)-Antigen von Escherichia coli oder die Polysaccharidkapsel von Bacteroides fragilis (Verweij-van Vught et al. 1983, 1984; Connolly et al. 1984). Diskutiert werden eine verminderte Aktivierung des alternativen (B. fragilis) und des klassischen Komplementweges (E. coli).

Membranproteine, z. B. das M+-Protein aus Streptokokken, bieten ebenfalls einen Schutz vor Opsonierung über den alternativen Komplementweg (Block und Georgopoulos 1984). Unklar ist bislang, auf welche Weise die Beeinträchtigung erfolgt, ob dadurch z. B. Bindungsstellen für Komplement maskiert werden oder ob Komplement inaktiviert wird. Einige Stämme von E. coli verfügen neben dem O-Antigen in der äußeren Bakterienmembran auch über das tra-T-Protein, ein Lipoprotein (MG 25000), das eine Resistenz gegen Abtötung durch Komplement vermittelt. Es beeinträchtigt die Komplementaktivierung sowohl über den alternativen als auch den klassischen Komplementweg (Block und Georgopoulos 1984). Es wird genetisch in Form eines Plasmids kodiert (Moll et al. 1980). Weitere Plasmide, die eine Resistenz gegen komplementbedingte Bakteriolyse vermitteln, werden beschrieben (Ogata und Levine 1980).

Einer Abwehr durch Phagozyten (Granulozyten, Makrophagen) begegnen Mikroorganismen auf mannigfaltige Weise.

Interferenz mit der chemotaktischen Wanderung der Zellen

Pneumolysin, ein Toxin aus Streptokokkus pneumoniae, hemmt die ungerichtete und die chemotaktische Wanderung neutrophiler Granulozyten (Paton und Ferrante 1983).

Capnocytophaga species, Bacteroides species, Actinobacillus actinomycetemcomitans und Fusobacterium nucleatum, Bakterien der Mundflora, sezernieren Faktoren, welche die chemotaktische Wanderung neutrophiler Granulozyten spezifisch hemmen. Der Verlauf der Dosis-Antwortkurve spricht dabei für eine kompetitive Hemmung der Bindung chemotaktischer Faktoren (hier das synthetische chemotaktische Peptid FMLP) am Rezeptor (Van Dyke et al. 1982).

Streptokokken der Gruppe A, die das M+-Protein auf der Oberfläche tragen, hemmen die chemotaktische Antwort neutrophiler Granulozyten 130mal stärker als M-negative Streptokokken. Die experimentellen Daten zeigen, daß die Hemmung auf einem Oberflächencharakteristikum der Bakterien beruht (Wexler et al. 1983). Eine unterschiedliche Fähigkeit zur Komplementaktivierung wird dabei ausgeschlossen. Andererseits ist die Funktionsweise eines zellgebundenen Inhibitormoleküles bisher ungeklärt.

Vorinkubation menschlicher neutrophiler Granulozyten mit Echoviren Typ 9 hemmt selektiv die chemotaktische Wanderung als Antwort auf Signale wie das Peptid f-Met-Leu-Phe oder zymosanaktiviertes Serum. Der Hemmechanismus ist bisher unklar. Möglicherweise bietet dieses Ergebnis jedoch eine Erklärung für das Fehlen von Granulozyten in der Histologie vieler viraler Erkrankungen (Bültmann et al. 1981; Bültmann und Gruler 1983).

Interferenz mit dem Phagozytosemechanismus

Eine Hemmung des Phagozytosemechanismus ist erstens denkbar durch Oberflächenstrukturen von Mikroorganismen, die eine erfolgreiche Bindung als Voraussetzung für die Phagozytose verhindern, und zweitens durch Sekretion von Bakterienprodukten (Exotoxine), die sich an die Leukozytenoberfläche binden und dadurch die Funktion der Zellen beeinträchtigen.

Der Einfluß von Oberflächenstrukturen als antiphagozytäre Faktoren (Polysaccharidkapseln, O-Antigene) wurde bereits beschrieben. So führt eine mangelhafte Stimulation des alternativen Komplementweges zu mangelhafter Opsonierung und damit zu herabgesetzter Phagozytoseaktivität. Dies wird besonders deutlich bei Patienten mit Agammaglobulinämie, die gehäuft an Infektionen mit Streptokokken und gekapselten Bakterien erkranken, da ihnen die Möglichkeit der Opsonierung über den klassischen Komplementweg ebenfalls fehlt (Mims 1981).

Diphterietoxin hemmt die Phagozytoseaktivität menschlicher Makrophagen durch Hemmung der Proteinsynthese (D'Onofrio und Paradisi 1983).

Die Ergebnisse beim Alphatoxin aus Staphylokokken sind dagegen widersprüchlich. Während in einem Fall keine Hemmwirkung beobachtet werden konnte (D'Onofrio und Paradisi 1983), wird in anderen Studien eine Hemmwirkung im nicht-toxischen Dosisbereich beschrieben (Mc Gee et al. 1983).

Als Wirkmechanismus der Toxine auf die Zellen steht neuerdings die Interferenz mit dem Adenylatzyklasesystem der Zellwand im Vordergrund des Interesses (s. u.).

Interferenz mit der lysosomalen Fusion und der Synthese toxischer Sauerstoffmetabolite (respiratory burst)

Eine Hemmung der lysosomalen Fusion mit der phagozytären Vakuole wird beim virulenten Mykobakterium tuberculosis, bei Toxoplasma gondii, Aspergillus flavus und Chlamydien beschrieben (Mims 1981; Mosser und Edelson 1984). Der Mechanismus ist noch weitgehend unklar.

Pneumolysin verursacht eine Hemmung des respiratory burst in menschlichen neutrophilen Granulozyten (Paton und Ferrante 1983). Alphatoxin aus Staphylokokken hemmt in nicht-toxischen Dosen den respiratory burst in Makrophagen (Mc Gee et al. 1983). Auch hier spielt die Beeinträchtigung des Adenylatzyklasesystems möglicherweise eine entscheidende Rolle.

Resistenz gegen Abtötung und Verdauung

Einige Mikroorganismen widerstehen der intrazellulären Abtötung und Verdauung und sind sogar auf die intrazelluläre Vermehrung spezialisiert (Tabelle 37) (Mims 1981). Über den Mechanismus ist wenig bekannt. Vermehrungsort ist vor allem der langlebige Makrophage.

Beeinträchtigung der spezifischen Immunantwort

Eine Beeinträchtigung der spezifischen Immunabwehr kommt vor allem bei Infektionserregern vor, die sich in Makrophagen oder im lymphatischen Gewebe vermehren, wie z. B. Viren, manchen Bakterien und Protozoen (Mims 1981).

Möglicherweise verhindert das intrazelluläre Vorkommen der Erreger bei einigen Mikroorganismen die Induktion einer spezifischen Immunantwort.

Bei Viren wird dagegen auch eine direkte Immunsuppression durch die direkte Beeinflussung immunkompetenter Zellen beschrieben, indem aus infizierten Zellen lösliche, bisher nicht näher definierte Faktoren abgegeben werden, die die Immunantwort hemmen (Friedman et al. 1983).

Die Mechanismen der Immunsuppression sind noch weitgehend unbekannt. Mögliche Hinweise für die Beeinflussung der Zellfunktion durch Viren liefert

Tabelle 37. Beispiele für Mikroorganismen, die sich regelmäßig in Makrophagen vermehren. (Nach Mims 1981)

Viren	Viren vom Typ der Herpesviren Hepatitisviren von Mäusen Masern-, Staupevirus Pockenviren LCM-Virus Milchsäuredehydrogenasevirus von Mäusen
Rickettsien	R. rickettsii R. prowazeki
Bakterien	M. tuberculosis M. leprae Listeria monozytogenes Brucella species
Pilze	Cryptococcus neoformans
Protozoen	Leishmanien Trypanosomen Toxoplasmen

das Studium viraler Tumorgene (Onkogene) aus RNA-Tumorviren (Retroviren).

Virale Onkogene sind Genabschnitte im Genom des Virus, die bei Aktivierung in infizierten Zellen eine maligne Transformation verursachen. Bisher sind etwa 18 virale Onkogene bekannt (Fenoglio und Lefkowitsch 1983; Pünter 1983).

Die DNA-Sequenzen der viralen Onkogene weisen große Ähnlichkeit zu DNA-Sequenzen im Genom normaler Körperzellen auf. Mit großer Wahrscheinlichkeit stammen die viralen Onkogene von diesen zellulären Vorläufer-DNA-Sequenzen (zelluläre Tumorgene) ab und wurden während der Wirtspassage vom Virus erworben (Hehlmann et al. 1983; Marx 1984).

Über die Proteine („Krebsproteine"), welche die Tumorgene kodieren, ist zur Zeit noch wenig bekannt. In einigen Fällen handelt es sich um Proteinkinasen (Fenoglio und Lefkowitsch 1983; Hehlmann et al. 1983; Land et al. 1983; Pünter 1983; Marx 1984). Einige Proteine haben große Ähnlichkeit mit Wachstumsfaktoren, z. B. das sis-Genprodukt des „simian sarcoma virus" mit dem Plättchenwachstumsfaktor (Marx 1984). Möglicherweise üben diese Proteine als Produkte zellulärer Tumorgene in geringen Mengen oder zu bestimmten Zeitpunkten eine Funktion bei der normalen Zelldifferenzierung aus.

Über den Mechanismus der Transformation in malignes Wachstum gibt es verschiedene Hypothesen (Hehlmann et al. 1983; Land et al. 1983; Marx 1984):

1. Transformation entsteht aus einer übermäßigen Expression von Genen, woraus eine zu hohe Syntheserate transformierender Proteine resultiert. Eine vermehrte Bildung oder Aktivierung von Wachstumsfaktoren wäre hier zu diskutieren.
2. Die Gensequenz zwischen dem zellulären Vorläufer und dem viralen Tumorgen ändert sich. So führt der Austausch eines einzigen Nukleotids (Punktmutation) zur Entstehung des T24-Blasenkarzinoms (Tabin et al. 1982; Taparowsky et al. 1982).

3. Das Virus funktioniert als Induktor für die Aktivierung zellulärer Tumorgene, die unter nichtinfektiösen Bedingungen inaktiviert bleiben. Dieser Mechanismus der Tumorbildung wird bei der Induktion von Leukosen durch das ALV (chronic avian leucosis)-Virus beschrieben (Hayward et al. 1981).

Die genauen Mechanismen der Zellsteuerung durch Viren bedürfen weiterer zukünftiger Abklärung.

Für den klinischen Verlauf ergeben sich jedoch durch die Beeinträchtigung der immunologischen Abwehr wichtige Folgen, wie z. B. herabgesetzte antimikrobielle Abwehr bei Virusinfektionen, vermehrte Empfänglichkeit für Superinfektionen oder die Reaktivierung latenter infektiöser Prozesse (Friedman et al. 1983).

Zell- und Gewebsschädigung

Zahlreiche Bakterien üben eine direkte schädigende Wirkung auf Wirtszellen aus, indem sie toxische Produkte sezernieren. Als Mechanismen der Toxinwirkungen wurden bisher z. B. Zellmembranschädigungen und Schädigung der Lysosomen beschrieben (Mims 1981).

Neuerdings steht vor allem die Interferenz der Toxine mit dem Adenylatzyklasesystem der Zellen im Vordergrund des Interesses.

Nach Kather und Aktories (1983) werden zwei Hauptgruppen von Toxinen unterschieden:

1. ADP-Ribosyltransferasen und
2. Invasive Adenylatzyklasen.

Zur ersten Gruppe zählen z. B. Choleratoxin, hitzelabiles Enterotoxin aus E. coli und Islet activating protein (IAP) aus Bordetella pertussis (Neter 1982; Kather und Aktories 1983).

Um den Wirkmechanismus zu verstehen, sei das Adenylatzyklasesystem der Zelle kurz erläutert. Es besteht aus drei Untereinheiten (Abb. 45):

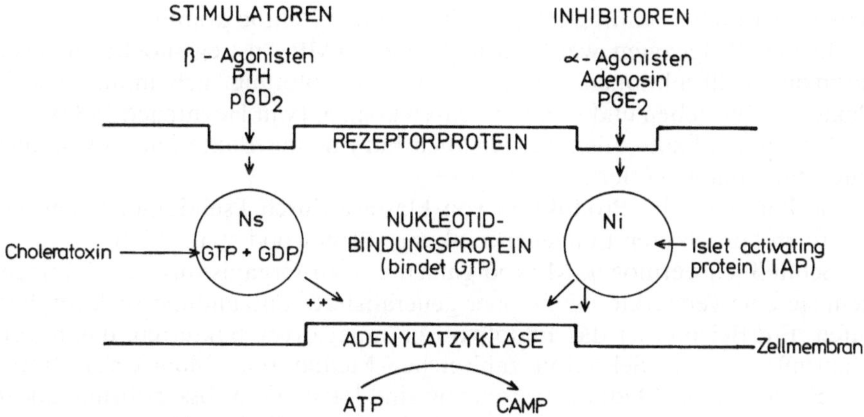

Abb. 45. Modell für die Wirkung bakterieller Toxine auf das Adenylatzyklase-System der Zellmembran. (Mod. nach Kather und Aktories 1983)

1. dem Rezeptorprotein, an das sich Stimulatoren und Inhibitoren der Zellfunktion anlagern können,
2. einer katalytischen Untereinheit, welche die Umwandlung von Adenosintriphosphat (ATP) in zyklisches Adenosinmonophosphat (cAMP) katalysiert und
3. einem oder mehreren Nukleotidbindungsproteinen, die als Antwort auf eine Rezeptorstimulation Nukleotide, z. B. Guanosintriphosphat (GTP), binden und dadurch die Adenylatzyklase aktivieren.

Choleratoxin überträgt als ADP-Ribosyltransferase ADP-Ribose von Nikotinamiddinukleotid (NAD) auf das GTP-bindende Protein. Dadurch wird eine Hydrolyse von GTP in GDP und P verhindert. Das bedeutet, der regulatorische Feedbackmechanismus wird gehemmt. Bei einer Rezeptorstimulation kommt es zur irreversiblen Aktivierung und damit zu einer cAMP-Akkumulation, welche die normale Zellfunktion offenbar beeinträchtigt (Van Heyningen 1982; Kather und Aktories 1983; Gemmel 1984).

Nach Kather und Aktories (1983) hat IAP aus B. pertussis einen etwas abweichenden Wirkmechanismus. IAP überträgt ADP-Ribose offenbar auf ein anderes GTP-bindendes Protein, das inhibitorische Impulse übermittelt (Houslay 1983; Kather und Aktories 1983). Möglicherweise wird durch IAP die hemmende Wirkung von Inhibitoren beeinträchtigt, woraus indirekt ebenfalls eine vermehrte Aktivierung des Adenylatzyklasesystems resultiert.

Zur zweiten Gruppe der Toxine, den invasiven Adenylatzyklasen, zählen beispielsweise ein zweites Toxin aus B. pertussis sowie Anthratoxin.

Anthratoxin besteht aus drei Untereinheiten, einem Bindungsprotein, einem Letalfaktor und dem Ödemfaktor, einer Adenylatzyklase. Nach bisherigen Erkenntnissen erfolgt die Invasion des Toxins mit Hilfe des Bindungsproteins. In der Zelle erfolgt sodann eine Aktivierung der bakteriellen Adenylatzyklase mit Hilfe eines im Zellinnern lokalisierten Gewebsfaktors, bei B. pertussis dem Kalmodulin (Leppla 1982; van Heyningen 1982). Die Folge ist ein Ansteigen der intrazellulären cAMP-Konzentration über das 200fache der Norm.

Dieser cAMP-Anstieg mag wiederum einen Einfluß auf den Ionentransport haben, wodurch es schließlich zu Zellödem und Zelltod kommt.

In den Phagozyten werden durch den cAMP-Anstieg möglicherweise die normalen Zellfunktionen, wie z. B. Bakterienabtötung, gehemmt, so daß die Bakterien überleben und sich vermehren können (van Heyningen 1982).

Neben den Exotoxinen werden auch Enzyme aus Bakterien als wichtige Virulenzfaktoren diskutiert.

So korreliert die Produktion von Elastase durch Pseudomonas aeruginosa positiv mit der akuten Lungenerkrankung (Blackwood et al. 1983).

Schließlich vermögen Mikroorganismen den Organismus zu schädigen, indem sie eine verstärkte lokale oder generalisierte Entzündungsreaktion hervorrufen. Ein Beispiel ist das Endotoxin gramnegativer Bakterien, das bevorzugt Makrophagen zur Sekretion zahlreicher Mediatoren (Monokine) stimuliert. Die Folgen dieser Mediatorfreisetzung sind lokale Gewebszerstörung und/oder Proliferation sowie generalisierte Reaktionen wie Fieber, Hypoglykämie, Verbrauchskoagulopathie und kardiovaskuläre Effekte (Berry 1982; Clark 1982).

2.7 Die reparativ-proliferative Phase

Kurze Zeit nach Beginn der exsudativen, entzündlichen Reaktion setzen im normalen Entzündungsablauf bereits reparative Vorgänge ein, ohne daß ein scharfer Übergang von der einen in die andere Phase erkennbar ist.

Reparative Vorgänge dienen der Wiederherstellung des zerstörten Gewebszusammenhanges. Sie bestehen

1. in der Auflösung des entstandenen Exsudats und der Säuberung des Wundfeldes von Zell- und Gewebstrümmern (*Resorption*),
2. in einer unspezifischen *mesenchymalen Reaktion* und
3. im Ersatz des untergegangenen Gewebes durch lebende, meist ortsspezifische Zellen (*Regeneration*).

2.7.1 Resorption

Nach Muller (1981) erfolgt die Resorption im wesentlichen durch drei Vorgänge:

1. über Phagozytose und intrazelluläre Verdauung
   Während für die Aufnahme und Abtötung von Bakterien vorwiegend neutrophile Granulozyten verantwortlich sind, wird die Wundsäuberung in erster Linie von Makrophagen besorgt (Diegelmann et al. 1981).

2. über die Fibrinolyse und den extrazellulären Abbau von Gewebstrümmern
   Fibrinablagerungen im extrazellulären Gewebe werden in geringem Maße von Makrophagen phagozytiert. Größere Bedeutung hat jedoch der enzymatische Abbau und Abtransport der Abbauprodukte über das Lymphsystem. Hauptverantwortlich für die Fibrinolyse ist das Enzym Plasmin, welches aus Plasminogen durch einen Aktivator abgespalten wird. Plasminogenaktivatoren stammen aus Bakterien, den Zellen des entzündlichen Exsudats (z. B. Neutrophile, Makrophagen, Fibroblasten), aus Synovialzellen, Endothelzellen oder sind identisch mit Proteasen aus anderen plasmatischen Systemen (z. B. aktivierter Hageman-Faktor) (Abb. 46) (Movat 1979b; Gordon 1980; Bick 1982b; Clemmensen und Bach Andersen 1982; Golds et al. 1983).
   Die Zellen des entzündlichen Exsudates (Neutrophile, Makrophagen, Fibroblasten) sezernieren aber auch proteolytische Enzyme, vor allem neutrale Proteasen (z. B. Kollagenase, Elastase und Kathepsin G), die extrazelluläre Gewebsbestandteile abbauen (Johnson et al. 1976; Ohlsson et al. 1977; Ohlsson 1978a, b; Plow und Edington 1978; Olsson und Venge 1980; Diegelmann et al. 1981).

3. über die Lymphdrainage
   Entscheidend für die Säuberung des entzündlichen Gewebes ist der Abtransport von Zellmaterial, Proteinen und Zellen durch die Lymphe. In der Entzündung beobachtet man eine Steigerung des Lymphflusses um das 10- bis

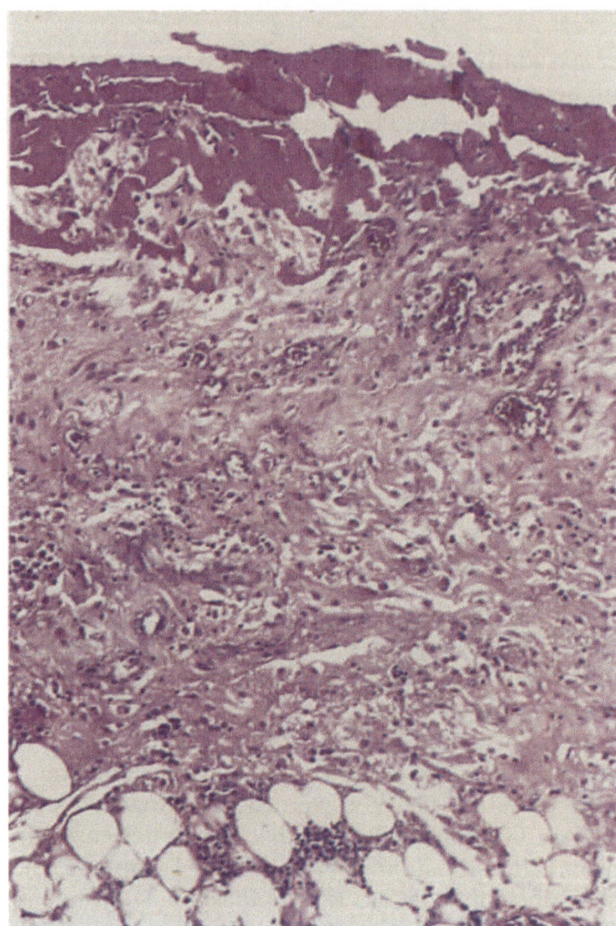

Abb. 46. Fibrinresorption im Rahmen einer fibrinösen Entzündung (Epikarditis). Haematoxylin-Eosin-Färbung, Vergr. 42mal

20fache. Die Proteinkonzentration steigt von ca. 1–2 g/100 ml auf ca. 5 g/100 ml (Cashley-Smith 1973).

Störungen dieser Auflösungsmechanismen können vielfältige Folgen haben. Dazu gehören nach Muller (1981)

Vereiterung

Die Einwanderung zahlreicher Neutrophiler führt zur Freisetzung großer Mengen proteolytischer Enzyme. Die Folge besteht in einem verstärkten Gewebsabbau und der Einschmelzung von Gewebe. Ein Beispiel für eine mangelhafte Resorption ist die Pathogenese des Pleuraempyems. Einige Untersuchungen zeigen, daß trotz einer ausreichenden Zahl lebender, funktionstüchtiger neutrophiler Granulozyten Bakterien im Exsudat persistieren und zu einer Anlockung weiterer Zellen führen, die proteolytische Enzyme ins Gewebe abgeben. Die Ursache liegt offensichtlich in einer mangelhaften komplementbedingten Opso-

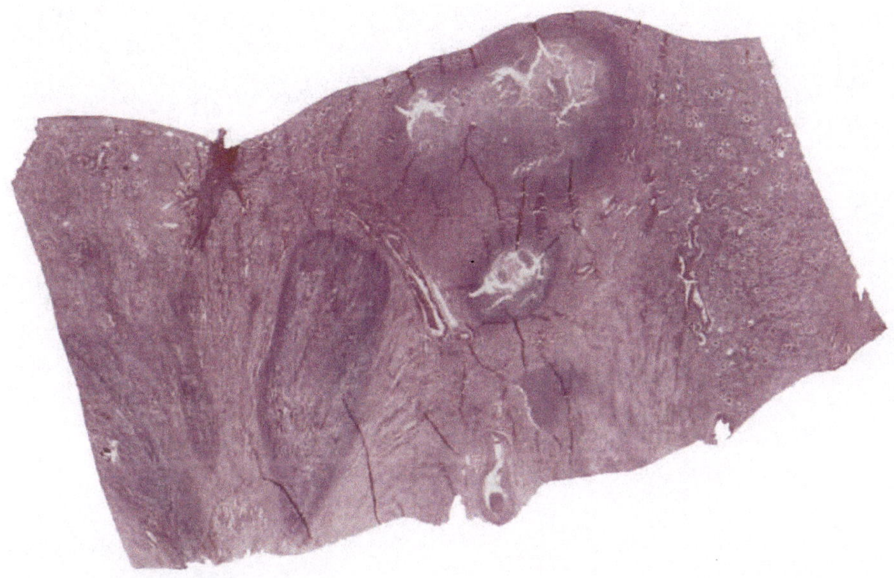

Abb. 47. Granulozytäre Abszeßbildung in der Niere. Haematoxylin-Eosin-Färbung, Vergr. 10mal

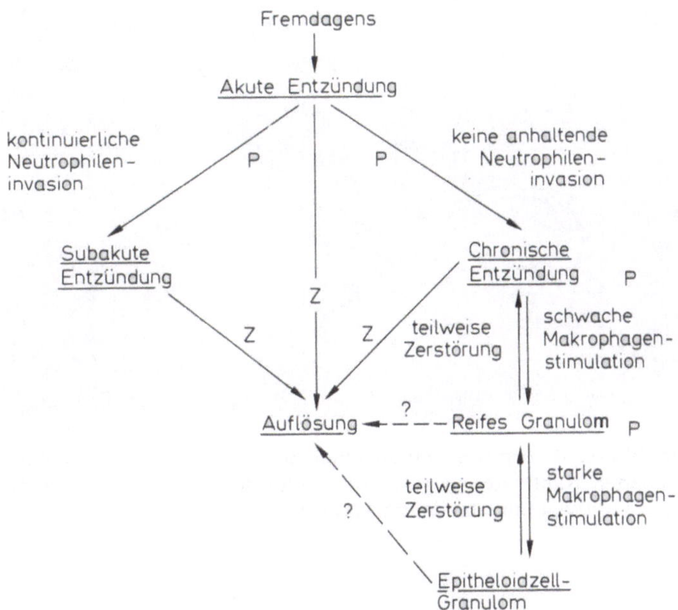

Abb. 48. Modell für die Entstehung einer granulomatösen Entzündung. Persistenz (P-) und Zerstörung (Z-) des entzündungsauslösenden Agens. (Mod. nach Adams 1976)

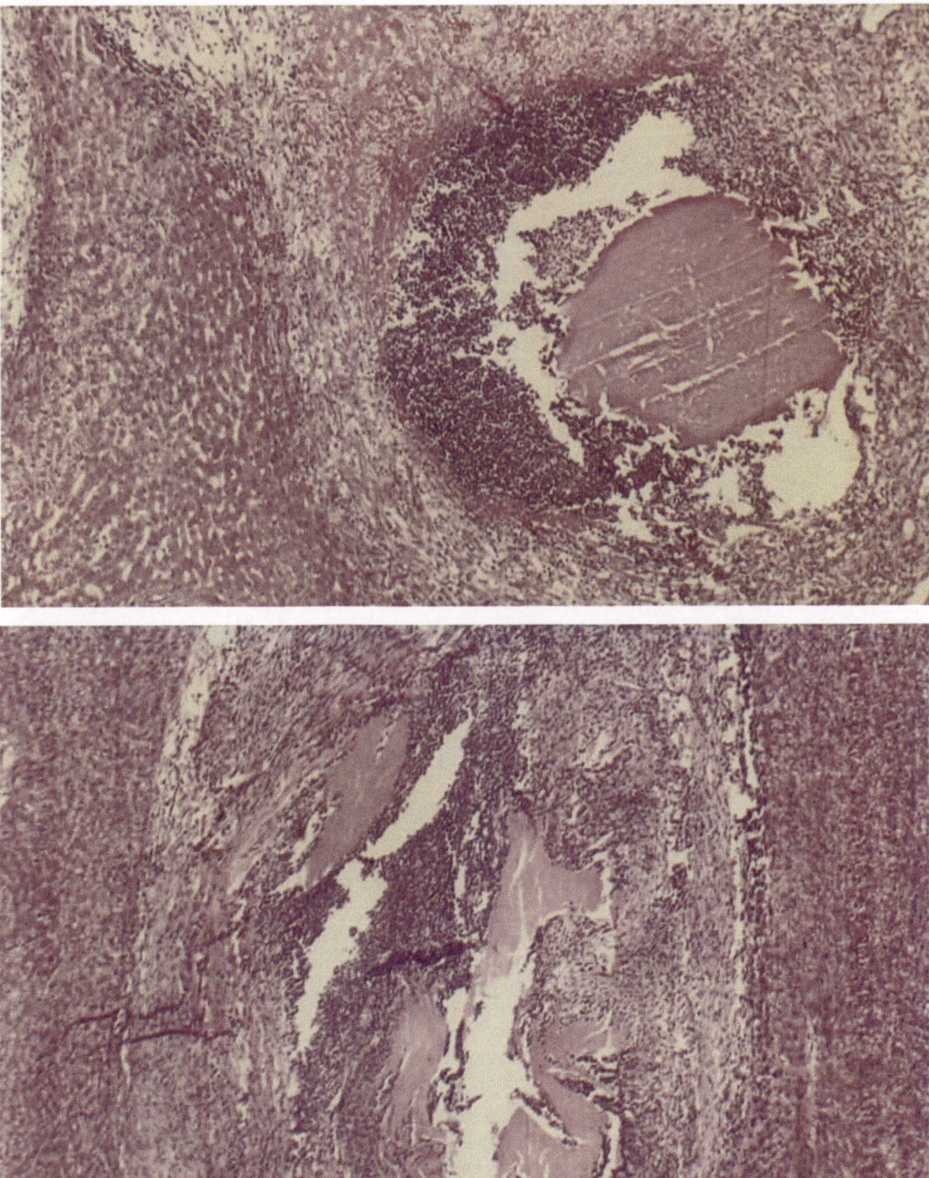

Abb. 49a–c. Resorptive, granulierende und vernarbende Entzündung auf dem Boden implantierten Nahtmaterials (Catgut). **a** Floride, 3 Tage alte Entzündung (*oben*); **b** 10 Tage alte, resorptiv-granulierende Entzündung (*unten*)

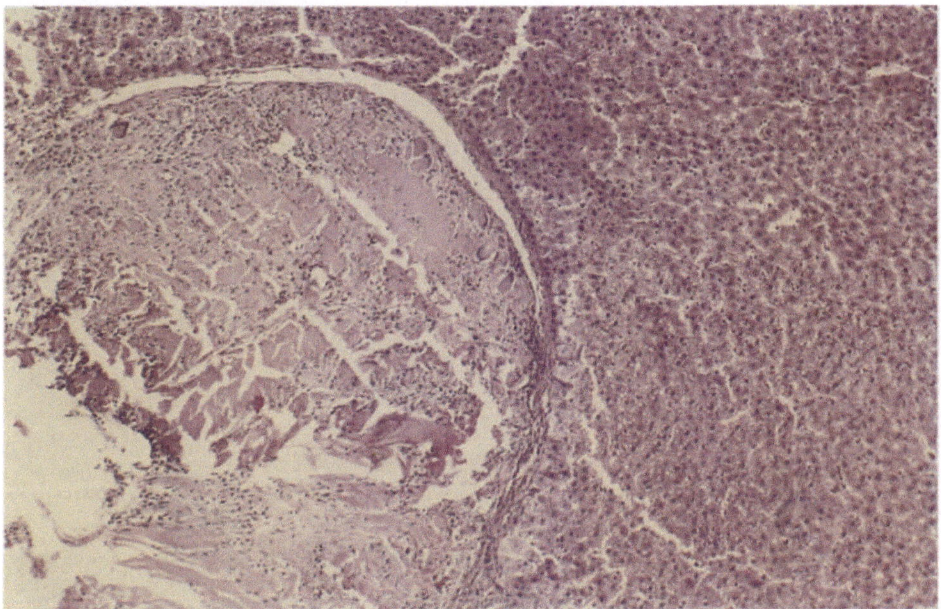

Abb. 49c. 20 Tage alte Vernarbung. Haematoxylin-Eosin-Färbung, Vergr. 160mal

nierung. Der Nachweis von Komplementspaltprodukten deutet auf einen Komplementverbrauch hin. Möglicherweise werden die Opsonine vorzeitig durch proteolytische Enzyme abgebaut (Abb. 47) (Waldvogel 1982).

Fibrose

Die Fortdauer der entzündlichen Reaktion führt zu vermehrter Freisetzung aktivierender Faktoren für Fibroblasten. So konnte aus Makrophagen, die vor allem in chronisch entzündlichen Prozessen dominieren, ein Wachstumsfaktor für Fibroblasten nachgewiesen werden (Postlethwaite und Kang 1983). Interleukin I, ein Monokin, das vor allem an immunregulatorischen Prozessen beteiligt ist, zeigt offensichtlich auch fibroblastenaktivierende Wirkung (Schmidt et al. 1982a, b). Fibrose kann aber auch das Ergebnis einer gestörten Lymphdrainage sein, wodurch die Proteine im Gewebe verbleiben (Cashley-Smith 1979). Die Fibrose wiederum kann dann sekundär die Obstruktion der lymphatischen Gänge verstärken (Abb. 48–51; vgl. Abb. 15, 16).

Chronische Entzündung und Granulome

Persistieren des entzündlichen Stimulus, z. B. schwer eliminierbarer Substanzen, fakultativ intrazellulärer Erreger oder entzündlicher Reaktionen mit zellgebundenen Immunreaktionen kann zur Entwicklung chronischer Entzündungen und zur Granulombildung führen, in denen die proliferative Komponente ebenfalls stärker ausgeprägt ist. Eine zentrale Stellung nimmt hier der Makrophage ein (Abb. 52; vgl. Abb. 48, 49, 54).

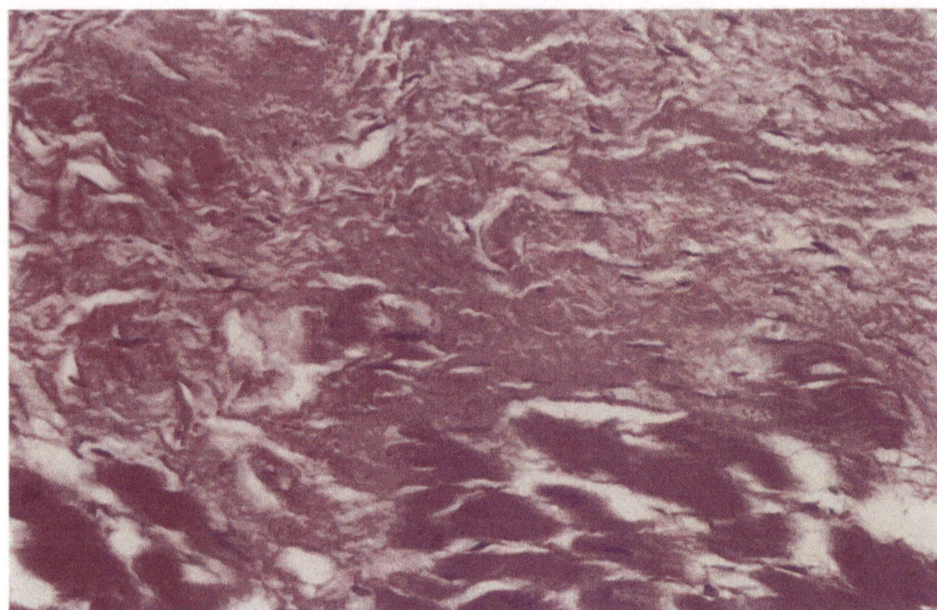

Abb. 50. Narbenbildung. Haematoxylin-Eosin-Färbung, Vergr. 160mal

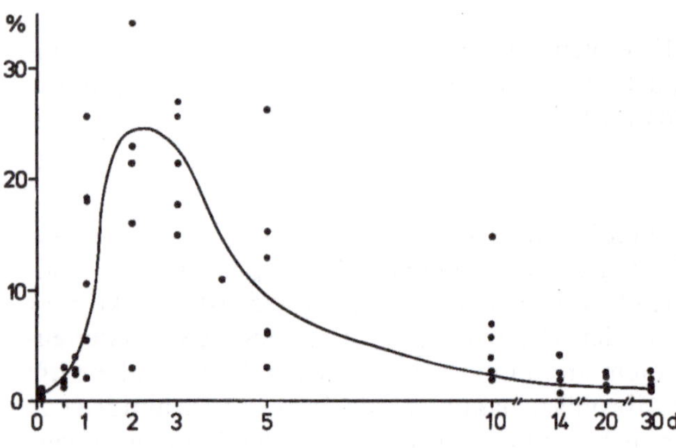

Abb. 51. Ortsständige Proliferationsaktivität mesenchymaler Entzündungszellen (Fibroblasten) mit Maximum zwischen dem 2. und 3. Tag der Entzündung. (*Ordinate:* % radioaktiv markierter Zellen)

Amyloidose

In einigen Fällen chronischer Entzündungen kommt es sekundär zur Ablagerung von Amyloid A-Protein im Gewebe. Es gibt Hinweise dafür, daß AA-Protein ein Abbauprodukt des Akute-Phase-Proteins Serum-Amyloid A (SAA) ist (Gorevic et al. 1982). Ein erhöhter Serum-Amyloid A-Spiegel führt jedoch nicht obligat zu Amyloid A-Ablagerungen im Gewebe und hat für die Differentialdiagnose von Erkrankungen keine Bedeutung. Interleukin I aus Makrophagen stimuliert die Synthese von Serum-Amyloid A. Möglicherweise ist auch hier der Makrophage für die Pathogenese der sekundären Amyloidose von Bedeutung. Beispiele für Erkrankungen, die mit sekundärer Amyloidose einherge-

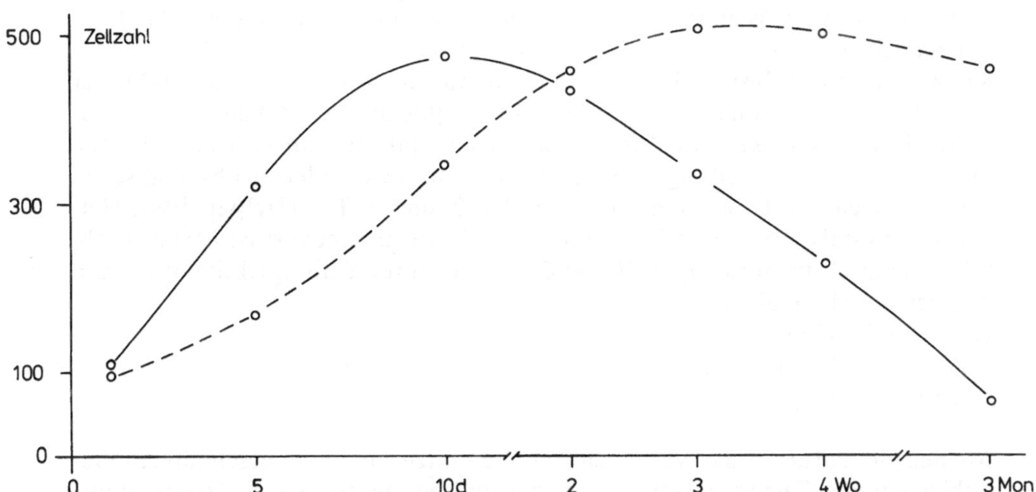

Abb. 52. Zelldichte bei unkomplizierter Entzündung/Wundheilung (–o–) mit Höhepunkt am 10. Tag und Ausgangswerten nach 3 Monaten im Gegensatz zu persistierender, erhöhter Zelldichte bei verzögerter Wundheilung (---) (gestörte Entzündung/Wundheilung) (Helpap 1983)

hen, sind die rheumatoide Arthritis, die ankylosierende Spondylitis und die Tuberkulose (Muller 1981; Gorevic et al. 1982).

Autoimmunität

Als weitere Konsequenz wird auch die Entwicklung von Autoimmunprozessen, d. h. zellulären oder humoralen Immunreaktionen gegen körpereigenes Substrat, diskutiert (Muller 1981). Die Pathogenese ist noch nicht völlig geklärt. Eine mögliche Erklärung ist die Entwicklung von kreuzreagierenden Antikörpern, die sich primär gegen Bakterienantigene auf Zelloberflächen oder gegen Zellabbauprodukte richten, und im Anschluß mit intaktem, körpereigenem Substrat reagieren (Cottier 1980 b).

2.7.2 Die mesenchymale Reaktion

Die mesenchymale Reaktion setzt sich aus zwei Phasen zusammen (vgl. Abb. 50–52, 56, 57).
1. der proliferativen (fibroblastischen) Phase und
2. der Phase der Narbenbildung.

In der fibroblastischen Phase kommt es zur Proliferation und Einwanderung von Fibroblasten in das Wundgebiet, zur Neubildung von Grundsubstanz und

Kollagen und zum Einsprossen neugebildeter Kapillaren (Millikan 1981; Lindner 1982).

Etwa am 1. oder 2. Tag nach Wundsetzung beginnen sich die Fibroblasten zu teilen und vom Wundrand in das verletzte Gebiet einzuwandern. Als Leitschiene dienen dabei vor allem Bestandteile der extrazellulären Matrix, wie Kollagenfasern, Fibronektin sowie Fibrin aus dem Exsudat (Gauss-Müller et al. 1980). Extrazellularbestandteile und Produkte aus den Zellen des entzündlichen Exsudats locken die Fibroblasten chemotaktisch an (vgl. Tabelle 41). Das Maximum der Teilungsaktivität liegt nach verschiedenen physikalischen Schädigungen von Leber und Niere um den 2. und 3. Tag (Helpap 1981; Helpap und Grouls 1981). Der Beginn der proliferativen Antwort ist unspezifisch. Der absolute Fibroblastengehalt und die Dauer ihrer Teilungsaktivität hängen dagegen vor allem ab von

1. der Art der Gewebsschädigung,
2. der Dauer der Entzündung, der Resorptionsdauer und
3. der Größe des geschädigten Areals.

Als Beispiel dafür sei der Vergleich zwischen hitze- und kältegeschädigten Geweben genannt. Thermoläsionen an Leber und Nieren führen zu Koagulationsnekrosen mit ausgedehnter, frühzeitiger zellulärer Infiltration. Durch den reichhaltigen Anfall an karbonisiertem Material kommt es zu einer deutlichen Fremdkörperreaktion. Die entzündliche Reaktion ist ausgedehnt (Helpap 1981). 2–4 Wochen nach Hitzeschädigung der Niere ist die Teilungsaktivität der Fibroblasten noch nicht beendet. Der Anteil radioaktiv markierter Fibroblasten ist noch deutlich erhöht (Helpap und Grouls 1981). Die Narbenbildung verläuft verzögert. Während der ersten 10 Tage zeigen die Makrophagen eine reduzierte Aktivität.

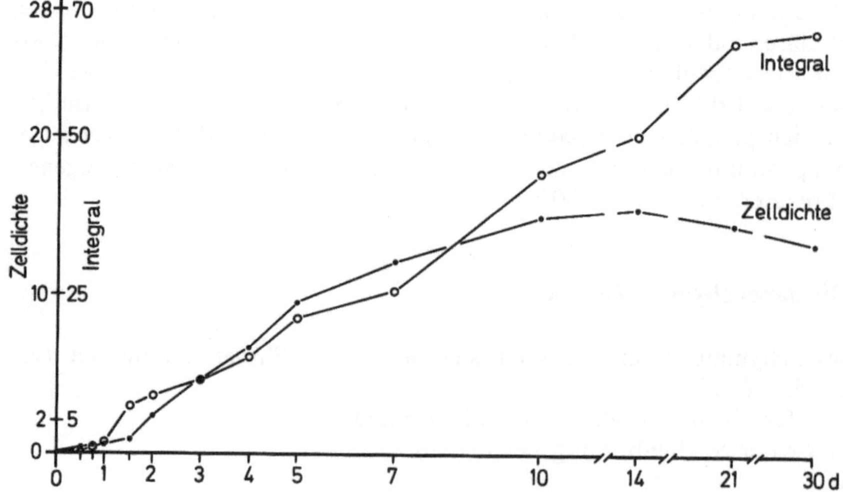

Abb. 53. Zelldichte und Integral der Markierungsindizes von Fibroblasten im Granulationsgewebe einer unkomplizierten Entzündung nach zweimaliger Vereisung

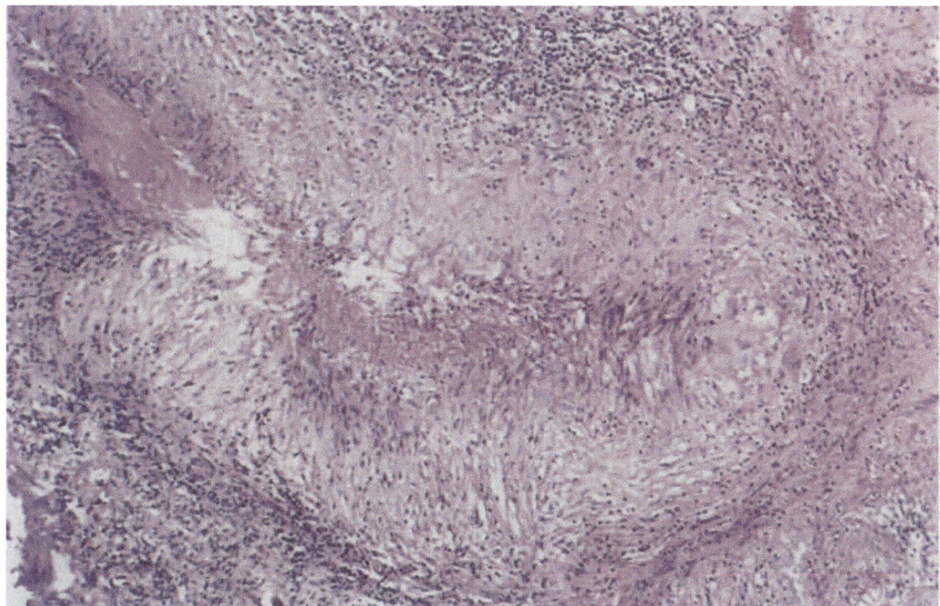

Abb. 54. Frisches, 5 Tage altes, fast tuberkuloides Karbonisierungsgranulom mit zentraler Nekrose. Haematoxylin-Eosin-Färbung, Vergr. 210mal

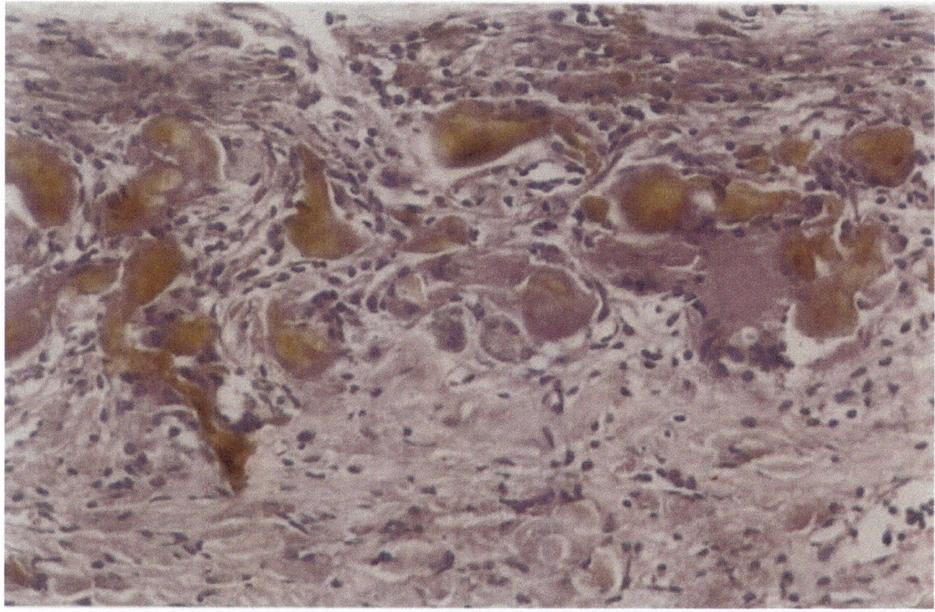

Abb. 55. Mehrkernige Riesenzellen vom Fremdkörpertyp innerhalb einer granulierenden Entzündung nach elektrochirurgischer Maßnahme. Gespeichertes, karbonisiertes, bräunlich gefärbtes Material innerhalb der Riesenzellen als Beispiel für verzögerte Wundheilung. Haematoxylin-Eosin-Färbung, Vergr. 42mal

Kryochirurgische Schädigungen an verschiedenen Geweben lassen dagegen geringere Gewebsläsionen entstehen. Die Resorption erfolgt rascher. Die fibroblastische Reaktion ist weniger ausgedehnt. Nach 2–4 Wochen ist im allgemeinen eine zellarme, kleine, bindegewebige Narbe entstanden (Abb. 53–57; vgl. Abb. 51, 52) (Helpap 1980; Helpap und Grouls 1981).

Der Anstieg der Fibroblastenzahl im zellulären Infiltrat beruht wahrscheinlich sowohl auf

1. einer lokalen Fibroblastenproliferation, was anhand autoradiographischer Befunde und anhand von Knochenmarkstransplantationsstudien belegt ist (Helpap 1980, 1981; Helpap und Grouls 1981; Stewart et al. 1981 b), als auch
2. auf der Zelleinwanderung aus dem Blut. Dafür spricht, daß die gesamte Zellzahl stärker zunimmt als sich anhand der Markierungsindizes errechnen läßt (vgl. Abb. 53) (Helpap und Cremer 1972; Helpap 1980).

Im Wundgebiet werden die Fibroblasten zur Sekretion hydrolytischer Enzyme, zur Bildung von Grundsubstanz und zur Kollagensynthese aktiviert. Wichtige Fibroblastenaktivatoren werden offenbar vor allem in zellulären Immunreaktionen aus Lymphozyten und Makrophagen freigesetzt (Kang 1978; Postlethwaite und Kang 1983).

Der Beginn der Bildung von Grundsubstanz geht der Kollagensynthese etwas voraus. Das Synthesemaximum liegt um den 10.–12. Tag (Lindner und Huber 1973; Lindner 1982). Es handelt sich um Glykosaminoglykane, die in einem typischen örtlichen und zeitlichen Verteilungsmuster auftreten. In der frühen Reparationsphase überwiegt die Synthese von Hyaluronsäure. Sie ist

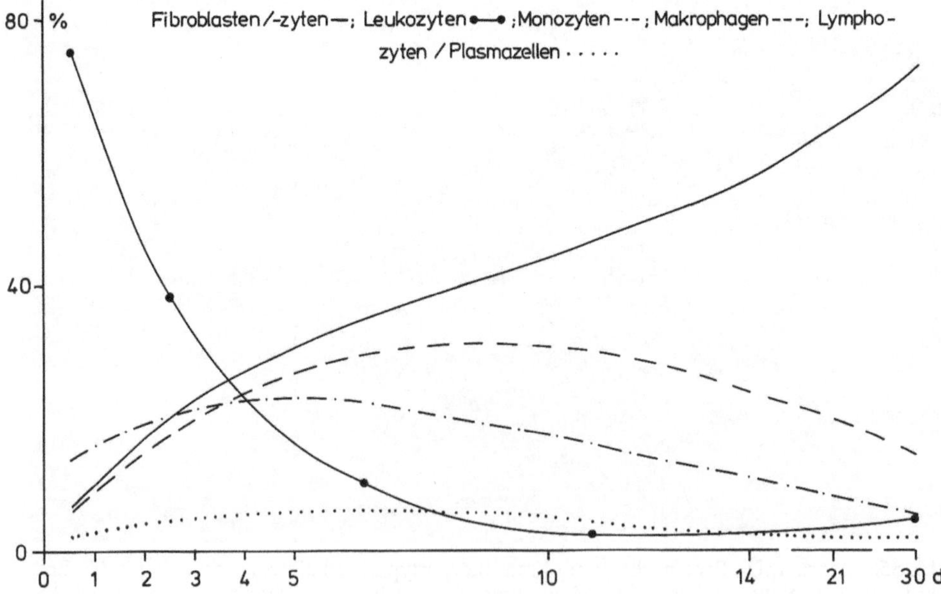

Abb. 56. Prozentuale Verteilung der Zellen im Granulationsgewebe nach einfachen Skalpell- und kryochirurgischen Wunden. (Helpap 1983)

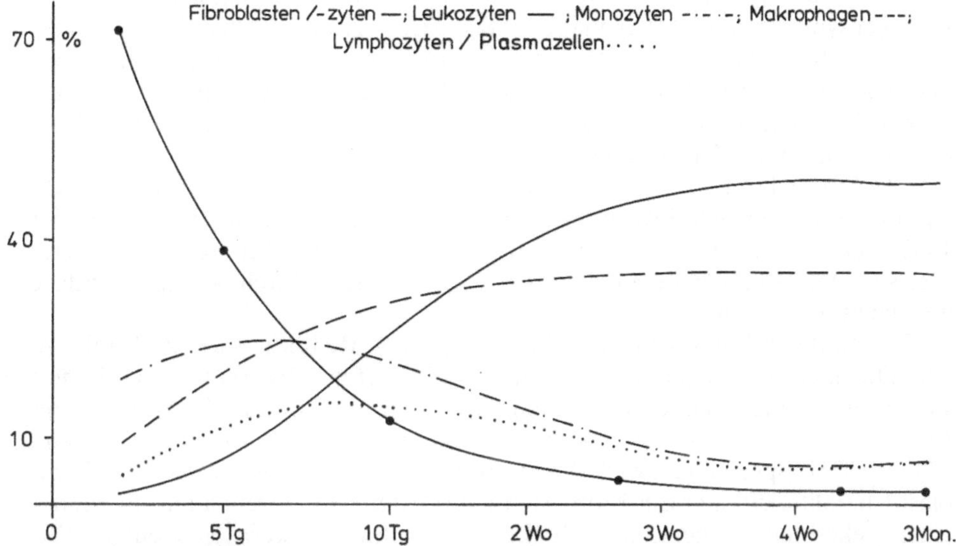

Abb. 57. Prozentuale Zellverteilung im Granulationsgewebe nach thermoelektrochirurgischen Eingriffen. (Helpap 1983)

vor allem am Wundrand, in dem Bereich, von dem aus die Epithelzellen in das Wundgebiet eindringen, nachweisbar (Alexander und Donoff 1980).

Die Kollagensynthese folgt dem Beginn der Mukopolysaccharidsynthese zeitlich etwas nach (Lindner 1982). Ihr Beginn liegt etwa um den 3.–6. Tag nach Gewebsläsion (Lindner 1982; Lundberg et al. 1982). Die Kollagensynthese nimmt von da ab ständig zu oder erreicht ein Maximum, so z. B. am 5. Tag nach Läsion von Rattenmagen und Duodenum oder am 7. Tag nach Verletzung von Meerschweinchenhaut (Buntrock 1980; Danielsen und Gottrup 1981).

In der frühen Wundphase überwiegt die Synthese von Typ III-Kollagen, ein Charakteristikum embryonalen Wachstums (Gabbiani et al. 1976; Clore et al. 1979). In der Wundheilung der Haut wird davor noch das Erscheinen von Typ IV- und Typ V-Kollagen (Basalmembrankollagen) beschrieben (Lindner 1982). Mit zunehmender Wunddauer ändert sich die Kollagenzusammensetzung zugunsten von Typ I-Kollagen, das in den elastischen Geweben etwa 80% ausmacht, im Knochen sogar ausschließlich vorhanden ist (Clore et al. 1979; Cohen und Mc Coy 1980; Castor 1981; Lindner 1982; Forrest 1983).

Typ III-Kollagen spielt bei der Anlockung von Entzündungszellen und als Matrix für die Zellwanderung eine entscheidende Rolle (Kang 1978; Gauss-Müller et al. 1980).

Typ I-Kollagen dient vor allem der Wundfestigkeit. Mit dem Kollagengehalt der Wunde korreliert ihre mechanische Belastbarkeit. So liegt nach Inzision der Magenschleimhaut bei der Ratte der Punkt der maximalen Schwäche am 4. und 5. Tag im Bereich der Wunde. Nach 7–14 Tagen hat hingegen der Kollagengehalt der Wunde soweit zugenommen, daß der Punkt der maximalen Schwäche sich nach außen in das intakte Gewebe verlagert hat (Gottrup 1981).

Der Kollagengehalt der Wunde resultiert aus einem Gleichgewicht zwischen Kollagensynthese und Kollagenabbau. So sezernieren die Zellen des entzündlichen Exsudates (Neutrophile, Makrophagen), Synovialzellen und nach Stimulation auch Fibroblasten, Kollagenasen. Zusammen entwickeln diese Zellen maximale kollagenolytische Aktivität, während die kollagenabbauende Wirkung der einzelnen Zellform nur minimal ist (Peacock Jr. 1980).

Das Einwachsen von Kapillarsprossen beginnt um den 3. Tag. Ausgebildete Kapillaren finden sich etwa um den 6.–8. Tag (Stewart et al. 1981a; Lindner 1982; Lundberg et al. 1982). Dadurch nimmt die Durchblutung des Wundgebietes zu. Der anfängliche Sauerstoffmangel und die dadurch bedingte Azidose werden ausgeglichen.

Die Narbenbildung geht mit einer drastischen Reduktion der Zellzahl einher. Die meisten neugebildeten Gefäße obliterieren. Die Wunde verkleinert sich. In der frühen Wundphase scheint vor allem die kontraktile Aktivität des Myofibroblasten für die Wundkontraktion verantwortlich zu sein (Gabbiani et al. 1976; Lipper et al. 1980). Elektronenmikroskopisch weist der Myofibroblast Charakteristika von Fibroblasten und glatten Muskelzellen auf. Er besitzt einen gekerbten, eingefalteten Zellkern („Kontraktionskern"), reichlich ER, Mikrofilamente und Mikrotubuli (Rudolph 1980). Seine Herkunft ist noch ungewiß. Myofibroblasten sind am 14.–21. Tag vorherrschend (Buntrock 1980). Das zeitliche Auftreten der Myofibroblasten korreliert sehr gut mit dem Auftreten von Typ III-Kollagen (Gabbiani et al. 1976). Nach dem Verschwinden der Myofibroblasten ist überwiegend Typ I-Kollagen nachweisbar.

Auf die biochemischen Veränderungen des Kollagens, welches durch seinen narbigen Faserzug besonders in der späten Wundheilungsphase an der Wundkontraktion beteiligt ist, soll in diesem Rahmen nicht näher eingegangen werden.

2.7.3 Die reparative Regeneration

Nach Cottier (1980a) ist die Regeneration definiert als der „Ersatz verlorengegangenen, entfernten, abgestorbenen oder funktionsuntüchtig gewordenen, ursprünglich lebenden Materials durch Neubildung gleichartiger, lebender Elemente derselben Art bzw. desselben Ursprungs".

Die reparative Regeneration im Rahmen von Wundheilungsprozessen stellt einen Sonderfall pathologischer Regeneration dar. Sie umfaßt vermehrte Zellproliferation, Zellwanderung und Zelldifferenzierung.

Die Gewebsregeneration wird durch folgende Fakten bestimmt:
1. die Ursache des Gewebsschadens,
2. die Dauer der Entzündungsreaktion,
3. das Ausmaß der Gewebszerstörung und
4. die Art des verletzten Gewebes.

Einfluß von Ursache der Gewebsschädigung und Dauer der Entzündungsreaktion
Epitheliale Zellen der Niere zeigen nach fokaler Kälteschädigung eine höhere Proliferationsaktivität als nach Thermokoagulation (Helpap 1980, 1981). Mes-

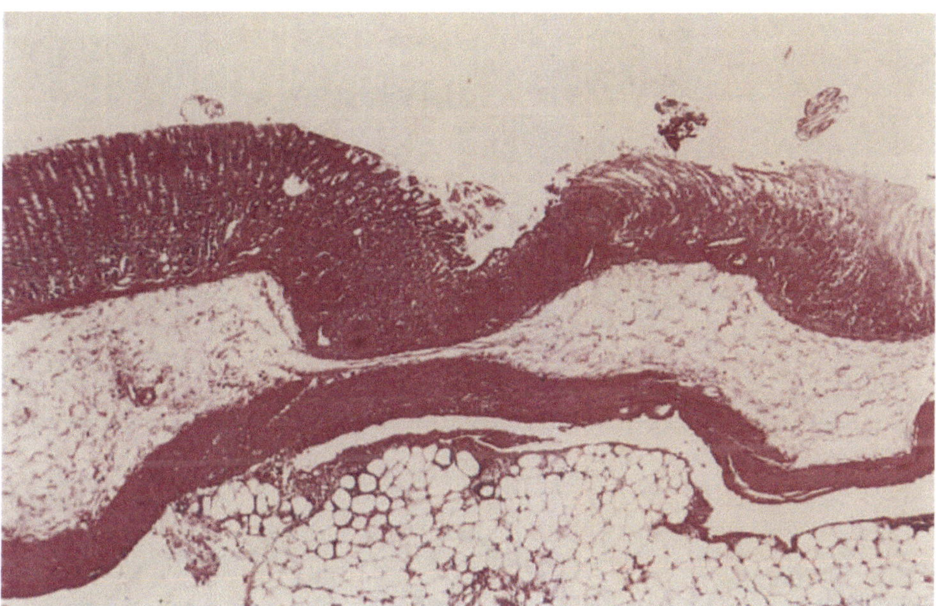

Abb. 58. Frisches auf die Schleimhaut begrenztes Magenulkus. Haematoxylin-Eosin-Färbung, Vergr. 60mal

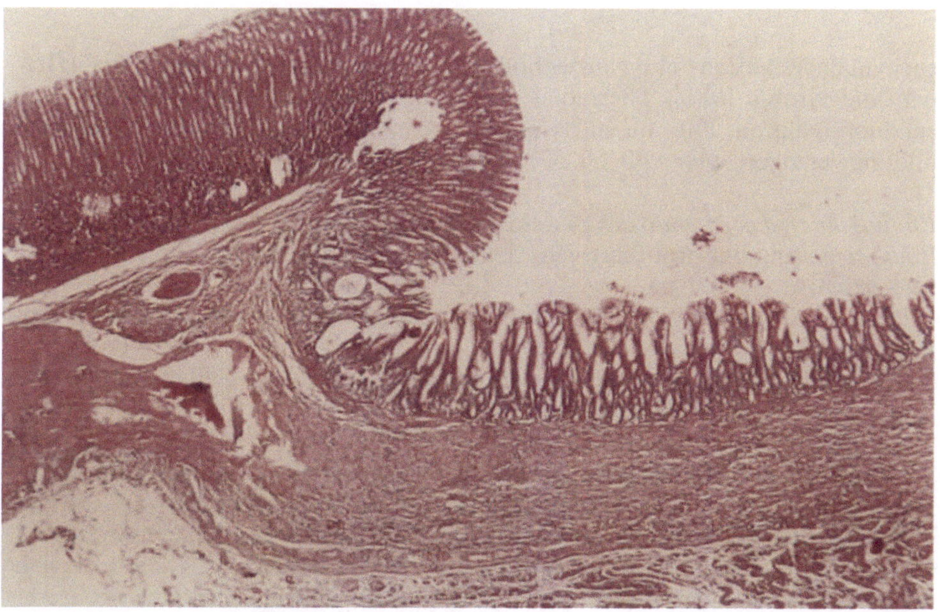

Abb. 59. Überhäutung des Magenulkus durch Schleimhautepithel vom Pylorustyp. Haematoxylin-Eosin-Färbung, Vergr. 60mal

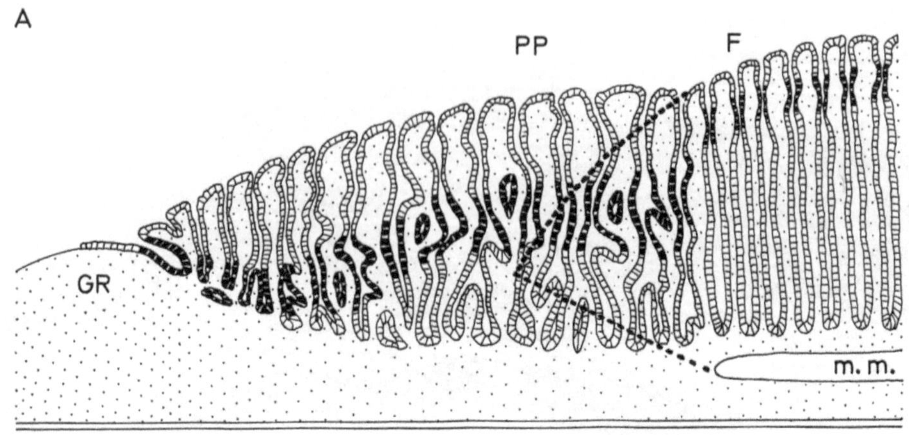

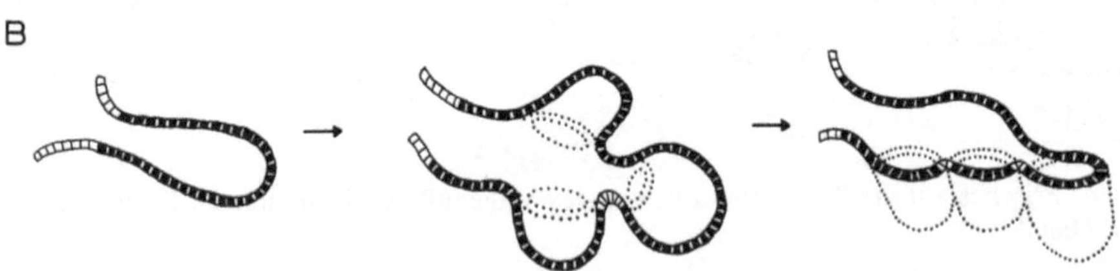

Abb. 60. Schematische Darstellung reparativer Regeneration an der Magenschleimhaut nach Ulkusbildung (*GR* Granulationsgewebe; *PP* Pseudopylorische Schleimhaut; *F* Fundus; *m.m.* muscularis mucosae). (Helpap et al. 1981)

enchymale Reaktion und Narbenbildung sind geringfügiger ausgeprägt (Helpap und Grouls 1981). Thermoläsion hingegen bedingt eine verlängerte Entzündungsreaktion. Die mesenchymale Reaktion ist ausgeprägter, die Narbenbildung verzögert (vgl. Abb. 56, 57) (Helpap 1983).

Einfluß durch das Ausmaß der Gewebsschädigung

Eine Steigerung der proliferativen Aktivität läßt sich theoretisch über drei Wege erzielen:

1. über die Verkürzung der bis zum Einsetzen der DNA-Synthese beobachteten Latenzzeit,
2. über die Zunahme der an der Zellproliferation beteiligten Zellen und
3. über eine raschere Proliferation.

So reagieren die Hepatozyten der Leber im gesamten Organgebiet nach ⅔-Hepatektomie mit einem Anstieg der DNA-Syntheserate, die sich anhand des Einbaus von 3H-Thymidin autoradiographisch nachweisen läßt. Maxima werden je nach Lokalisation innerhalb des Leberläppchens nach 24, 28 oder 40 h registriert. Dieses Umschalten der Hepatozyten auf einen schnelleren Proliferationsmodus ist abhängig vom Überschreiten eines kritischen Schwellenwertes für den Parenchymverlust (vgl. Abb. 61, 62) (Bucher und Swaffield 1964).

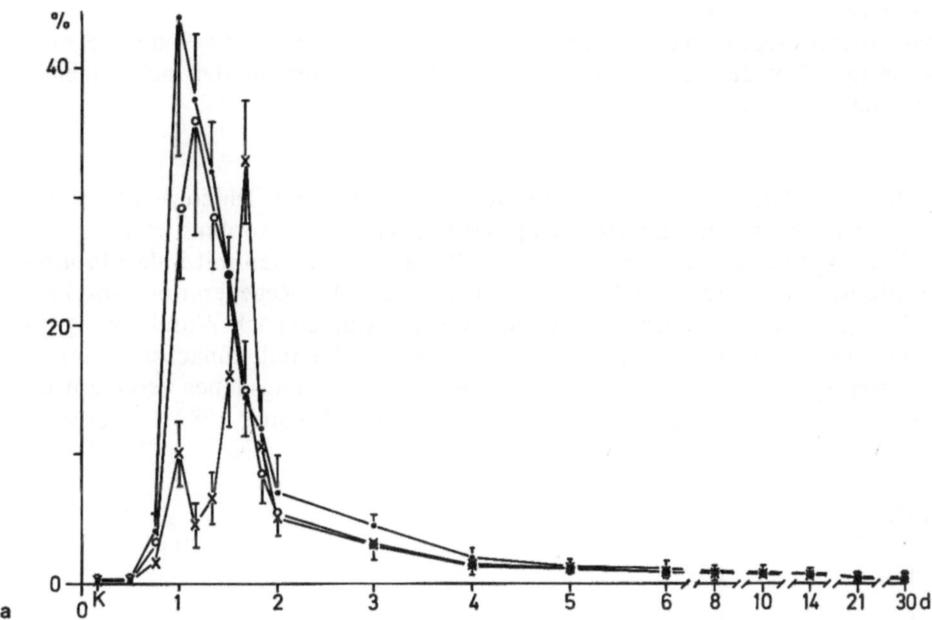

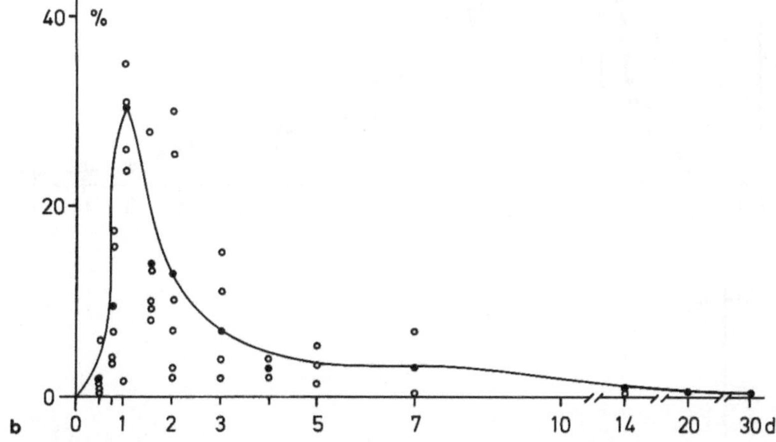

Abb. 61. a Zeitabhängiger Verlauf reparativ-proliferierender Hepatozyten nach ⅔-Teilhepatektomie. Markierungsindizes der Hepatozyten in der periportalen Zone (•), intermediären Zone (○) und zentralen Zone (×) mit Vorverlagerung von zentral nach portal; **b** Summenkurve der Markierungsindizes der Hepatozyten aus allen drei Leberbereichen nach Teilhepatektomie. (*Ordinate:* % radioaktiv markierter Zellen)

Einfluß der Gewebeart

Das Ergebnis reparativer Vorgänge ist entscheidend abhängig von der Regenerationsfähigkeit der betroffenen Gewebe. Danach unterscheiden sich folgende drei Gewebearten:

1. Wechselgewebe
   Hierzu zählen die epithelialen Gewebe, wie Haut und Schleimhäute, sowie das Knochenmark und das lymphatische Gewebe (Robbins et al. 1981). Wechselgewebe zeichnen sich auch in Ruhe durch Zellen mit hoher Proliferationsaktivität aus. Sie besitzen daher eine hohe Regenerationsfähigkeit. Die epitheliale Regeneration beginnt wenige Stunden nach Wundsetzung. Es bilden sich Zonen mit vermehrter Proliferationsaktivität, zunächst in einiger Entfernung vom Wundrand. Mit zunehmender Heilungsdauer verlagern sie sich in Richtung Wundzentrum (Cottier 1980a; Lindner 1982). Über dem

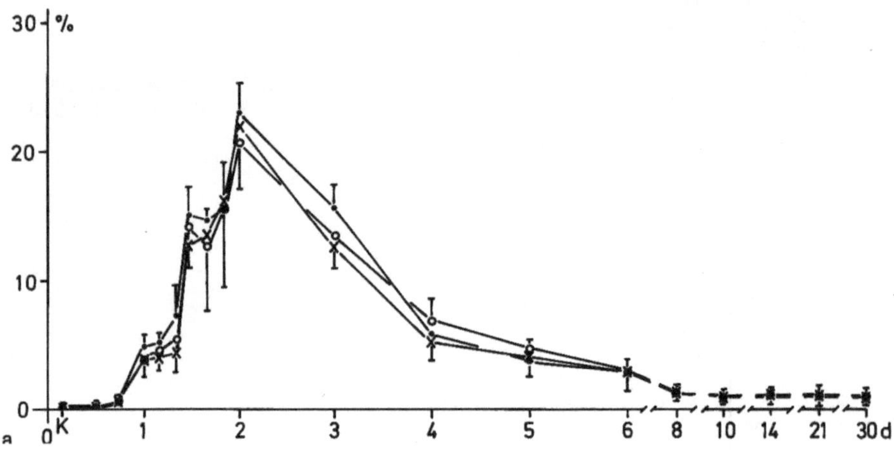

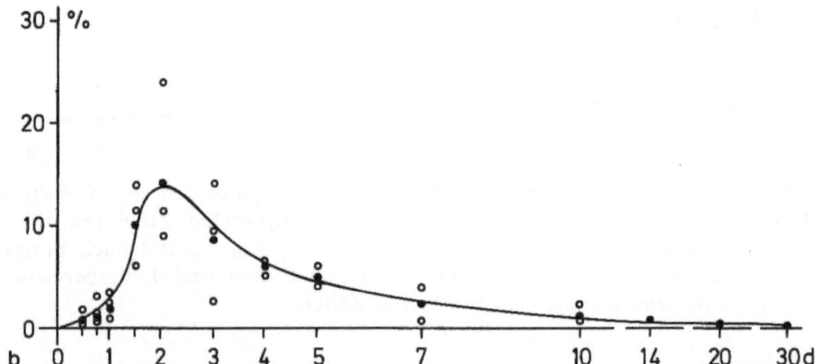

Abb. 62. a Zeitabhängiger Verlauf reparativ-proliferierender Mesenchymzellen (Sternzellen) in der Leber nach ⅔-Teilhepatektomie, mit Maximum am 2. Tag postoperativ in allen drei Zonen. Periportal (•), intermediär (○) und zentral (×); **b** Summenkurve der Markierungsindizes der Sternzellen nach ⅔-Teilhepatektomie aus allen drei Leberbereichen. (*Ordinate:* % radioaktiv markierter Zellen)

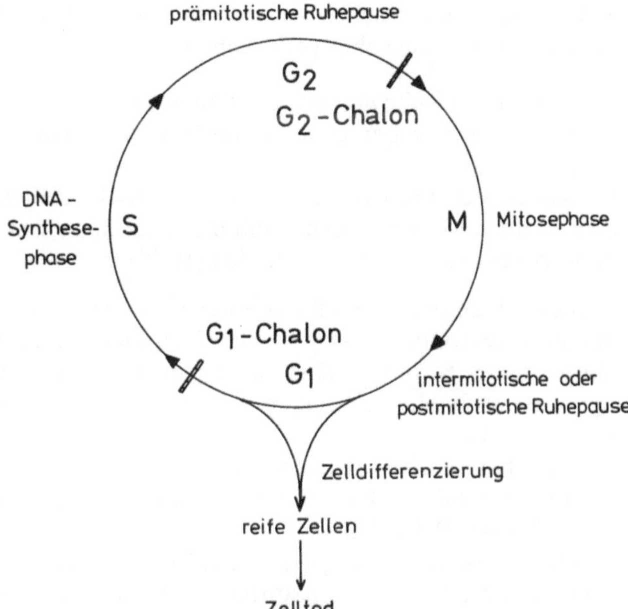

Abb. 63. Wirkung von G I- und G II-Chalonen auf den Zellzyklus wachsender und sich teilender Zellen. (Mod. nach Laurence 1979)

Grund der Wunde schieben sich die Zellen horizontal in Richtung auf das Wundzentrum zu (Millikan 1981). Erst nach Wiederherstellung des Zellkontaktes im Wundzentrum nehmen die Zellen erneut ihre ehemals vertikal orientierte Bewegungsrichtung auf, wobei ihr Differenzierungsgrad zunimmt (Abb. 58–60).

2. Stabile Gewebe

Hierzu gehören die parenchymatösen Gewebe von Leber, Niere und Pankreas, Speicheldrüsen, endokrine Drüsen, Drüsen der Haut, Bindegewebszellen, Endothelzellen und glatte Muskelzellen (Robbins et al. 1981). Stabile Gewebe besitzen in Ruhe nur eine geringe Proliferationstendenz. Ihre Zellen sind besonders langlebig. Auf entsprechende Reize hin vermögen sie ihre mitotische Aktivität jedoch zu steigern. Ein charakteristisches Beispiel ist wiederum die Umschaltung der Leberzellen auf einen schnelleren Proliferationsmodus nach Leberteilresektion. Obwohl die Zellen in allen Läppchenabschnitten zur gleichen Zeit dem Proliferationsreiz ausgesetzt sind, ist eine deutliche zeitliche Verlagerung der Proliferationsmaxima von peripher nach zentral erkennbar, was mit einer unterschiedlichen Dauer der G 1-Phasen des Zellzyklus zu erklären ist (Abb. 61–63) (Rabes und Tuczek 1970; Tuczek und Rabes 1973).

Auch nach fokaler Kryoläsion werden von den Periportalfeldern am Rande der Nekrose ausgehende Reparationsvorgänge beschrieben. Die höchsten Markierungsindizes weisen die radioaktiv markierten Hepatozyten, Gallengangsepithelien, Kupffer-Sternzellen und Fibroblasten am zweiten Tag nach Gewebsschädigung auf (Helpap 1980). Fünf Tage nach Kryoläsion sind die Markierungsindizes schon wieder deutlich erniedrigt. Vier Wochen nach

Kryonekrose entsprechen die Markierungsindizes den Kontrollwerten des ungeschädigten Gewebes (vgl. Abb. 51).

3. Dauergewebe (Ruhegewebe, permanente Gewebe)
   Zu den Dauergeweben gehören das Nervengewebe, Herz- und Skelettmuskulatur.
   Es handelt sich um irreversibel postmitotische Zellen, die ihre Fähigkeit zur Zellteilung verloren haben. Zelluntergang kann nur durch funktionell minderwertiges Gewebe ersetzt werden (Robbins et al. 1981).

Neben der Regenerationsfähigkeit der Gewebe ist auch die Intaktheit der Architektur des Stromas wichtig für den Heilungsverlauf. Eine Unterbrechung der Architektur des Stromas führt zu ungeordneter Regeneration und Narbenbildung (z. B. nach Hepatitiden mit ausgedehnter Parenchymzerstörung) (Robbins et al. 1981).

Die Heilung einer entzündlichen Läsion wird durch noch zahlreiche weitere lokale und systemische Faktoren bestimmt. Dazu gehören:

1. das Alter des Patienten,
2. die Sauerstoffversorgung (Anämie, Ischämie, Hypoxie),
3. die Versorgung mit Nährstoffen (Proteine, essentielle Aminosäuren, Fettsäuren, Vitamin C, A und K, Spurenelemente wie Zink),
4. Kreislauffaktoren (z. B. Hypovolämie),
5. hormonelle Einflüsse (ACTH, STH, TSH, Glukokortikoide, Thyroxin, Östrogene, Testosteron, Povatherinon, Insulin),

Tabelle 38. Medikamente, welche die Wundheilung beeinflussen. (Mod. n. Hunt 1980)

Substanz	Wirkung
Anabole Steroide	Beschleunigen die kortikoidbedingte Verzögerung der Wundheilung
Antikoagulantien	Hämatombildung
Steroidale Antiphlogistika	Entzündungshemmung Hemmung von Proteinbiosynthese Wundkontraktion Epithelisierung
Azetylsalizylsäure	Entzündungshemmung
Betaaminoproprionitril (BAPN)	Hemmung der Kollagenquervernetzung
Chemotherapeutika	Hemmung der Zellteilung Entzündungshemmung Hemmung der Proteinbiosynthese
Kolchizin	Hemmung der Zellteilung Förderung der Kollagenaseaktivität Verzögerung der Kollagensekretion
Diphenylhydantoin	Erzeugung hypertropher Narben
Sauerstoff	Beschleunigung von Epithelisierung und Kollagensynthese
Penizillamin	Hemmung der Kollagenquervernetzung

6. Gerinnungsstörungen (Mangel an Fibrin, Faktor XIII),
7. Adipositas (schlechtere Durchblutung des subkutanen Fettgewebes),
8. Diabetes mellitus und Arteriosklerose (lokale Durchblutungsstörungen),
9. Urämie und Leberversagen,
10. genetische Einflüsse (Störungen des Kollagen- oder Elastinmetabolismus),
11. Wundinfektion und
12. Medikamente (Tabelle 38)

(Lindner und Huber 1973; Zederfeldt 1980; Bourne 1981; Millikan 1981; Powanda und Moyer 1981; Trede et al. 1982).

2.7.4 Regulatorische Aspekte der reparativ-proliferativen Phase

Über die Mechanismen, die in der Reparationsphase Zellproliferation, Zellwanderung und Zellfunktion regulieren, gibt es zur Zeit nur lückenhafte Kenntnisse.

Cottier (1980a) unterscheidet zunächst zwei Kategorien von Proliferationssignalen:

1. Proliferationssignale, die der Wiederherstellung des Gesamtorgans dienen. Diese Signale werden hauptsächlich über den Blutweg wirksam. Eine wichtige Forderung ist die Spezifität des Signals für die betroffene Zellpopulation. Ein Beispiel für eine solche Situation ist die Reaktion der Leber auf ⅔-Resektion.

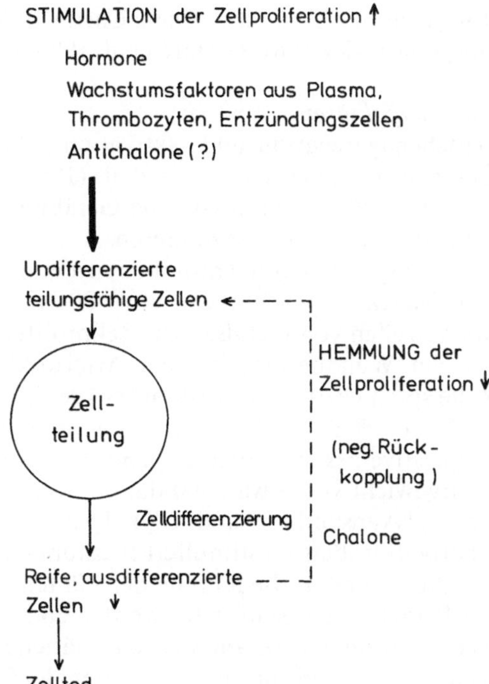

Abb. 64. Modell für die Regulation der Gewebsregeneration in der Heilungsphase der Entzündung. (Mod. nach Maurer 1983)

2. Proliferationssignale, die nur eine eng begrenzte Zahl von Zellen zur Proliferation bringen.
   Diese Signale sind nur auf lokaler Ebene wirksam. Ein Beispiel ist die Proliferation mesenchymaler und epithelialer Zellen im Bereich von Haut- oder Schleimhautwunden.

Proliferationssignale können theoretisch auf zwei Wegen regulatorisch wirksam werden (Abb. 64; vgl. Abb. 63; vgl. Tabelle 39):
1. *Stimulation* von Zellproliferation und Zellfunktion durch humorale Faktoren,
2. *Hemmung* der Zellproliferation.
   Eine Proliferationshemmung wird über zwei Mechanismen angenommen:
   a) über die Bildung von Inhibitorsubstanzen in dem Gewebe, dessen Zellproliferation gehemmt wird,
   b) über die Beeinflussung von Zellproliferation und -funktion durch oberflächengebundene Signale (z. B. Kontakthemmung). Für diese Form der Regulation ist somit ein enger Kontakt von Zelle zu Zelle oder von Zelle zu Substrat erforderlich.

Zellstimulierende Faktoren
Zellstimulierende Faktoren, vor allem mit Einfluß auf die mesenchymale Reaktion, sind in Serum, Plasma, in der Wundflüssigkeit und in anderen Körperflüssigkeiten nachgewiesen. Als Syntheseort werden Thrombozyten, Blutzellen wie neutrophile Granulozyten und Makrophagen und andere Zellen beschrieben (Castor et al. 1977; Myers und Castor 1978; Carpenter und Cohen 1979; Ross et al. 1979; Golde 1980; Castor 1981; Clemmons und van Wyk 1981; Gospodarowicz 1981; O'Hare et al. 1983; Helpap 1984).

Plättchenfaktoren
Plättchenaggregation und -aktivation gehören zu den ersten Reaktionen nach Gewebsverletzung. Knighton et al. (1982) konnten zeigen, daß Substanzen aus aktivierten Plättchen in vivo die Gefäßneubildung und die Kollagensynthese in der Kaninchencornea stimulieren.

Alphagranula von Thrombozyten enthalten ein kationisches Protein mit einem Molekulargewicht von etwa 30000 dalton, das insbesondere die glatten Muskelzellen von Gefäßen zur Zellproliferation anregt und möglicherweise neben der Wundheilung bei der Arteriosklerose eine wichtige pathogenetische Rolle spielt (Ross et al. 1979; Ross 1980).

Castor et al. (1977) beschreiben ebenfalls einen Plättchenfaktor, CTAP-III (connective tissue activating peptide), ein kationisches Peptid mit einem Molekulargewicht von etwa 9300 dalton, welches in vitro die Proliferation, Glykosaminoglykansynthese und Glykolyse menschlicher Synovialzellen, Haut- und Knorpelfibroblasten stimuliert (Castor et al. 1977; Castor 1981).

Die besondere Bedeutung der Plättchenfaktoren liegt darin, daß sie erst bei der Plättchenaggregation freiwerden und dadurch vor allem im Bereich der Gewebsverletzung wirksam werden. Plättchenfaktoren scheinen notwendig, doch nicht hinreichend für die mesenchymale Zellproliferation zu sein. Nach Gospo-

Tabelle 39. Modulatoren der Wundheilung. (Quellen siehe Text)

Substanz	Herkunft	Charakteristika	Wirkung auf
PDGF (platelet derived growth factor)	Thrombozyten	MG 13000	Proliferation von Bindegewebszellen Glatten Muskelzellen Gliazellen Synovialzellen
CTAP-PMN (connective tissue activating peptide)	Neutrophile Granulozyten	MG 11000	Proliferation von Bindegewebszellen Glykosaminoglykansynthese
Makrophagen-Wachstumsfaktor	Makrophagen	MG 16000 60000	Fibroblastenproliferation
FGF (fibroblast growth factor)	Rinderhypophyse	MG 134000	Proliferation von Bindegewebszellen und Endothelzellen
Somatomedin C	Menschl. Plasma	MG 7600	DNA-Synthese in Knorpel (Ratte) Glykosaminoglykansynthese (SO_4-Inkorporation)
NSILA (non suppressible insulin-like activity)			
IGF (insulin growth factor) I IGF II	Menschl. Plasma		Proliferation von menschl. Fibroblasten, Chondrozyten; Synovialzellen, Glykosaminoglykansynthese
MSA (multiplication stimulatory activity)	Serum und Leberzelle (Ratte)		Proliferation von Hühnerfibroblasten Glykosaminoglykansynthese
NGF (nerve growth factor)	Gl. submaxillaris (Maus)		Wachstum und Differenzierung von Ganglienzellen, Wundkontraktion
EGF (epidermal growth factor)	Gl. submaxillaris (Maus) menschl. Serum, Urin u. a. Körperflüssigkeiten		Proliferation und Differenzierung (epitheliale Gewebe Bindegewebe) Makromolekülsynthese u. a.
Insulinartige Wachstumsfaktoren			
Somatomedin A	Menschl. Plasma	MG 7600	Glykosaminoglykansynthese (SO_4-Inkorporation)
Somatomedin B	Menschl. Serum Urin	MG 5000	DNA-Synthese in menschl. Gliazellen und embryonalen Lungenfibroblasten

darowicz (1981) erhöhen sie vielmehr die Ansprechbarkeit für weitere Mitogene, da die Zellen erst unter dem Einfluß weiterer Plasmafaktoren in die S-Phase (DNA-Synthesephase) des Zellzyklus eintreten (Clemmons und van Wyk 1981; Gospodarowicz 1981).

Auf epitheliale Zellen haben Plättchenfaktoren keinen Einfluß (Gospodarowicz 1981; Heldin et al. 1981). Die Ursache liegt vermutlich im Vorhandensein spezifischer Rezeptoren auf Bindegewebszellen und Gliazellen (Heldin et al. 1981).

Faktoren aus polymorphkernigen Granulozyten
(PMN = neutrophile Granulozyten)
CTAP-PMN (connective tissue activating peptide), ein Peptid aus plättchenfreien Extrakten normaler menschlicher Granulozyten stimuliert in vitro die DNA-Synthese, die Hyaluronsäuresynthese und die Glykolyse in menschlichen Bindegewebszellen (Myers und Castor 1978; Castor 1981). CTAP-PMN ist möglicherweise in der frühen Wundheilungsphase, in der die Entzündung noch aktiv ist, wirksam.

Makrophagenfaktoren
Aktivierte Makrophagen sezernieren in vitro einen Wachstumsfaktor für Fibroblasten (Ross 1980; Postlethwaite und Kang 1983). Experimentell erzeugte Monozytopenie verzögert in vivo beim Meerschweinchen die Einwanderung von Fibroblasten ins Wundgebiet und hemmt die Bindegewebsneubildung (Tabelle 39).

Makrophagen sezernieren außerdem Komplement und andere Faktoren, welche die Plättchenaggregation begünstigen und die Plättchen zur Sekretion fibroblastenaktivierender Substanzen veranlassen (Nachman und Polley 1979; Bentley et al. 1981).

Durch die Sekretion von Thromboplastin wird die Gerinnung aktiviert. Thrombin und Faktor XIII des Blutgerinnungssystems stimulieren wiederum in vitro die Proliferation von Fibroblasten aus der Meerschweinchenhaut (Bruhn und Pohl 1981).

Fibroblast growth factor
FGF (fibroblast growth factor), ein basisches Polypeptid mit einem Molekulargewicht von 13400 dalton, konnte aus Hypophysengewebe isoliert werden. FGF zeigt große Ähnlichkeit mit dem Plättchenwachstumsfaktor. FGF besitzt in vitro mitogene Aktivität für mesodermale Zellen und Endothelzellen. Außerdem vermag er die Morphologie von Endothelzellen zu beeinflussen und ihre Lebensspanne zu verlängern (vgl. Tabelle 39) (Wall et al. 1978; Gospodarowicz 1981).

Nerve growth factor
Als eine mögliche Funktion von NGF (nerve growth factor), einem aus der Glandula maxillaris von Mäusen isolierten Mitogen für Nervenzellen, steht die Beschleunigung der Wundkontraktion zur Diskussion. NGF ist eine Serinprotease, die auch von Fibroblasten gebildet werden kann (vgl. Tabelle 39) (Li et al. 1980; Li und Koroly 1981).

Epidermal growth factor
EGF (epidermal growth factor) zeichnet sich in vivo und in vitro durch eine Vielzahl von Funktionen aus (Carpenter und Cohen 1979). Hervorzuheben sind insbesondere die Förderung der Proliferation der Basalzellschicht verschiedener Epithelien ektodermalen Ursprungs. Daneben stimuliert EGF die Makromolekülsynthese (DNA, RNA, Proteine, Hyaluronsäure) in Fibroblasten und anderen Zellen, aktiviert die Glykolyse und fördert den Kaliumtransport (Carpenter und Cohen 1979; Huey et al. 1980; Earp und O'Keefe 1981; Gospodarowicz 1981). Viele Hinweise sprechen dafür, daß menschlicher EGF mit dem Hormon Urogastron, welches die Magensäuresekretion hemmt, identisch ist (Carpenter und Cohen 1979; Golde 1980; Gospodarowicz 1981).

Gegenstand derzeitiger Diskussion ist insbesondere der Wirkmechanismus von EGF. Der erste Schritt besteht in der Besetzung EGF-spezifischer Rezeptoren, welche auf zahlreichen Zelltypen vorhanden sind (Carpenter und Cohen 1979; Earp und O'Keefe 1981). Weitgehend unklar sind jedoch die weiteren Schritte, die Transformation des Signals, welches schließlich in die Zellproliferation mündet (vgl. Tabelle 39).

Insulinartige Wachstumsfaktoren
Menschliches Plasma enthält eine Reihe insulinartiger Wachstumsfaktoren, die für sich allein nur schwache Mitogene sind, im Zusammenspiel mit anderen induzierenden Faktoren, z. B. Plättchenfaktoren, jedoch das Wachstum und die Proliferation vieler Zellen fördern (Clemmons und van Wyk 1981; Gospodarowicz 1981).

Im wesentlichen handelt es sich hier um NSILA (non suppressible insulin like activity) mit ihren Untereinheiten IGF (insulin growth factor) I und II, die Somatomedine A, B, C und die MSA (multiplication stimulating activity) (vgl. Tabelle 39) (Golde 1980).

Ihre Gemeinsamkeiten beruhen darauf, daß sie
1. einkettige Polypeptide mit ähnlichem Molekulargewicht sind,
2. insulinartige Wirkungen entfalten können,
3. mit IGF-Rezeptoren auf der Zelloberfläche in Wechselwirkung treten können und
4. im Plasma an Globulincarriermoleküle gebunden sind.

Sonstige Faktoren
Einige Faktoren fördern in vitro das Wachstum von Endothelzellen und glatten Muskelzellen und stimulieren am Tier die Gefäßneubildung. Als Herkunftsorte sind bisher das Plasma, die Entzündungszellen, insbesondere Makrophagen, mesenchymale Zellen und Tumorzellen beschrieben (Polverini et al. 1977; Wall et al. 1978; Folkman und Haudenschild 1980; Ross 1980; Auerbach 1981; Gospodarowicz 1981).

Einige Beispiele gibt Tabelle 40.

Serum und Wundflüssigkeit enthalten chemotaktische Faktoren für Fibroblasten (Orredson et al. 1983). Einige Beispiele für bisher beschriebene chemotaktische Faktoren für Fibroblasten enthält Tabelle 41. Chemotaktische Faktoren sind möglicherweise verantwortlich für das Einwandern der Fibroblasten in das Wundgebiet.

Tabelle 40. Faktoren, die an der Gefäßneubildung möglicherweise beteiligt sind. (Literatur bei Polverini et al. 1977; Wall et al. 1978; Ross 1980; Auerbach 1981; Gospodarowicz 1981)

Lymphozytenfaktoren
Makrophagenfaktoren
TAF (tumor induced angiogenesis factor)
PDGF (platelet derived growth factor)
FGF (fibroblast growth factor)
EGF (epidermal growth factor)

Tabelle 41. Chemotaktische Faktoren für Fibroblasten. (Literatur bei Kang 1978; Gauss-Müller et al. 1980)

LCDF-F (lymphocyte derived chemotactic factor for fibroblasts)
Komplement (C5-Fragment?)
PDGF (platelet derived growth factor)
Kollagen Typ I, II, III
Kollagenabbauprodukte
Fibronektin

Inhibitorische Faktoren

Zellproliferation resultiert auch aus der Abnahme der Konzentration inhibitorischer Substanzen im Gewebe. Humorale Inhibitorsubstanzen im Gewebe werden als *Chalone* bezeichnet.

Chalone werden nach dem klassischen Chalonkonzept von den differenzierten Zellen eines Gewebes gebildet und sezerniert. Sie sind am Ort ihrer Bildung wirksam und hemmen dort reversibel die Mitoseaktivität der generativen, undifferenzierten Zellen dieses Gewebes. Ihre Wirkung ist zell- und gewebs-, aber nicht speziesspezifisch (Rytömaa 1976; Iversen 1981; Maurer 1983).

Umgekehrt scheint ein Gewebe oftmals der Regulation mehrerer Chalone zu unterliegen, welche zu verschiedenen Zeitpunkten in den Ablauf des Zellzyklus der Zellen eingreifen (Rytömaa 1976; Laurence 1979).

Chalonartige Substanzen sind in verschiedenen Geweben (Epidermis, Blutzellen wie Granulozyten und Lymphozyten, Zellen des Gastrointestinaltrakts, Leber usw.) nachweisbar (Laurence 1979; Nadal 1979; Houck und Patt 1981; Iversen 1981; Maurer 1983).

Am besten untersucht, und dort als wesentlicher Regulationsmechanismus der Zellproliferation angesehen, ist die Wirkung von Chalonen an der Haut. So zeigen beispielsweise DNA-Syntheserate und Mitoserate der Epidermis nach verschiedenen Schädigungsarten ein gegenläufiges Verhalten zur Hemmwirkung von Extrakten der betroffenen Haut (Rohrbach 1975). Leber- und Nierengewebe hingegen bleiben durch Hautextrakte unbeeinflußt.

Der Zellzyklus wachsender und sich teilender Zellen läßt sich in verschiedene Phasen unterteilen:

1. die DNA-Synthesephase (S-Phase),
2. die prämitotische Ruhephase (G 2),
3. die Mitosephase (M-Phase) und
4. die intermitotische oder postmitotische Ruhephase (G 1) (vgl. Abb. 63).

Nach ihrer Wirkung auf den Zellzyklus werden an der Epidermis 2 Chalone unterschieden:

1. G 1-Chalone
   Sie blockieren den Zellzyklus der Zellen kurz vor ihrem Eintritt in die DNA-Synthesephase.

2. G 2-Chalone
   Sie hemmen den Übertritt der Zellen in die Mitosephase (Laurence 1979; Laurence et al. 1979).

Der Zeitpunkt, zu dem die Epidermiszelle mit der Chalonproduktion beginnt, ist noch nicht gesichert (Laurence 1979). Nach Elgjo et al. (1971, 1972) werden G 1-Chalone in der sich differenzierenden Epidermiszellschicht, G 2-Chalone hingegen in der Basalzellschicht abgegeben.

Die Vorstellungen über den Wundheilungsablauf gehen dahin, daß durch den Verlust differenzierter, chalonproduzierender Zellen die Chalonkonzentration im Gewebe absinkt. Dadurch wird die Hemmwirkung auf den Zellzyklus vorübergehend aufgehoben. Die intakten, teilungsfähigen Zellen am Rande der Wunde proliferieren und schieben sich über den Wunddefekt vor (vgl. Abb. 64).

Mit der einfachen Zunahme der Zellzahl hingegen läßt sich die allmählich abnehmende Zellteilungsrate nicht ausreichend erklären (vgl. Abb. 53), da
1. fraglich ist, ob die unreifen, proliferierenden Zellen in der Lage sind, Chalone zu bilden und
2. die Basalzellen auch nach Wiederherstellung für die Epidermis wirksamer Chalonspiegel eine ständige basale Proliferationsaktivität beibehalten.

Diesem Problem wird mit der Annahme eines *Antichalons* begegnet, welches als Mesenchymfaktor an der Dermis/Epidermisgrenze einen positiven Einfluß auf die Zellproliferation ausübt (Laurence 1979). Werden die Zellen mit zunehmender Zellzahl von der Basalschicht abgedrängt, vermindert sich der Antichaloneinfluß. Die Zelldifferenzierung wird begünstigt. Die sich aufbauende Chalonkonzentration in den oberen Epidermisschichten überwiegt schließlich.

Neben anderen humoralen Faktoren werden inhibitorische Substanzen im Sinne von Chalonen auch bei der Regeneration von Epithelien des Magen-Darm-Trakts sowie bei der Organregeneration (z. B. Leber, Niere) als Regulatorsubstanzen angenommen (Nadal et al. 1976; Nadal 1979; Helpap 1980; Iversen 1981). Auch ein Fibroblastenchalon wurde bisher teilweise biochemisch charakterisiert (Houck et al. 1977). Schließlich sind neben humoralen Einflüssen auch die Einflüsse von den Bestandteilen aus der Zellumgebung von Bedeutung für die Reparation. So wird beispielsweise die Förderung des Zellwachstums, insbesondere der Basalzellen der Epidermis, durch die extrazelluläre Matrix aus Kollagen, Proteoglykanen und Glykoproteinen besonders unterstrichen (Gospodarowicz 1981).

Die extrazelluläre Matrix bildet außerdem die geeignete Grundlage für die Zellwanderung. Fibroblasten benötigen für die Adhäsion Kollagen und Fibronektin (Gauss-Müller et al. 1980).

Zusammengefaßt resultiert die Gewebereparation offenbar aus dem Zusammenwirken einer Vielzahl von Faktoren, die sich teilweise ergänzen, teilweise antagonistisch beeinflussen (vgl. Abb. 64).

So induziert eine Gewebsverletzung die Aggregation von Blutplättchen mit der Freisetzung fibroblastenaktivierender Substanzen (Castor 1981). Gleichzeitig strömen mit dem Plasma weitere Faktoren mit aktivierender Wirkung auf mesenchymale und epitheliale Zellen in das Wundgebiet. Als dritte Komponente wandern Blutzellen in das Wundgebiet ein, die sowohl bindegewebsbildende als auch bindegewebsabbauende Mechanismen induzieren (Ackerman et al. 1979; Ross 1980; Werb et al. 1980; Castor 1981). Das Ausmaß der Bindegewebsbildung ist somit als das Resultat eines dynamischen Gleichgewichtes zwischen Bindegewebsabbau und Bindegewebsaufbau zu sehen. Durch den initialen Gewebsverlust nimmt zudem die lokale Konzentration eines oder mehrerer Inhibitoren ab. Mit fortschreitender Reparation nimmt auch der Inhibitoreinfluß wieder zu, während umgekehrt durch den Abbau plasmatischer Sub-

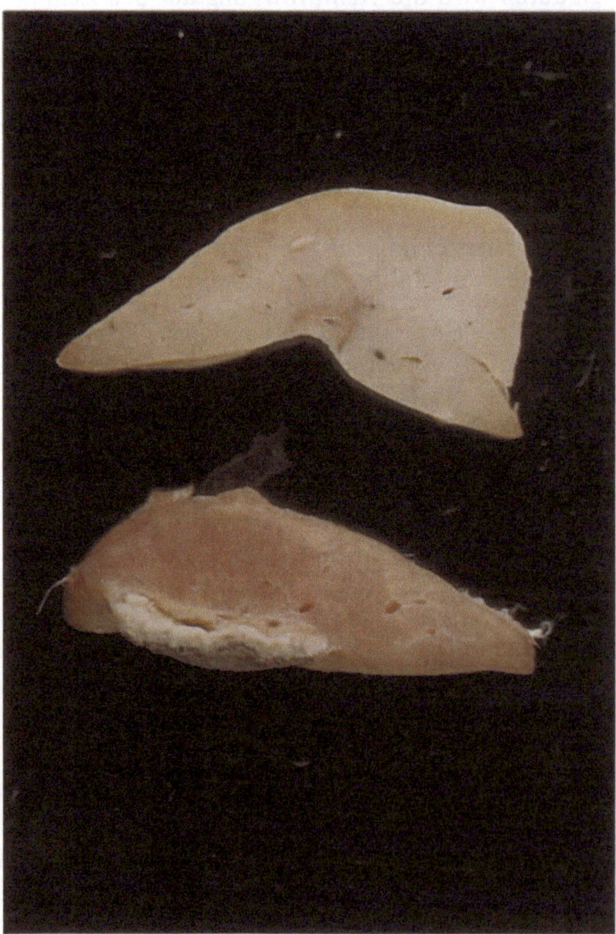

Abb. 65. Komplikationslose Narbenbildung an der Leber 4 Wochen nach kältechirurgischem Eingriff (*oben*). Breite Nekrosefläche an der Leber bei gestörter Wundheilung 4 Wochen nach thermochirurgischem Eingriff (*unten*)

stanzen und die Reduktion der Zellzahl im Exsudat die Stimulatorwirkung abnimmt.

Die Regulation der Reparation bedeutet somit ein Wirkungsgefüge verschiedener Mechanismen, deren Stellenwert als Einzelkomponenten noch nicht gesichert ist.

2.7.5 Störungen der Wundheilung

Störungen der Wundheilung können sich einerseits in mangelhaftem Wundverschluß, Wunddeshiszenzen, Hämatombildung, Serombildung und Wundrandnekrosen äußern (Abb. 65, 66). Andererseits kann die mesenchymale Reaktion überschießend sein. Sie führt dann zu Späterscheinungen, wie z. B. an der Haut zu hypertrophischen Narben, Keloid, Narbenkontrakturen, oder an inneren Organen zu Fibrose und Zirrhose (Cohen und Mc Coy 1980; Rudolph 1980; Trede

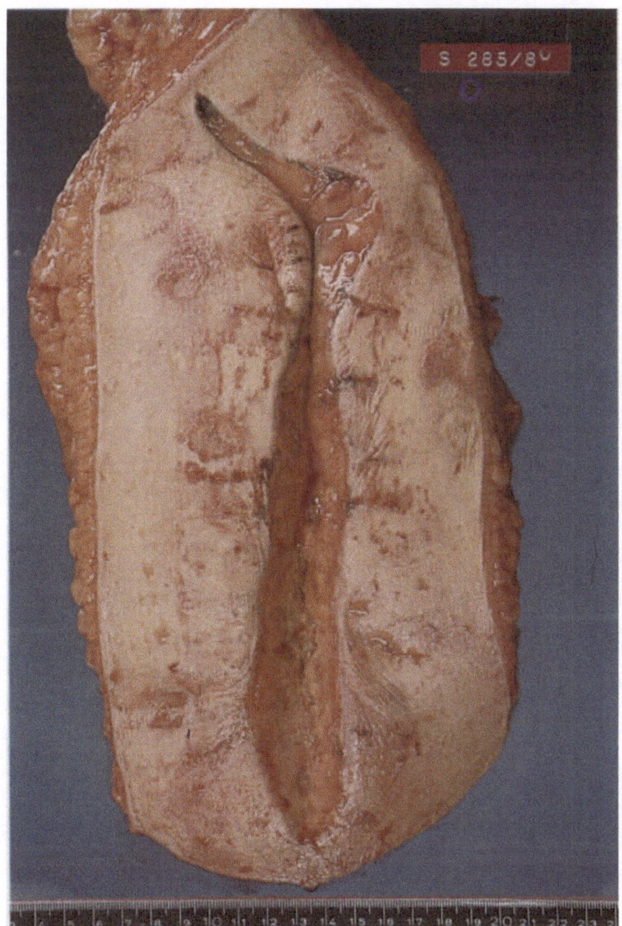

Abb. 66. Nahtdehiszenz bei gestörter Wundheilung nach ausgedehnter Thermochirurgie. (Helpap 1983)

et al. 1982). Die Ursachen sind vielfältig. Störungen der Resorption wurden bereits beschrieben. Hinzu kommt ein Ungleichgewicht zwischen Kollagenabbau und Kollagenaufbau (Peacock 1980). Zu den Risikofaktoren für Wundheilungsstörungen gehören vor allem Durchblutungsstörungen, Mangelversorgung mit Sauerstoff und Nährstoffen, Gerinnungs- und Stoffwechselstörungen, Infektion und fehlerhafte mechanische Beanspruchung (Gierhake 1982; Trede et al. 1982).

Aus diesen Erkenntnissen der Zusammenhänge zwischen Entzündung und Wundheilung ergeben sich daher einige prinzipielle therapeutische Ansätze:

1. Beeinflussung des Kollagenstoffwechsels (z. B. bei hypertrophischen Narben),
2. Beeinflussung immunologischer Reaktionen und der Entzündung, die mit verzögerter Resorption und verstärkter Proliferation einhergehen können,
3. Mechanisch-physikalische Therapien.

3 Schlußbetrachtung

Die vorangegangenen Ausführungen haben gezeigt, daß Entzündung und Heilung nach Entzündung eng miteinander verbunden sind.

Nur ein regelrechter Ablauf der Entzündung – Thrombozytenaggregation, Exsudation von Blutplasma, Emigration von Zellen, Elimination der Noxe – bedingt eine unkomplizierte, rasche Heilung mit Resorption des Exsudates und Reparation des Gewebes.

Beide Prozesse sind dabei entscheidend abhängig von
1. den beteiligten Mediatoren,
2. der regelrechten Funktion der Zellen und
3. dem regelrechten Zusammenspiel von Mediatoren und Zellen.

Einige Mediatoren stammen aus dem Plasma (Gerinnungs-, Fibrinolyse-, Kinin- und Komplementsystem) und werden entweder in der Zirkulation, z. B. durch den Kontakt mit Bakterien, Immunkomplexen, Fremdsubstanzen, verletzten Gefäßwänden, oder beim Austritt in den Extrazellulärraum durch den Kontakt mit extrazellulären Strukturen (z. B. Gerinnungssystem) aktiviert.

Andere Mediatoren werden in den Zellen in Granula gespeichert und durch entzündliche Stimuli freigesetzt (Histamin, Serotonin) oder in den Zellmembranen neu synthetisiert (z. B. Derivate der Arachidonsäure).

In der frühen Entzündungsphase bewirken Mediatoren vor allem den Einstrom von Plasma in das verletzte Gebiet, die Ausfüllung des Gewebsdefektes mit Fibrin und die Anlockung von Zellen (chemotaktische Faktoren). Sodann unterstützen oder modulieren sie die Zellfunktion durch Aktivierung der Zellen (z. B. C5a, C5b) zu verschiedenen Zelleistungen, Opsonierung (z. B. C3b) von phagozytierbarem Material, durch Hemmung verschiedener Zellfunktionen oder indem sie möglicherweise der Zell/Zellinteraktion dienen (z. B. C3-Komplement).

Die Zellen ihrerseits setzen weitere Mediatoren und mediatorähnliche Substanzen frei (z. B. lysosomale Enzyme, toxische Sauerstoffmetabolite, Arachidonsäurederivate), die die Exsudation verstärken, weitere Zellen chemotaktisch anlocken und mit den plasmatischen Mediatoren in Wechselwirkung stehen, sie aktivieren oder abbauen.

Die plasmatischen Mediatorsysteme und zellulären Mediatoren sind auf vielfältige Weise miteinander verknüpft:
1. durch gemeinsame Aktivatoren (z. B. aktivierter Hageman-Faktor),
2. durch gemeinsame Inhibitoren (z. B. Plasmaproteaseinhibitoren),

3. durch synergistische Wirkungen (z. B. Prostaglandine, Histamin und Bradykinin),
4. durch antagonistische Wirkungen (z. B. Gerinnungs- und Fibrinolysesystem),
5. indem sie sich gegenseitig aktivieren (z. B. aktivierter Hageman-Faktor, Kallikrein, Plasmin).

Diese Verknüpfungen können mehrere Konsequenzen haben:
1. Defekte eines Mediators können klinisch inapparent sein, da der Mangel durch die noch vorhandenen Mechanismen vollständig kompensiert wird (z. B. Defekte des Komplementsystems, Alpha-2-Makroglobulinmangel) (Messmore 1982).
2. Störungen in einem Mediatorsystem können auch andere Mediatorsysteme beeinträchtigen (z. B. C 1-Inaktivatormangel beim hereditären angioneurotischen Ödem) (Löhle und Mann 1980). Dies erschwert die Erkennung der Pathogenese von Erkrankungen.
3. Der Einfluß von Pharmaka kann sich auf mehrere Mediatorsysteme erstrekken. So hemmen Prostaglandinsynthesehemmer offensichtlich einige Wirkungen von Histamin oder Bradykinin oder beeinträchtigen in anderen Dosisbereichen die Thrombozytenaggregation. Proteaseinhibitoren hemmen die Aktivität mehrerer Proteasen. Diese Erkenntnis erschwert die Beurteilung des Wirkmechanismus eines Medikamentes und ist möglicherweise verantwortlich für das Auftreten unerwünschter Nebenwirkungen.

Ein regelrechter Entzündungsablauf erfordert
1. ein Gleichgewicht zwischen den Mediatoren untereinander und
2. ein Gleichgewicht zwischen Mediatorbildung und Inaktivation.

Um eine ungehemmte Aktivation zu vermeiden, üben einige Mediatoren entweder antagonistische Einflüsse aus (z. B. Gerinnungs- oder Fibrinolysesystem, C5a und Bb) oder unterliegen der Regulation von Inhibitoren. Ein Beispiel sind die Plasmaproteaseinhibitoren, die plasmatische und zelluläre Proteasen in ihrer Aktivität hemmen.

Andererseits wiederum entwickeln die Zellen beispielsweise Mechanismen, um diese Inhibitorwirkung unmittelbar am Entzündungsort einzuschränken.

In einigen Fällen (z. B. C3b) entgeht der Mediator möglicherweise der Inaktivation durch Bindung an Zelloberflächen (Pangburn 1983).

Zellen sezernieren nach Stimulation nicht nur Proteasen, sondern auch toxische Sauerstoffmetabolite, die Plasmaproteaseinhibitoren oxidieren und dadurch unwirksam machen (Janoff und Carp 1982). Dadurch ist eine proteolytische Wirkung in der unmittelbaren Zellumgebung erklärbar.

Ein gestörtes Zusammenspiel zwischen Mediatoren und Zellen kann sich auf vielfältige Weise bemerkbar machen.
1. Es kann zu einer mangelhaften Abwehrfunktion kommen. Komplementdefekte gehen oftmals mit gesteigerter Infektionsanfälligkeit einher. Ein Beispiel ist die Pathogenese des Pleuraempyems, das offensichtlich auf einer mangelhaften komplementbedingten Opsonierung beruht (Waldvogel 1982). In ähnlicher Weise korreliert auch die opsonierende Aktivität im Liquor bei

bakteriell bedingter Meningitis positiv mit einem günstigeren klinischen Verlauf der Erkrankung (Waldvogel 1982).
2. Umgekehrt kann eine uneingeschränkte Mediatorfunktion schwerwiegende Folgen haben. Als Beispiele seien a) das akute respiratorische Distress-Syndrom (ARDS) und b) die rheumatoide Arthritis genannt. In beiden Fällen führt offenbar eine erhöhte chemotaktische Komplementaktivität zu einem vermehrten Einstrom und vermehrter Aktivation von Granulozyten, die durch ihre erhöhte sekretorische Aktivität a) zu ausgedehnten Gewebsschäden beitragen und b) im Sinne eines positiven Feedbackmechanismus die entzündliche Reaktion verstärken (Jakob et al. 1982; Mc Guire et al. 1982; Weissmann et al. 1982).

Einige Mediatoren, vor allem die Prostaglandine, gewinnen auch neue Bedeutung durch ihre antientzündlichen und zellmodulierenden Wirkungen. Diese Erkenntnis ist erstens besonders wichtig, da der Wirkmechanismus vieler symptomatisch wirksamer, entzündungshemmender Substanzen, der sog. nichtsteroidalen Antiphlogistika, mit der Hemmung der Prostaglandinsynthese erklärt wird.

Hinzu kommt, daß die Wirkung anderer Mediatoren (z. B. Histamin, Bradykinin) teilweise auf ihrem Einfluß auf die Prostaglandinsynthese beruht. Auch bei diesen Mediatoren werden teilweise entzündungshemmende Wirkungen beschrieben (Busse 1979; Hébert et al. 1981; Lima und Rocklin 1981).

An die entzündungshemmende Wirkung der Prostaglandine muß möglicherweise insbesondere bei chronischen Entzündungen gedacht werden, da
1. der Makrophage die Hauptsynthesequelle für Prostaglandine im entzündlichen Exsudat darstellt,
2. Makrophagen vor allem in chronischen Entzündungen dominieren,
3. chronische Entzündungen oftmals mit zellulären Immunreaktionen vergesellschaftet sind und
4. Prostaglandine insbesondere auf die Lymphozytenfunktion einen hemmenden Einfluß ausüben.

Zweitens kommt es unter der Anwendung nichtsteroidaler Antiphlogistika möglicherweise zu einer vermehrten Bildung von Produkten des Lipoxygenasewegs (Monohydroxyfettsäuren, Leukotriene), die nach neueren Erkenntnissen teilweise deutliche entzündliche Reaktionen auslösen (Dahlén et al. 1981). Nur Kortikosteroide vermögen die Bildung beider Substanzgruppen zu hemmen.

Lipoxygenaseprodukte werden darüber hinaus als intrazelluläre Regulatoren der Zellfunktion diskutiert. Ihre Hauptbedeutung – extrazelluläre Mediatoren oder intrazelluläre Regulatoren – bedarf zukünftiger Abklärung (Weissmann et al. 1982; Valone 1984).

Die Kenntnis der Mediatoren, ihrer gegenseitigen Wechselwirkungen und ihrer Beziehung zu den Zellen ist somit wichtig, um
1. hereditäre Erkrankungen, die jedoch vergleichsweise selten sind (z. B. hereditäres angioneurotisches Ödem) zu erkennen,
2. den Verlauf von Erkrankungen zu beurteilen (z. B. Komplementspiegel beim akuten respiratorischen Distress-Syndrom, ACE bei Sarkoidose) und

3. neue therapeutische Ansätze zu finden und bisherige kritisch zu überprüfen (z. B. Prostaglandinsynthesehemmer).

Neben den Mediatoren nehmen die Entzündungszellen entscheidenden Einfluß auf den Ablauf von Entzündung und Wundheilung. Ihre Funktion läßt sich jedoch nur im Zusammenspiel mit den Mediatoren beurteilen. Chemotaktische Mediatoren lenken die Zellen ins Entzündungsgebiet. Mediatoren (z. B. Komplement, Lymphokine) aktivieren sie dort zu besonderen Zelleistungen wie Phagozytose, intrazelluläre Verdauung, Sekretion. Die Kenntnisse der Mechanismen der Zellstimulation sind möglicherweise von besonderem Wert für die therapeutische Beeinflußbarkeit der Zellfunktion (s. u.).

In der akuten Entzündung dominieren im allgemeinen zunächst die neutrophilen Granulozyten (Crawford et al. 1982; Vinegar et al. 1982). Sie sind in großer Zahl verfügbar, rasch mobilisierbar aus dem Knochenmark und von kurzer Lebensdauer.

Neutrophile Granulozyten werden vor allem von Bakterien, aber auch von Immunkomplexen und besonders Komplement (C5a) chemotaktisch angelockt, was von pathogenetischer Bedeutung sein kann (z. B. ARDS) (Jakob et al. 1982). Besonders bei sogenannten pyrogenen Keimen kann es zur massiven Granulozyteneinwanderung kommen, die sich klinisch in den verschiedenartigen Formen der eitrigen Entzündung, wie z. B. Abszesse, Phlegmone, schleimig-eitriger Katarrh oder Empyem, darstellt (Cottier 1980b).

Ihre Hauptaufgabe besteht in der Phagozytose und intrazellulären Verdauung von Erregern. Störungen der damit verbundenen Zellfunktionen (Chemotaxis, Phagozytose, Degranulation, Erzeugung toxischer Sauerstoffmetabolite) haben daher als Leitsymptom vor allem schwere, rezidivierende bakterielle Infekte. Dabei ist jedoch zu berücksichtigen, daß angeborene Neutrophilendysfunktionssyndrome selten sind, die Indikation zur Anwendung spezifischer Funktionsteste daher streng gestellt werden sollte. Viel öfter sind die Dysfunktionen vorübergehend, inkonstant und reversibel (Bültmann et al. 1982).

Pathogenetische Bedeutung erlangen neutrophile Granulozyten vor allem auch durch ihre sekretorische Funktion. Dies wird besonders deutlich in Situationen, wo Sekretionsprodukte vermehrt in den Extrazellulärraum gelangen, z. B. bei der sog. „frustranen Phagozytose“ oder bei verstärkter Komplementaktivierung (Smolen und Weissmann 1978; Baggiolini et al. 1979; Olsson und Venge 1979). Dabei werden hydrolytische Enzyme, vor allem neutrale Proteasen, und toxische Sauerstoffmetabolite freigesetzt, die zu beträchtlichem Gewebsschaden beitragen können (z. B. Knorpelschädigung bei rheumatoider Arthritis).

Außerdem vermögen sie entzündliche Reaktionen zu verstärken, z. B. durch Spaltung von Mediatoren (lysosomale Enzyme), Inaktivation von Proteaseinhibitoren (toxische Sauerstoffmetabolite) oder direkte entzündliche Wirkungen (Produkte des Lipoxygenaseweges). Die sekretorische Aktivität neutrophiler Granulozyten kann somit zu einer verlängerten Entzündungsdauer, stärkerer Gewebsdestruktion, z. B. Gewebseinschmelzung bei Abszessen, und letztlich verzögerter Wundheilung mit vermehrter Narbenbildung über chronische Abszesse, chronische Phlegmonen oder chronisches Empyem, führen.

Neben der Funktion neutrophiler Granulozyten ist die Bedeutung eosinophiler und basophiler Granulozyten in der Entzündung weit weniger untersucht.

Eosinophile Granulozyten kommen vor allem in bestimmten anaphylaktischen Reaktionen vor und dienen der Abwehr von Helminthen (Weller und Goetzl 1980). Durch die Sekretion von zahlreichen Enzymen, die Mastzellfaktoren inaktivieren, dienen sie möglicherweise der Einschränkung entzündlicher und anaphylaktischer Reaktionen.

Basophile Granulozyten sind wie Mastzellen vor allem an anaphylaktischen Reaktionen vom Soforttyp beteiligt. Ihre Sekretionsprodukte beeinflussen eine Reihe verschiedener entzündlicher Reaktionen (Dvorak und Dvorak 1979).

Mononukleäre Phagozyten erscheinen im allgemeinen etwas später im Exsudat (Vinegar et al. 1982) und beherrschen vor allem das morphologische Bild chronischer und chronisch granulomatöser Entzündungen.

Sie bestimmen entscheidend den Verlauf von Entzündung und Wundheilung. Diese Feststellung stützt sich auf folgende Befunde:

1. Mononukleäre Phagozyten zeichnen sich durch besondere Eigenschaften und Fähigkeiten, wie Langlebigkeit, Fähigkeit zur Steigerung ihres Aktivationsgrades, Fähigkeit zu begrenzter ortsständiger Proliferation und zur Transformation in sekretorisch hochaktive Epitheloidzellen aus.
2. Mononukleäre Phagozyten treten in vielfältige Wechselbeziehung mit den humoralen und zellulären Elementen der unspezifischen und spezifischen Immunabwehr. Hier sind offenbar entzündungsverstärkende Feedbackmechanismen von besonderer Bedeutung:
   a) In der unspezifischen Immunantwort sezerniert der Makrophage Komplement und komplementspaltende Enzyme und wird rückwirkend durch aktive Komplementspaltprodukte zu Zelleistungen wie Sekretion, Zytotoxizität u. a. aktiviert.
   b) In der spezifischen Immunabwehr hilft der Makrophage durch Antigenpräsentation und Sekretion humoraler Faktoren beim Aufbau einer Immunantwort. Umgekehrt wird er durch Produkte der spezifischen Immunantwort, vor allem der zellulären Immunantwort (Lymphokine), aber auch durch Antigen/Antikörperkomplexe zu besonderen Zelleistungen stimuliert.

   Die Folge ist, daß, unabhängig vom Auslösefaktor einer Entzündung, die entzündliche Reaktion aufrechterhalten wird und sich eine chronische Entzündung entwickelt, die oftmals von zellulären Immunreaktionen begleitet ist.
3. Über seine sekretorische Aktivität beeinflußt der Makrophage die Erregerabwehr (lysosomale Enzyme, toxische Sauerstoffmetabolite), Zellwanderung (chemotaktische Faktoren), Stammzellproliferation (CSA, PGE), immunologische Reaktionen (Monokine), systemische Resorption (hydrolytische Enzyme, toxische Sauerstoffmetabolite), Bindegewebsbildung und Gefäßproliferation.

Die Makrophagenaktivität kann daher einerseits der Elimination von Noxen, der Resorption des Exsudates und der Stimulation der Wundheilung dienen.

Als morphologisches Korrelat findet sich ein kapillarreiches Granulationsgewebe mit Makrophagen und zahlreichen Fibroblasten. Andererseits kann der Makrophage für eine Verlängerung der entzündlichen Reaktion, eine Verzögerung der Resorption und eine vermehrte Bildung von Bindegewebe sorgen, was oftmals ein Kennzeichen chronischer und chronisch granulomatöser Entzündung ist. Hier seien die histologisch voneinander abgrenzbaren Granulomtypen, z. B. Granulome vom „Sarkoidosetyp", „Tuberkulosetyp", „Pseudotuberkulosetyp" und „Fremdkörpertyp" genannt.

Das Beispiel des Makrophagen zeigt, daß der Verlauf der Entzündung entscheidend den Heilungsprozeß bestimmt. Heilungsprozesse setzen schon sehr früh im Verlauf der Entzündung ein. So bedingt ein Gewebsverlust die Abnahme der Konzentration inhibitorisch wirksamer Substanzen (Chalone) mit der Folge verstärkter Zellproliferation. Gewebsverletzung induziert schon zu Beginn die Plättchenaggregation unter anderem mit der Freisetzung von Wachstumsfaktoren. Mit der Exsudation von Blutplasma gelangen nicht nur entzündungswirksame Substanzen, sondern auch zellstimulierende Faktoren in das Entzündungsgebiet. Die Aktivierung des Gerinnungssystems mit der Bildung von Fibrin bildet eine wichtige Grundlage für die Zelleinwanderung und die Überbrückung des Wunddefektes. Eingewanderte Zellen wiederum sezernieren Faktoren mit wachstumsfördernder Wirkung (neutrophile Granulozyten, Makrophagen) und setzen Enzyme frei, die der Gewebsresorption dienen.

Eine verlängerte Dauer der Entzündung (z. B. nach Thermoläsion) bedingt eine verzögerte Heilung und eine vermehrte Bindegewebsbildung.

Die Entzündung, ihre Mediatoren und ihre Zellen sind somit neben wichtigen anderen Faktoren, wie Art des entzündlichen Stimulus, Regenerationsfähigkeit des Gewebes, Ausmaß des Gewebsschadens und Risikofaktoren wie Durchblutungs- und Stoffwechselstörungen usw. entscheidend für den Ablauf der Heilung nach Entzündung verantwortlich.

Aus diesen Erkenntnissen der Zusammenhänge zwischen Entzündung und Wundheilung ergeben sich daher auch prinzipielle therapeutische Ansätze:

1. Bekämpfung der Ursache zur Vermeidung prolongierter Entzündungen (z. B. antimikrobiell)
2. Beeinflussung der Entzündung
   a) durch Modulation des Mediatorgleichgewichtes, Mediatorsubstitution, Hemmung von Mediatoren (z. B. Prostaglandinsynthesehemmer, Proteaseinhibitoren),
   b) durch Stimulation oder Hemmung der Zellfunktionen (z. B. Hemmung der Sekretion oder der Zellwanderung),
3. Beeinflussung immunologischer Reaktionen, die Wegbereiter chronischer Entzündungen sein können (z. B. durch Stimulation der Makrophagen),
4. Direkte Beeinflussung der Bindegewebsbildung, z. B. des Kollagenstoffwechsels bei hypertrophischen Narben,
5. Soweit möglich Ausschaltung von Risikofaktoren, wie z. B. Nährstoffmangel, Kreislauffaktoren, Infektion und schließlich
6. Mechanisch-physikalische Maßnahmen.

Die Kenntnisse über den Ablauf von Entzündung und Wundheilung sind insgesamt noch lückenhaft. Als diagnostische Methoden stehen meistens nur die lokale Inspektion (z. B. an der Haut) und die Erfassung systemischer Reaktionen (z. B. Blutbildveränderungen, Veränderungen der Plasmaeiweißzusammensetzung) zur Verfügung, die in den meisten Fällen unspezifisch sind und nur grobe Hinweise z. B. auf das Vorliegen von viralen oder bakteriellen Erkrankungen liefern. In einigen Fällen, z. B. bei chronisch granulomatösen Prozessen, gibt die histologische Untersuchung wichtige Hinweise. Der Zukunft bleibt vorbehalten, neue diagnostische Kriterien zu finden, um den Verlauf entzündlicher Erkrankungen besser zu beurteilen, die Entwicklung chronischer Entzündungen oder sogar bedrohlicher Krankheitszustände (z. B. ARDS) schneller zu erfassen und die Therapie mit Antiphlogistika zu überwachen.

Angeborene Defekte der humoralen und zellulären Komponenten sind meist selten. Spezifische Untersuchungen sollten daher erst nach Ausschluß anderer Ursachen vorgenommen werden. Wichtig ist jedoch die Kenntnis der Leitsymptome, wie z. B. schwere, rezidivierende bakterielle Infekte (Komplementmangel, Granulozytendefekte), Autoimmunerkrankungen, Angioödeme (Alpha-1-Antitrypsinmangel) u. a. (Roth et al. 1981; Bültmann 1982; Wahn 1983).

Häufiger zu beobachten sind hingegen Zustände mit über die Normreaktion gesteigerter Mediator- und Zellaktivität. Hier gilt es vor allem die beschriebenen Verstärkermechanismen zu durchbrechen.

Die Kenntnis über das Zusammenwirken der Mediatoren liefert darüber hinaus mögliche Ansätze für neue Therapien, z. B. Hemmstoffe der Lipoxygenase, Antioxidantien, um das Fortschreiten der Entzündung mit konsekutiver Gewebsdestruktion und Ersatz durch minderwertiges Bindegewebe zu verhindern.

Ziel ist, die Funktionsfähigkeit des Gewebes, Organs, oder gegebenenfalls des Organismus (z. B. ARDS) zu erhalten.

4 Literatur

Aarden, L.A., Burner, T.K., Cerottini, J.C., Dayer, J.M., de Weck, A.L., Dinarello, C.A., Di Sabato, G., Farrar, J.J., Gery, I., Gillis, S., Handschumacher, R.E., Henney, C.S., Hoffmann, M.K., Koopman, W.J., Karane, S.M., Lachman, L.B., Lefkowits, I., Mishell, R.I., Mizel, S.B., Oppenheim, J.J., Paetkan, V., Plate, J., Rollinghoff, M., Rosenstreich, D., Rosenthal, A.S., Rosenwasser, L.J., Schimpl, A., Shin, H.S., Simon, P.L., Smith, K.A., Wagner, H., Watson, J.D., Wecker, E., Wood, D.D.: Letter to the editor. Revised nomenclature for antigen non-specific T-cell proliferation and helper factors. J. Immunol. 123, 2928–2929 (1979)

Aasen, A.O., Kierulf, P., Vaage, J., Godal, H.C., Anne, S.: Determination of components of the plasma proteolytic enzyme systems gives information of prognostic value in patients with multiple trauma. Adv. Exp. Med. Biol. 156 B, 1037–1047 (1983)

Abiodun, Ph., Bauer, M., Wolf, H., Hug, G.: Alpha-1-Antitrypsinmangel im Kindesalter. Med. Welt 32, 245–249 (1981)

Ackermann, N., Jubb, S., Trimble, B., Yoxall, B.: Release of cartilage proteoglycan degrading enzyme activity by thioglycollate stimulated mouse peritoneal macrophages in culture. Agents Actions 9, 488–496 (1979)

Adams, D.O.: The granulomatous inflammatory response. A review. Amer J Path 84, 164–191 (1976)

Adams, D.O.: Macrophage activation and secretion. Fed. Proc. 41, 2193–2197 (1982)

Adams, D.O., Marino, P.A.: Evidence for a multistep mechanism of cytolysis by BCG-activated macrophages: The interrelationship between the capacity for cytolysis, target binding, and secretion of cytolytic factor. J Immunol 126, 981–987 (1981)

Adams, D.O., Johnson, J., Marino, P.A.: Mechanisms of target recognition and destruction in macrophage-mediated tumor cytotoxicity. Fed. Proc. 41, 2212–2221 (1982)

Adelman, N.E., Hammond, M.E., Cohen, S., Dvorak, H.F.: Lymphokines as inflammatory mediators. In: Cohen, S., Pick, E., Oppenheim, J.J.: Biology of the lymphokines. Academic Press, New York, San Francisco, London, 13–58 (1979)

Alexander, S.A., Donoff, R.B.: The glycosaminoglykans of open wounds. J. Surg. Res. 29, 422–429 (1980)

Allison, A.C., Ferluga, Y., Prydz, H., Schorlemmer, U.: The role of macrophage activation in chronic inflammation. Agents Actions 8, 27–35 (1978)

Alm, P.E., Bloom, G.D.: Minireview: Cyclic nucleotide involvement in histamin release from mast cells – A reevaluation. Life Sciences 30, 213–218 (1982)

Altman, L.C.: Chemotactic lymphokines: A review. In: Gallin, J.I., Quie, G. Leukocyte chemotaxis, Raven Press, New York, 267–287 (1978)

Apte, R.N., Heller, E., Hertogs, C.F., Pluznik, D.H.: Macrophages as regulators of granulopoiesis. In: Escobar, M.R., Friedman, H., Advances in Experimental Medicine and Biology Macrophages and Lymphocytes Part A, Nature, Functions and Interaction, Plenum Press New York and London, 433–449 (1980)

Aswanikumar, E., Schiffmann, E., Corcoran, B.A., Wahl, S.M.: Role of a peptidase in phagocyte chemotaxis. In: Proc. Natl. Acad. Sci. USA 73, 2439–2442 (1976)

Athens, J.W., Haab, O.P., Raab, S.O., Mauer, A.N., Ashenbrucker, H., Cortwright, G.E., Wintrobe, N.N.: Leukokinetic Studies. IV. The total blood, circulating and marginal granulocyte pools and the granulocyte turnover rate in normal subjects. J. Clin. Invest. 40, 989–995 (1961)

Atkins, E., Askenase, P.W., Francis, L., Bernheim, H.A.: Release of an endogenous pyrogen from guinea pig leukocytes: The role of T-lymphocytes and correlation with suppression (desensitization) of delayed hypersensitivity. J. Immunol. 125, 2069–2075 (1980)

Auerbach, R.: Angiogenesis-inducing factors: A review. In: Pick, E., Lymphokines 4, Academic Press, New York, 69–88 (1981)

Babior, B.M.: Oxygen-dependent microbial killing by phagocytes I. N. Engl. J. Med. 298, 659–668 (1978a)

Babior, B.M.: Oxygen-dependent microbial killing by phagocytes II. In: N. Engl. J. Med. 298, 721–725 (1978b)

Badenoch-Jones, P.: Production of the lymphokine, macrophage aggregating factor, is not inhibited by histamine. Experientia 38, 1230–1231 (1982)

Baenkler, H.W.: Umwelt und Immunsystem. Dtsch. med. Wschr. 110, 312–315 (1985)

Bagby Jr., G.C., Mc Call, E., Laymann, D.L.: Regulation of colony-stimulating activity production. Interaction of fibroblasts, mononuclear phagocytes and lactoferrin. J. Clin. Invest. 71, 340–344 (1983)

Baggiolini, M., Dewald, B.: Exocytosis by neutrophils. In: Snyderman, R., Contemporary Topics in Immunology 14, Regulation of Leukocyte Function. Plenum Press, New York and London, 221–246 (1984)

Baggiolini, M, Bretz, U., Dewald, B., Feigenson, M.E.: The polymorphonuclear leukocyte. Agents Actions 8, 3–10 (1978)

Baggiolini, M., Schnyder, J., Bretz, U.: Lysosomal enzymes and neutral proteinases as mediators of inflammation. In: Weismann, G., Samuelsson, B., Paoletti, R. Advances in Inflammation Research I. Raven Press, New York, pp. 263–272 (1979)

Bainton, D.F.: Changes in peroxidase distribution within organelles of blood monocytes and peritoneal macrophages after surface adherence in vitro and in vivo. In: van Furth, R., Mononuclear Phagocytes, Functional Aspects I. Martinus Nijhoff Publishers, The Hague-Boston-London, 61–86 (1980)

Barrett, A.J.: The possible role of neutrophil proteinases in damage to articular cartilage. Agents Actions 8, 11–18 (1978)

Baum, S.J.: Negative and positive feedback control of the committed granulocytic stem cell compartment. In: Baum, S.J., Ledney, G.D., Experimental Hematology Today. Springer Verlag, New York, Heidelberg, Berlin, 127–134 (1977)

Beatty, K., Bieth, J., Travis, J.: Kinetics of association of serine-proteinases with native and oxidized Alpha-1-Proteinase Inhibitor and Alpha-1-Antichymotrypsin. J. Biol. Chem. 255, 3931–3934 (1980)

Beaven, M.A.: Histamine Part I. N. Engl. J. Med. 294, 30–36 (1976)

Becker, E.L.: Enzyme activation and the mechanism of neutrophil chemotaxis. Antibiotics and Chemotherapy 19, 409–420 (1974)

Becker, E.L.: A multifunctional receptor on the neutrophil for synthetic chemotactic oligopeptides. J Reticuloendothel. Soc. 26, 701–709 (1979)

Becker, E.L., Showell, H.J., Henson, P.N., Hsu, L.S.: The ability of chemotactic factors to induce lysosomal enzyme release. 1. The characteristics of the release, the importance of surfaces and the relation of enzyme release to chemotactic responsiveness. J. Immunol. 112, 2047–2054 (1974)

Becker, E.L., Showell, H.J., Naccache, P.H., Sha'afi, R.: Enzymes in granulocyte movement: Preliminary evidence for the involvement of Na^+, K^+-ATPase. In: Gallin, J.I.: Quic, P.G., Leukocyte Chemotaxis, Raven Press, New York, 113–121 (1978)

Becker, E.L., Naccache, P.H., Showell, H.J., Walenga, R.W.: Early events in neutrophil activation: Receptor stimulation, ionic fluxes, and arachidonic acid metabolism. In: Pick, E., Lymphokines 4. Academic Press, New York, 297–333 (1981)

Beelen, R.H.J., Fluitsma, D.M., Meer, J.W.M. van der, Hoefsmit, E.C.M.: Development of exsudate-resident macrophages on the basis of the pattern of peroxidatic activity in vivo and in vitro. In: van Furth, R., Mononuclear Phagocytes I, Martinus Nijhoff Publishers, The Hague-Boston-London, 87–112 (1980)

Beer, D.J., Osband, M.E., Mc Caffrey, R.M., Soter, N.A., Rocklin, R.E.: Abnormal histamine-induced suppressor-cell function in atopic subjects. N. Engl. J. Med. 306, 454–458 (1982)

Beller, D.I., Unanue, E.R.: Ia-Antigens and antigen-presenting function of thymic macrophages.J. Immunol. 124,1433–1440 (1980)

Beller, D.I., Kiely, J.-M., Unanue, E.R.: Regulation of macrophage populations. I. Preferential induction of Ia-rich peritoneal exsudates by immunologic stimuli. J. Immunol. 124, 1426–1432 (1980)

Bentley, C., Zimmer, B., Hadding, U.: The macrophage as a source of complement components. In: Pick, E., Lymphokines 4. Academic Press, New York, 197–230 (1981)

Bernheim, H.A., Block, L.H., Atkins, E.: Fever: Pathogenesis, pathophysiology, and purpose. Ann. Int. Med. 91, 261–270 (1979)

Berry, L.J.: Pathogenesis of atoxinogenic strains of gram-negative bacteria – a hypothesis. Klin. Wochenschr. 60, 693–695 (1982)

Bianco, C., Edelson, P.J.: Plasma membrane expressions of macrophage differentiation. In: Lerner, R.A., Bergsma, D., The molecular Basis of Cell-cell Interaction, Birth Defects: Original Article Series XIV. The National Foundation, 119–124 (1978)

Bianco, C., Götze, O., Cohn, Z.A.: Regulation of macrophage migration by products of the complement system. Proc. Natl. Acad. Sci. USA 76, 888–891 (1979)

Bianco, C., Götze, O., Cohn, Z.A.: Complement, coagulation and mononuclear phagocytes. In: van Furth, R., Mononuclear Phagocytes Functional Aspects II. Martinus Nijhoff Publishers. The Hague-Boston-London, 1443–1458 (1980)

Bick, R.L.: Clinical relevance of antithrombin III. Sem. Thromb. Hemost. 8, 276–287 (1982a)

Bick, R.L.: The clinical significance of fibrinogen degradation products. Sem. Thromb. Hemost. 8, 302–330 (1982b)

Biesecker, G., Müller-Eberhard, H.J.: The ninth component of human complement: Purification and physicochemical characterizations. J. Immunol. 124, 1291–1296 (1980)

Billingham, E.J., Gordon, A.H.: The role of the acute phase reaction in inflammation. Agents Actions 6, 195–199 (1976)

Bitter-Suermann, D.: Die Funktionseinheit Makrophage–Komplement. Verh. Dtsch. Ges. Path. 64, 63–76 (1980)

Bitter-Suermann, D.: Das Komplementsystem: Physiologische Funktion und klinische Bedeutung. In: Deutsches Ärzteblatt Ausgabe B, 51/52, 33–48 (1983)

Björk, H., Lindahl, U.: Mechanism of the anticoagulant action of heparin. Mol. Cell. Biochem. 48, 161–182 (1982)

Blackwood, L.L., Stone, R.M., Iglewski, B.H., Pennington, J.E.: Evaluation of Pseudomonas aeruginosa exotoxin A and elastase as virulence factors in acute lung infection. Infect. Immun. 39, 198–201 (1983)

Blasini, Ch., Glas, K., Blasini, R., Haas, S., Wriedt-Lübbe, I., Blümel, G.: Untersuchung über die gewebeständige Plasminogenaktivator- und Plasmininhibitoraktivität von Gelenkkapseln bei verschiedenen Gelenkerkrankungen. Z. Orthop. 119, 455–462 (1981)

Block, L.H.: Interaktion zwischen dem Immunsystem und den Faktoren der Koagulation, Fibrinolyse und Inflammation. Münch. med. Wschr. 126, 493–498 (1984)

Block, L.H., Georgopoulos, A.: Faktoren bakterieller Pathogenität. Münch. med. Wschr. 126, 43–48 (1984)

Bloom, B.R.: Interferons and the immune system. Nature 284, 593–595 (1980)

Blumberg, A., Denny, S.E., Marshall, G.R., Needleman, P.: Blood vessel–hormone interactions: Angiotensin, bradykinin, and prostaglandins. Am. J. Physiol. 232, 305–310 (1977)

Bokoch, G.M., Boeynaems, J.M., Hubbard, W.C.: Chemotactic and chemokinetic activity of products of mammalian lipoxygenases. In: Pick, E., Lymphokines 4. Academic Press, New York, 271–295 (1981)

Bonney, R.J., Davies, P.: Possible autoregulatory functions of the secretory products of mononuclear phagocytes. In: Adams, D.O., Hanna Jr., M.G., Contemporary Topic in Immunology 13. Plenum Press, New York and London, 199–223 (1984)

Bonney, R.J., Davies, P., Kuehl, F.A., Humes, Y.L.: Arachidonic acid oxygenation products produced by mouse peritoneal macrophages responding to inflammatory stimuli. J. Reticuloendothel. Soc. 28 Suppl., 113–115 (1980)

Bonta, I.L., Adolfs, M.J.P., Parnham, M.J.: Prostaglandin E_2 elevation of cyclic-AMP in granuloma macrophages at various stages of inflammation: Relevance to anti-inflammatory and immunmodulatory functions. Prostaglandins 22, 95–103 (1981)

Bonta, I.L., Adolfs, M.J.P., Fieren, M.W.J.A.: Cyclic AMP levels and their regulation by prostaglandins in peritoneal macrophages of rats and humans. In: Greengard, P., Robinson, G.A., Advances in Cyclic Nucleotide and Protein Phosphorylation Research. Raven Press, New York 17, 615–620 (1984)

Born, G.V.R., Planker, M.: Toward the mechanism of the intravascular adhesion of granulocytes in inflamed vessels. In: Weissmann, G., Samuelsson, B., Paoletti, R., Advances in Inflammation Research I. Raven Press, New York, 117–121 (1979)

Bornstein, D.L.: Leukocytic Pyrogen: A major mediator of the acute phase reaction. Ann. N.Y. Acad. Sci. 389, 323–337 (1982)

Boros, D.L.: The role of lymphokines in granulomatous inflammation. In: Pick, E., Lymphokines 3, Academic Press, New York, 257–281 (1981)

Bouma, B.N., Vlooswijk, R.A.A., Griffin, J.H.: Immunological studies of human factor XI and prekallikrein: Demonstration of complex formation with high molecular weight kininogen. Adv. Exp. Med. Biol. 156, 109–113 (1983)

Bourne, G.H.: Nutrition and wound healing. In: Glynn, L.E., Houck, J.C., Weissmann, G., Handbook of inflammation 3, Tissue Repair and Regeneration. Elsevier North-Holland, Biomedical Press, Amsterdam, New York, Oxford, 211–242 (1981)

Boxer, L.A., Hedley-White, E.T., Stossel, T.P.: Neutrophil actin dysfunction and abnormal neutrophil behaviour. N. Engl. J. Med. 291, 1093–1099 (1974)

Boxer, L.A., Haak, R.A., Yang, H.-H., Wolach, J.B., Withcomb, J.A., Butlerick, C.J., Baehner, R.L.: Membrane-bound lactoferrin alters the surface properties of polymorphonuclear leukocytes. J. Clin. Invest. 70, 1049–1057 (1982a)

Boxer, L.A., Coates, T.D., Haak, R.A., Wolach, J.B., Hoffstein, S., Baehner, R.L.: Lactoferrin deficiency associated with altered granulocyte function. N. Engl. J. Med. 307, 404–410 (1982b)

Boyden, S.: Chemotactic effect of mixture of antibody and antigen on polymorphonuclear leukocytes. J. Exp. Med. 115, 453–466 (1962)

Brade, V.: Komplement – Funktion, biologische Bedeutung und klinische Aspekte. Münch. med. Wschr. 121, 1521–1526 (1979)

Brade, V., Bentley, C.: Synthesis and release of complement components by macrophages. In: van Furth, R., Mononuclear Phagocytes. Martinus Nijhoff Publishers, The Hague-Boston-London, 1385–1413 (1980)

Brade, V., Fries, W., Hadding U., Bentley, C.: Synthesis of factors D and B of the alternative pathway, as well as of C3, by guinea pig peritoneal macrophages in vitro. Fed. Proc. 36, 1245 (1977)

Bratanov, K., Mallova, M., Sauleer, B., Efremova, V.: Photokinesigraphic characteristics of Kallikrein-treated bull spermatozoa. In: Adv. Exp. Med. Biol. 156B, 1187–1193 (1983)

Braun, V.: Bacterial cell surface receptors. In: Cells and Inflammation: Modern Trends and Technical Outlook. Symposia of the Department of Pathology, University of Ulm. Klin. Wochenschr. 62, 479–503 (1984)

Bray, M.A., Ford-Hutchinson, A.W., Smith, M.J.H.: Leukotriene B4: An inflammatory mediator in vivo. Prostaglandins 22, 213–222 (1981)

Bretz, U.: Stimulation of lymphocytes by polymorphonuclear leukocyte elastase and cathepsin G, in vitro. In: Havemann, K., Janoff, A., Neutral Proteases of Human Polymorphonuclear Leukocytes. Urban und Schwarzenberg, Baltimore, München, 323–329 (1978)

Broxmeyer, H.E., van Zant, G., Zucali, J.R., Lovsne, J., Gordon, A.S.: Mechanisms of leukocyte production and release XII, A comparative assay of the leukocytosis-inducing factor (LIF) and the colony-stimulating factor (CSF). Proc. Soc. Exp. Biol. Med. 145, 1262–1267 (1974)

Broxmeyer, H.E., Smithyman, A., Eger, R.R., Meyers, P.A., de Sousa, M.: Identification of lactoferrin as the granulocyte-derived inhibitor of colony-stimulating activity production. J. Exp. Med. 148, 1052–1067 (1978)

Bruhn, H.D., Pohl, J.: Growth regulation of fibroblasts by thrombin, factor XIII and fibronectin. Klin. Wochenschr. 59, 145–146 (1981)

Brunner, H.: Adherence of bacteria to host cells. In: Cells and inflammation, Modern trends and technical outlook. Symposia of the department of pathology, University of Ulm. Klin. Wochenschr. 62, 479–503 (1984)

Bucher, N.L.R., Swaffield, M.N.: The rate of incorporation of labelled thymidine in the deoxyribonucleic acid of regenerating rat liver in relation to the amount of liver excised. Cancer Res. 24, 1611–1625 (1964)

Bültmann, B.D., Gruler, H.: Analysis of the directed and nondirected movement of human granulocytes: Influence of temperature and ECHO 9 Virus on N-formylmethionylleucylphenylalanine-induced chemokinesis and chemotaxis. J. Cell. Biol. 96, 1708–1716 (1983)

Bültmann, B., Eggers, H.J., Haferkamp, O.: Selective inhibition of human neutrophil chemotaxis by ECHO-Virus Type 0. Klin. Wochenschr. 59, 571–573 (1981)

Bültmann, B., Wildfeuer, A., Schindlbeck, U., Kleihauer, E., Heimpel, H., Wigger, H.J., Haferkamp, O.: Critical analysis of granulocyte function in 154 patients with different diseases. Klin. Wochenschr. 60, 1289–1295 (1982)

Bullough, W.S.: Chalone control mechanisms. Life Sci. 16, 323–330 (1975)

Buntrock, P.: Ultrastrukturelle Charakterisierung von Fibroblasten, Myofibroblasten und Fibroblasten im Wundheilungsprozeß. Zbl. allg. Path. u. patholog. Anat. 124, 48–59 (1980)

Burgess, A.W., Metcalf, D.: Colony-stimulating factor and the differentiation of granulocytes and macrophages. Baum, S.J., Ledney, G.D., Experimental Hematology today. Springer Verlag, New York, Heidelberg, Berlin, 135–146 (1977)

Busse, W.W.: Histamine: mediator and modulator in inflammation. In: Glynn, L.E., Houck, J.C., Weissmann, G., Handbook of Inflammation 1. Elsevier/North-Holland, Biomedical Press, Amsterdam-New York-Oxford, 1–45 (1979)

Canonico, P.G., Mc Manus, A.T., Powanda, M.C.: Biochemistry and function of the neutrophil in infected, burned and traumatized hosts. Front. Biol. 48, 287–326 (1979)

Carpenter, G., Cohen, S.: Epidermal Growth Factor. Ann. Rev. Biochem. 48, 193–216 (1979)

Carr, I.: The biology of macrophages. In: Clin. Invest. Med. 1, 59–69 (1978)

Carrell, R.W., Jeppson, J.-O., Laurell, L.-B., Brennan, S.O., Owen, M.C., Vaughan, L., Boswell, D.R.: Structure and variation of human Alpha-1-Antitrypsin. Nature 298, 329–333 (1982)

Casey, L., Krieger, B., Kohler, J., Rice, C., Oparil, S., Szidon, P.: Decreased serum angiotensin converting enzyme in adult respiratory distress syndrome associated with sepsis: A preliminary report. Critical Care Medicine 9, 651–654 (1981)

Cashley-Smith, J.R.: The lymphatic system in inflammation. In: Zweifach, B.W., Grant, L., McCluskey, R.T., The Inflammatory Process 2, Academic Press, New York, 161–204 (1973)

Cashley-Smith, J.R.: The fine structure of the microvasculature in inflammation. Biblioth. anat. 17, 36–53 (1979)

Cashley-Smith, J.R., Carter, D.B.: The passage of macromolecules across inflamed capillary endothelium via large vacuoles. Microvasc. Res. 18, 319–324 (1979)

Castor, C.W.: Autacoid regulation of wound healing. In: Glynn, L.E., Handbook of Inflammation 3, Elsevier/North-Holland, Biomedical Press, Amsterdam, New York, Oxford, 177–209 (1981)

Castor, C.W., Ritchie, J.C., Scott, M.E., Withney, S.L.: Connective Tissue Activation, XI. Stimulation of glycosaminoglycan and DNA formation by platelet factor. Arthr. Rheum. 20, 859–868 (1977)

Cesario, T.C.: The clinical implications of human interferon. Med. Clin. North Am. 67, 1147–1162 (1983)

Charlesworth, J.A., Pussell, B.A.: Complement deficiency and disease. Anst. N. Z. J. Med. 12, 649–655 (1982)

Chenoweth, D.E., Hugli, T.E.: Demonstration of specific C5a receptor on intact human polymorphonuclear leukocytes. Proc. Natl. Acad. Sci. USA 75, 3943–3947 (1978)

Chikappa, C., Chanana, A.D., Chandra, P., Cronkite, E.P.: Kinetics and regulation of granulocyte precursors during a granulopoietic stress. Blood 50, 1099–1110 (1977)

Christensen, U., Clemmensen, I.: Purification and reaction mechanisms of the primary inhibitor of plasmin from human plasma. Biochem. J. 175, 635–641 (1978)

Clark, J.A.: Suggested importance of monokines in pathophysiology of endotoxin shock and malaria. Klin. Wochenschr. 60, 756–758 (1982)

Clark, R., Klebanoff, S.J.: Chemotactic factor inactivation by the Myeloperoxidase-Hydrogen-Peroxide-Halid System, an inflammatory control mechanism. J. Clin. Invest. 64, 913–920 (1979)

Clark, R.A., Szot, S.: The myeloperoxidase-hydrogen peroxide-halide system as effector of neutrophil-mediated tumor cell cytotoxicity. J. Immunol. 126, 1295–1301 (1981)

Clark, R.A.F., Sandler, J.A., Gallin, J.I., Kaplan, A.P.: Histamine modulation of eosinophil migration. J. Immunol. 118, 137–145 (1977)

Clemmensen, I.: Editorial: Fibronectin and its role in connective diseases. Eur. J. Clin. Invest. 11, 145–146 (1981)

Clemmensen, I., Bach Andersen, R.: The fibrinolytic system and its relation to inflammatory diseases. Sem. Arthr. Rheum. 11, 390–398 (1982)

Clemmons, D.R., van Wyk, J.J.: Somatomedin C and platelet-derived growth factor stimulate human fibroblast replication. J. Cell. Physiol. 106, 361–367 (1981)

Cline, M.J.: Monocytes macrophages, and their diseases in man. J. Invest. Dermatol. 71, 56–58 (1978)

Clore, J.N., Cohen, I.K., Diegelmann, R.F.: Quantitation of collagen types I and III during wound healing in rat skin. Proc. Soc. Exp. Biol. Med. 161, 337–340 (1979)

Cohen, K., Mc Coy, B.J.: The biology and control of surface overhealing. World J. Surg. 4, 289–295 (1980)

Cohen, S., Yoshida, T.: Suppression of B-cell MIF production by T-cells and soluble T-cell-derived factors. J. Immunol. 119, 719–721 (1977)

Cohen, S., Yoshida, T.: Regulation of lymphokine function. Ann. N.Y. Acad. Sci. USA 332, 356–362 (1979)

Cohen, S., Fisher, B., Yoshida, T., Bettigole, R.E.: Serum migration-inhibitory activity in patients with lymphoproliferative diseases. N. Eng. J. Med. 290, 882–886 (1974)

Colvin, R.B., Dvorak, H.F.: Role of granulocytes in cell-mediated immunity. In: Cohen, S., Ward, P.A., Mc Cluskey, R.T., Mechanisms in Immunopathology. Wiley & Sons, New York, 69–89 (1979)

Connolly, J.C., Mc Lean, C., Tabaqchali, S.: The effect of capsular polysaccharide and lipopolysaccharide of bacteroides fragilis on polymorph function and serum killing. J. Med. Microbiol. 17, 259–271 (1984)

Cooper, N.R., Miles, L.A., Griffin, J.H.: Effects of plasma kallikrein and plasmin on the first complement component. J. Immunol. 124, 1517 (abstract) (1980)

Cooper, N.R.: Activation and regulation of the first complement component. Fed. Proc. 42, 134–138 (1983)

Cotran, R.S.: The endothelium and inflammation: New insights. In: Majno, G., Cotran, R.S., Kaufman, N., Current Topics in Inflammation and Infection. Williams and Wilkins, Baltimore/London, 18–37 (1982)

Cotran, R.S., Majno, G.: A light and electron microscopic analysis of vascular injury. Ann. N.Y. Acad. Sci. 116, 750–764 (1964)

Cottier, H.: Pathogenese. Ein Handbuch für die ärztliche Fortbildung. Bd. 1, 4. Teil, Pathologie der Zellverbände und Zellinien sowie ihrer Erneuerung, Springer Verlag Berlin, Heidelberg, New York, 137–176 (1980a)

Cottier, H.: Pathogenese. Ein Handbuch für die ärztliche Fortbildung. Bd. 2, 10. Teil, Resistenz und Immunität: Störungen und krankmachende Folgen, Springer-Verlag, Berlin, Heidelberg, New York, 1057–1242 (1980b)

Cottier, H.: Pathogenese. Ein Handbuch für die ärztliche Fortbildung, Bd. 2, 11. Teil, Entzündliche Reaktionen, Springer-Verlag, Berlin, Heidelberg, New York, 1243–1356 (1980b)

Cottier, H.: Pathogenese. Ein Handbuch für die ärztliche Fortbildung, Bd. 2, 12. Teil, Wundheilung, Reparation und ihre Störungen, mit Hinweisen auf Fremdkörperreaktionen, Resistenz und Immunität: Störungen und krankmachende Reaktionen, Springer-Verlag, Berlin, Heidelberg, New York, 1357–1384 (1980b)

Cottier, H., Hess, M.W., Keller, H.U., Schaffner, Th.: Chemokinese, Chemotaxis und Funktionen von Phagozyten, mit besonderer Berücksichtigung der Makrophagen. Verh. Dtsch. Ges. Path. 64, 24–47 (1980)

Courtoy, P.J., Lombart, C., Feldmann, G., Mognilevsky, N., Rogier, E.: Synchronous increase of four acute phase proteins synthesized by the same hepatocytes during the inflammatory reaction. Lab. Invest. 44, 105–115 (1981)

Cranston, W.I.: Prostaglandins as mediators of pyrexia. Agents Actions Suppl. 6, 79–81 (1979)

Crawford, J.P., Movat, H.Z., Ranadive, H., Hay, J.B.: Pathways to inflammation induced by immune complexes: Development of the arthus reaction. Fed. Proc. 41, 2583–2587 (1982)

Creter, D., Allalouf, D.: Kallikrein and prekallikrein determination in a number of pathological conditions using the centrifichem analyzer. Annals of Allergy 48, 349–350 (1982)

Crofton, R.W., Diesselhoff-den Dulk, M., van Furth, R.: The origin, kinetics, and characteristics of the Kupffer cells in the normal steady state. J. Exp. Med. 148, 1–17 (1978)

Cronkite, E.P.: Kinetics of granulocytopoiesis. Clinics in Haematology 8, 351–370 (1979)

Cronkite, E.P., Burlington, H., Chanana, A.D., Joel, D.D., Reincke, U., Stevens, J.: Concepts and observations on the regulation of granulocyte production. In: Baum, S.J., Ledney, G.D., Experimental Hematology Today. Springer Verlag, New York, Heidelberg, Berlin, 41–49 (1977)

Crutchley, D.J., Ryan, J.W., Ryan, U.S., Fisher, G.H., Paul, S.M.: Effects of bradykinin and its homologs on the metabolism of arachidonate by endothelial cells. Adv. Exp. Med. Biol. 156A, 527–532 (1983)

Dabrowski, R., Maslinski, C.Z.: The role of histamine in wound healing II: The effect of antagonists and agonists of histamin receptors (H_1 and H_2) on collagen levels in granulation tissue. Agents Actions II, 122–124 (1981)

Dahlén, S.E., Hedqvist, P., Hammarström, S., Samuelsson, B.: Leukotrienes are potent constrictors of human bronchi. Nature 288, 484–486 (1980)

Dahlén, S.E., Björk, J., Hedqvist, P., Arfors, K.-E., Hammarström, S., Lindgren, A., Samuelsson, B.: Leukotrienes promote plasma leakage and leukocyte adhesion in postcapillary venules: In vivo effects with relevance to the acute inflammatory response. Proc. Natl. Acad. Sci. USA 78, 3887–3891 (1981)

Dancey, J.T., Deubelbeiss, K.A., Harker, L.A., Finch, C.A.: Neutrophil kinetics in man. J. Clin. Invest. 58, 705–715 (1976)

Danielsen, C.C., Gottrup, F.: Healing of incisional wounds in stomach and duodenum: Collagen Synthesis. Eur. surg. Res. 13, 198–201 (1981)

Dannenberg, A.M., Suga, M., Garcia-Gonzales, J.E.: Macrophages in granulomas: Histochemical evidence suggesting local control of heterogenous functions. In: Schmalzl, F., Huhn, D., Schaefer, H.-E., Haematology and Blood Transfusion 27, Disorders of the Monocyte Macrophage System. Springer-Verlag, Berlin, Heidelberg, New York, 109–119 (1981)

Datenbuch Anästhesiologie und Intensivmedizin Bd. 2 Intensivmedizin, Niemer, M., Nemes, C. Gustav Fischer Verlag, Stuttgart, New York, 520–569 (1979)

David, J.R., Remold, H.G.: The activation of macrophages by lymphokines. In: Cohen, St., Pich, E., Oppenheim, J.J., Biology of the Lymphokines. Academic Press, New York, San Francisco, London, 121–139 (1979)

David, J.R., Remold, H.G., Higgins, T.J., Lin, D.Y., Churchill, W.H.: MIF/MAF-macrophage interactions: Biochemical characterization of putative glycoproteid receptor for MIF and the existence and properties of two distinct MIFs. In: van Furth, R., Mononuclear Phagocytes. Functional Aspects I. Martinus Nijhoff Publishers, The Hague-Boston-London, 527–535 (1980)

Davies, P., Bonney, R.J., Humes, J.L., Kuehl, F.A.: Macrophages responding to inflammatory stimuli synthesize increased amounts of prostaglandins. Agents Actions Suppl. 6, 143–149 (1979)

Davies, P., Bonney, R.J., Humes, J.L., Kuehl, F.A.: The synthesis of arachidonic acid oxygenation products by various mononuclear phagocyte populations. In: van Furth, R., Mononuclear Phagocytes. Martinus Nijhoff Publishers, The Hague-Boston-London, 1317–1345 (1980a)

Davies, P., Bonney, R.J., Humes, J.L., Kuehl, F.A.: The role of macrophage secretory products in chronic inflammatory processes. J. Invest. Derm. 74, 292–296 (1980b)

Davies, P., Bonney, R.J., Humes, J.L., Kuehl Jr., F.A.: Secretion of arachidonic acid oxygenation products by mononuclear phagocytes: Their possible significance as modulators of lymphocyte function. In: Unanue, E.R., Rosenthal, A.S., Macrophage Regulation of Immunity. Academic Press, New York, London, Toronto, Sydney, San Francisco, 347–360 (1980c)

De Clerck, F.F., Herman, A.G.: 5-Hydroxytryptamine and platelet aggregation. Fed. Proc. 42, 228–232 (1983)

De Clerck, F.F., David, J.L., Janssen, P.A.J.: Inhibition of 5-hydroxytryptamine – induced and – amplified human platelet aggregation by ketanserin (R 41468), a selective 5-HT_2 receptor antagonist. Agents Actions 112, 388–397 (1982)

Deuel, T.F., Senior, R.M., Chang, D., Griffin, G.L., Henrikson, R.L., Kaiser, E.T.: Platelet factor 4 is chemotactic for neutrophils and monocytes. Proc. Natl. Acad. Sci. USA 78, 4584–4587 (1981)

Diegelmann, R.F., Cohen, I.K., Kaplan, A.M.: The role of macrophages in wound repair: A review. Plast. reconstr. surg. 68, 107–113 (1981)

Dietrich, M.P., Landen, B.: Complement bridges between cells. Analysis of possible interaction mechanism. J. Exp. Med. 146, 1484–1495 (1977)

Dimitriu, A., Fauci, A.S.: Activation of human B lymphocytes. IX. Modulation of antibody production by products of activated macrophages. J. Immunol. 120, 1818–1823 (1978)

Dinarello, Ch., Wolff, S.M.: Production of fever and its effects on the host. Klin. Wochenschr. 60, 727–730 (1982)

DiRosa, M., Giroud, J.P., Willoughby, D.A.: Studies of the mediators of the acute inflammatory response induced in rats in different sites by carrageenan and turpentine. J. Pathol. 104, 15–29 (1971)

Dobson, N.J., Lambris, J.D., Ross, G.D.: Characteristics of isolated erythrocyte complement receptor type one (Cr_1, C 4b-C 3b-receptor) and Cr_1-specific antibody. J. Immunol. 126, 693–698 (1981)

Donaldson, V.H., Rosen, F.S., Bing, D.H.: Kinin generation in hereditary angioneurotic edema (H.A.N.E.) plasma. Adv. Exp. Med. Biol. 156 A, 183–191 (1983)

D'Onofrio, C., Paradisi, F.: The influence of bacterial exotoxins and endotoxins on the phagocytic activity of human macrophages in culture. Infection 11, 137–143 (1983)

Droller, M.J., Schneider, M.U., Perlmann, P.: A possible role of prostaglandins in the inhibition of natural and antibody-dependent cell-mediated cytotoxicity against tumor cells. Cell. Immunol. 39, 165–177 (1978)

Dunn, C.J., Willoughby, D.A.: Leukocyte and macrophage migration inhibitory activities in inflammatory exsudates – involvement of the coagulation system. In: Pick, E., Lymphokines 4, Academic Press, New York, 231–269 (1981)

Dvorak, A.M., Dvorak, H.F.: The basophil, its morphology, biochemistry, motility, release reactions, recovery, and role in the inflammatory responses of IgE-mediated and cell-mediated origin. Arch. Pathol. Lab. Med. 103, 551–557 (1979)

Dvorak, A.M., Galli, S.J., Schulman, E.S., Lichtenstein, L.M., Dvorak, H.F.: Basophil and mast cell degranulation: Ultrastructural analysis of mechanisms of mediator release. Fed. Proc. 42, 2510–2515 (1983)

Earp, H.S., O'Keefe, E.J.: Epidermal Growth Factor receptor number decreases during rat liver regeneration. J. Clin. Invest. 67, 1580–1583 (1981)

Edelson, P.J.: Macrophage ecto-enzymes: Their identification, metabolism and control. In: van Furth, R., Mononuclear phagocytes, Functional Aspects I, Martinus Nijhoff Publishers, The Hague-Boston-London, 665–681 (1980)

Edelson, P.J.: Macrophage plasma membrane enzymes as differentiation markers of macrophage activation. In: Pick, E., Lymphokines 3, Academic Press, New York, 57–83 (1981)

Edelson, P.J., Zwiebel, R., Cohn, Z.A.: The pinocytotic rate of activated macrophages. J. Exp. Med. 142, 1150–1164 (1975)

Egberg, N., Gallimore, M.J.: Studies on Hageman-Faktor, plasma prekallikrein, kallikrein-"like" activity, and kallikrein inhibition in plasma samples from normal subjects and clinical material. Adv. Exp. Med. Biol. 156 B, 1109–1117 (1983)

Elgjo, K., Laerum, O.D., Edgehill, W.: Growth regulation in mouse epidermis. I. G_2-inhibitor present in the basal cell layer. Virchows Arch. Abt. B Zellpath. 8, 277–283 (1971)

Elgjo, K., Laerum, O.D., Edgehill, W.: Growth regulation in mouse epidermis II. G_1-inhibitor present in the differentiating cell layer. Virchows Arch. B Zellpath. 10, 229–236 (1972)

Ellner, J.J., Mahmoud, A.F.: Cytotoxicity of activated macrophages for the multicellular parasite Schistosoma mansoni. In: Pick, E., Lymphokines 3, Academic Press, New York, London, Toronto, Sydney, San Francisco, 297–333 (1981)

Erb, P., Vogt, P.: Activation of T-cells by I-region products released by macrophages. In: Pick, E., Lymphokines 2, Academic Press, New York, London, Toronto, Sydney, San Francisco, 125–152 (1981)

Erb, P., Feldmann, M., Gisler, R., Meier, B., Stern, A., Vogt, P.: Role of macrophages in the in vitro induction and regulation of antibody responses. In: van Furth, R., Mononuclear Phagocytes, Martinus Nijhoff Publishers, The Hague-Boston-London, 1857–1883 (1980)

Erdös, E.G.: The angiotensin-I-converting-enzyme. Fed. Proc. 36, 1760–1765 (1977)

Ezekowitz, R.A.B., Gordon, S.: Alterations of surface properties by macrophage activation: Expression of receptors for Fc and Mannose-terminal glycoproteins and differentiation antigens. In: Adams, D.O., Hanna Jr., M.G., Contemporary Topics in Immunology 13, Plenum Press, New York and London, 33–56 (1984)

Fantone, J.C., Ward, P.A.: Role of oxygen-derived free radicals and metabolites in leukocyte-dependent inflammatory reactions. Am. J. Path. 107, 397–418 (1982)

Fantone, J., Senior, R.M., Kreutzer, D.L., Jones, M., Ward, P.A.: Biochemical quantitation of the chemotactic factor inactivator activity in human serum. J. Lab. Clin. Med. 93, 17–24 (1979)

Farrar, J.J., Hilfiker, M.L.: Antigen-nonspecific helper factors in the antibody response. Fed. Proc. 41, 263–268 (1982)

Farrar, W.L., Mizel, S.B., Farrar, J.J.: Participation of lymphocyte activating factor (Interleukin,I) in the induction of cytotoxic T cell responses. J. Immunol. 124, 1371–1377 (1980)

Farrar, W.L., Johnson, H.M., Farrar, J.J.: Regulation of the production of immun interferon and cytotoxic T-lymphocytes by interleukin 2. J. Immunol. 126, 1120–1125 (1981)

Farzad, A., Penneys, N.S., Ghaffar, N.S., Ziboh, V.A., Schlossberg, J.: PGE_2 and PGF_{2a} : Biosynthesis in stimulated and non-stimulated peritoneal preparations containing macrophages. Prostaglandins 14, 829–837 (1977)

Feldmann, M., Kontiainen, S.: The role of antigen-specific-T-cell-factors in the immune response. In: Pick, E., Lymphokines 2, Academic Press, New York, London, Toronto, Sydney, San Francisco, 87–123 (1981)

Fenoglio, C.M., Lefkowitch, J.H.: Viruses and Cancer, Med. Clin. North. Am. 67, 1105–1127 (1983)

Ferluga, J., Schorlemmer, H.U., Baptista, L.C., Allison, A.C.: Production of the complement cleavage product, C3a, by activated macrophages and its tumorolytic effects. Clin. exp. Immunol. 31, 512–517 (1978)

Fernandez, H.N., Hugli, T.E.: Partial characterization of human C5a anaphylatoxin, I. Chemical description of the carbohydrate and polypeptide portions of human C5a. J. Immunol. 117, 1688–1694 (1976)

Fernandez, H.N., Henson, P.M., Otani, A., Hugli, T.E.: Chemotactic response to human C3a and C5a anaphylatoxin under simulated in vivo conditions. J. Immunol. 120, 109–115 (1978)

Ferreira, S.H.: Local control of inflammatory pain. Agents Actions II, 636–638 (1981)

Fidler, I.J., Raz, A.: The induction of tumoricidal capacities in mouse and rat macrophages by lymphokines. In: Pick, E., Lymphokines 3, Academic Press, New York, London, Toronto, Sydney, San Francisco, 345–363 (1981)

Fischer, A., Durandy, A., Griscelli, C.: Role of prostaglandin E_2 in the induction of non-specific T lymphocyte suppressor activity. J. Immunol. 126, 1452–1455 (1981)

Fleisher, T.A., Greene, W.C., Blaese, M., Waldmann, T.A.: Soluble suppressor supernatants elaborated by Concanavalin-A activated human mononuclear cells. J. Immunol. 126, 1192–1197 (1981)

Flynn, S.B., Owen, D.A.A.: Histamine H_1- and H_2-receptor antagonists reduce histamine-induced increases in vascular permeability and edema formation in cat skeletal muscle. Agents Actions 9, 450–451 (1979)

Folkman, J., Haudenschild, C.: Angiogenesis in vitro. Nature 288, 551–556 (1980)

Forrest, L.: Current concepts in soft connective tissue wound healing. Br. J. Surg. 70, 133–140 (1983)

Friedman, H., Specter, S., Bendinelli, M.: Influence of viruses on cells of the immune response system. Adv. Exp. Med. Biol. 162, 463–474 (1983)

Fritz, H.: Necessity of a critical consideration of the homogeneity of PMN proteases applied to biological assay systems: Failure to defect intrinsic kininogenase activity in PMN Elastase. In: Havemann, K., Janoff, A., Neutral Proteases of Human Polymorphonuclear Leukocytes, Urban und Schwarzenberg, Baltimore, München, 261–263 (1978)

Fritz, H.: Kinin 1981 – Opening address, International conference on kallikrein, kinins, kininogens, kininases. Adv. Exp. Med. Biol. 156A, 1–9 (1983)

Fritz, H., Fink, E., Truscheit, E.: Kallikrein inhibitors. Fed. Proc. 38, 2753–2759 (1979)

Gabbiani, G., Lelons, M., Bailey, A.J., Bazin, S., Delaunay, A.: Collagen and myofibroblasts of granulation tissue. A chemical, ultrastructural and immunological study. Virchows Arch. B. Cell. Path. 21, 133–145 (1976)

Gallin, E.K., Gallin, J.I.: Interaction of chemotactic factors with human macrophages, induction of transmembrane potential changes. J. Cell. Biol. 75, 277–289 (1977)

Gallin, E.K., Seligmann, B.E., Gallin, J.I.: Alteration of macrophage and monocyte membrane potential by chemotactic factors. In: van Furth, R., Mononuclear Phagocytes. Martinus Nijhoff Publishers, The Hague-Boston-London, 505–523 (1980)

Gallin, J.I., Kaplan, A.P.: Mononuclear cell chemotactic activity of Kallikrein and plasminogen activator and its inhibition by C1 Inhibitor and alpha-2-Macroglobulin. J. Immunol. 113, 1928–1934 (1974)

Gallin, J.I., Seligmann, B.E.: Neutrophil Chemoattractant fMet-Leu-Phe receptor expression and ionic events following activation. In: Snyderman, R., Contemporary Topics in Immunology 14, Regulation of Leukocyte Function. Plenum Press, New York, London, 83–108 (1984)

Gallin, J.I., Wright, D.G.: Role of secretory events in modulating human neutrophil chemotaxis. J. Clin. Invest. 62, 1364–1374 (1978)

Gallin, J.I., Gallin, E.K., Malech, H.L., Cramer, E.B.: Structural and ionic events during leukocyte chemotaxis. In: Gallin, J.I., Quie, P.G., Leukocyte Chemotaxis. Raven Press, New York, 123–141 (1978)

Gallin, J.I., Gallin, E.K., Schiffmann, E.: Mechanism of leukocyte chemotaxis. In: Weissmann, G., Samuelsson, B., Paoletti, R., Advances in Inflammation Research 1. Raven Press, New York, 123–138 (1979)

Gallin, J.I., Fletcher, M.P., Seligmann, B.E., Hoffstein, S., Cehrs, K., Monnessa, N.: Human neutrophil specific granule deficiency: A model to assess the role of neutrophil specific granules in the evolution of the inflammatory response. Blood 59, 1317–1329 (1982)

Gauss-Müller, V., Kleinman, H.K., Martin, G.R., Schiffmann, E.: Role of attachment factors and attractants in fibroblast chemotaxis. J. Lab. Clin. Med. 96, 1071–1080 (1980)

Geczy, C.L., Hopper, K.E.: A mechanism of migration inhibition in delayed-type hypersensitivity reactions. II. Lymphokines promote procoagulant activity of macrophages in vitro. J. Immunol. 126, 1059–1065 (1981)

Geiger, R., König, G., Fruhmann, G.: Inhibition of human tissue (urinary) kallikrein by sera of patients suffering from hereditary alpha-1-Antitrypsin (alpha-1-proteinase inhibitor) deficiency. Hoppe-Seyler's Z. Physiol. Chem. 362, 1013–1015 (1981)

Geiger, R., Hofmann, W., Franke, M., Baur, X.: Biochemistry of human tissue Kallikrein. Adv. Exp. Med. Biol. 156A, 275–288 (1983)

Gemmel, C.G.: Comparative study of the nature and biological activities of bacterial enterotoxins. J. Med. Microbiol. 17, 217–235 (1984)

Gemsa, D.: Stimulation of prostaglandin E release from macrophages and possible role in the immune response. In: Pick, E., Lymphokines 4. Academic Press, New York, London, Toronto, Sydney, San Francisco, 335–374 (1981)

Gemsa, D., Seitz, M., Menzel, J., Grimm, W., Kramer, W., Till, G.: Modulation of phagocytosis induced prostaglandin release from macrophage. Adv. Exp. Med. Biol. 114, 421–426 (1979)

Gery, I., Davies, P.: Immunoregulatory products of macrophages. In: Cohen, S., Pick, E., Oppenheim, J.J., Biology of the Lymphokines. Academic Press, New York, San Francisco, London, 347–367 (1979)

Gespach, C., Abita, J.-P.: Human polymorphonuclear neutrophils. Pharmacological characterization of histamine receptors mediating the elevation of cyclic AMP. Mol. Pharmacol. 21, 78–85 (1982)

Ghebrehiwet, B., Silverberg, M., Kaplan, A.: Activation of the classical pathway of complement by Hageman factor fragment. J. Exp. Med. 153, 665–676 (1981)

Gierhake, F.W.: Die infizierte Wunde. Langenbecks Arch. Chir. 358, 167–171 (1982)

Gillis, S.: Interleukin biochemistry and biology: Summary and introduction. Fed. Proc. 42, 2635–2638 (1983)

Ginsberg, M.H.: Role of platelets in inflammation and rheumatic disease. In: Weissmann, G., Advances in Inflammation Research. Raven Press, New York, 53–71 (1981)

Ginsberg, M.H., Jaques, B., Cochrane, C.G., Griffin, J.H.: Urate crystal-dependent cleavage of Hageman factor in human plasma and synovial fluid. J. Lab. Clin. Med. 95, 497–506 (1980)

Glovsky, M.M., Hugli, T.E., Ishizaka, T., Lichtenstein, L.M., Erickson, B.W.: Anaphylatoxin-induced histamine release with human leukocytes. J. Clin. Invest. 64, 804–811 (1979)

Götze, O., Bianco, C., Sundsmo, J.S., Cohn, Z.A.: The stimulation of mononuclear phagocytes by components of the classical and the alternative pathways of complement activation. In: van Furth, R., Mononuclear Phagocytes, Functional Aspects. Martinus Nijhoff Publishers, The Hague-Boston-London, 1421–1422 (1980)

Goetzl, E.J.: Regulation of the polymorphonuclear leukocyte chemotactic response by immunological reactions. In: Gallin, J.I., Quie, P.G., Leukocyte Chemotaxis. Raven Press, New York, 161–177 (1978)

Goetzl, E.J.: Mediators of immediate hypersensitivity derived from arachidonic acid. N. Eng. J. Med. 303, 822–825 (1980)

Goetzl, E.J.: Oxygenation products of arachidonic acid as mediators of hypersensitivity and inflammation. Med. Clin. North Am. 65, 809–828 (1981)

Goetzl, E.J., Gorman, R.K.: Chemotactic and chemokinetic stimulation of human eosinophil and neutrophil polymorphonuclear leukocytes by 12-L-Hydroxy-5,8,10-Heptadecatrienoic acid (HHT). J. Immunol. 120, 526–531 (1978)

Goetzl, E.J., Gigli, I., Wassermann, St., Austen, F.: A neutrophil immobilizing factor derived from human leukocytes, II. Specifity of action on polymorphonuclear leukocyte mobility. J. Immunol. 111, 938–945 (1973)

Goetzl, E.J., Woods, J.M., Gorman, K.M.: Stimulation of human eosinophil and neutrophil polymorphonuclear leukocyte chemotaxis and random migration by 12-L-Hydroxy-5,8,10,14-eicosatetraenoic acid. J. Clin. Invest. 59, 179–183 (1977)

Goetzl, E.J., Weller, P.F., Valone, F.H.: Biochemical and functional bases of the human eosinophil. In: Weissmann, G., Samuelsson, B., Paoletti, R., Advances in Inflammation Research 1. Raven Press, New York, 157–167 (1979)

Goetzl, E.J., Weller, D.F., Sun, F.F.: The regulation of human eosinophil function by endogenous mono-hydroxy-eicosatetraenoic acids (HETEs). J. Immunol. 124, 926–933 (1980a)

Goetzl, E.J., Derlan, C., Valone, F.H.: The extracellular and intracellular roles of hydroxy eicosatetraenoic acids in the modulation of polymorphonuclear leukocyte and macrophage function. J. Reticuloendothel. Soc. 28, 105–111 (1980)

Golde, D.W.: Growth factors. Ann. Int. Med. 92, 650–662 (1980)

Golds, E.E., Ciosek, C.P., Hamilton, J.Ä.: Differential release of plasminogen activator and latent collagenase from mononuclear cell-stimulated synovial cells. Arthr. Rheum. 26, 15–21 (1983)

Goldstein, I.M.: Neutrophil degranulation. In: Snyderman, R., Contemporary Topics in Immunology 14, Regulation of Leukocyte Function. Plenum Press, New York, London, 189–219 (1984)

Goldstein, I. M.: Endogenous regulation of complement (C5)-derived chemotactic activity. Fine-tuning of inflammation. J. Lab. Clin. Med. 93, 13–16 (1979)

Goldstein, I., Hoffstein, S., Gallin, I., Weissmann, G.: Mechanisms of lysosomal enzyme release from human leukocytes: Microtubule assembly and membrane fusion induced by a component of complement. Proc. Natl. Acad. Sci. USA 70, 2916–2920 (1973)

Goldstein, I.M., Kaplan, H.B., Radin, A., Frasch, M.: Independent effects of IgG and complement upon human polymorphonuclear leukocyte function. I. Immunol. 117, 1282–1287 (1976)

Goldstein, I.M., Malmsten, C.L., Kindahl, H., Kaplan, H.B., Rådmark, O., Samuelsson, B., Weissmann, G.: Thromboxane generation by human peripheral blood polymorphonuclear leukocytes. J. Exp. Med. 148, 787–792 (1978)

Goldstein, I.M., Kaplan, H.B., Edelson, H.S., Weissmann, G.: Ceruloplasmin – A scavenger of superoxide anion radicals. J. Biol. Chem. 254, 4040–4045 (1979)

Goldstein, I.M., Kaplan, H.B., Edelson, H.S., Weissmann, G.: Ceruloplasmin: An acute phase reactant that scavenges oxygen-derived free radicals. Ann. N.Y. Acad. Sci. USA 389, 368–378 (1982)

Goodman, M.G., Chenoweth, D.E., Weigle, W.O.: Induction of interleukin 1 secretion and enhancement of humoral immunity by binding of human C5a to macrophage surface C5a receptors. J. Exp. Med. 1156, 912–917 (1982)

Goodwin, J.S.: Prostaglandins and host defense in cancer. Med. Clin. North. Am. 65, 829–844 (1981)

Goodwin, J.S., Bankhurst, A.D., Messner, R.P.: Suppression of human T-cell mitogenesis by prostaglandin existence of a prostaglandin-producing suppressor cell. J. Exp. Med. 146, 1719–1734 (1977)

Gordon, D., Bray, M.A., Morley, J.: Control of lymphokine secretion by prostaglandins. Nature 262, 401–402 (1976)

Gordon, L.I., Douglas, S.D., Kay, N.E., Yamada, O., Osserman, E.F., Jacob, H.S.: Modulation of neutrophil function by lysozyme, potential negative feedback system of inflammation. J. Clin. Invest. 64, 226–232 (1979)

Gordon, S.: Lysozyme and plasminogen activator: Constitutive and induced secretory products of mononuclear phagocytes. In: van Furth, R., Mononuclear Phagocytes. Martinus Nijhoff Publishers, The Hague-Boston-London, 1273–1294 (1980)

Gorevic, P.D., Cleveland, A.B., Franklin, E.C.: The biologic significance of amyloid. Ann. N.Y. Acad. Sci. USA 389, 380–393 (1982)

Gospodarowicz, D.: Growth factors for animal cells in culture: A nonimmunologist's view of mitogenic factors other than lymphokines. In: Pick, E., Lymphokines 4. Academic Press, New York, London, Toronto, Sydney, San Francisco, 1–33 (1981)

Gottrup, F.: Healing of incisional wound in stomach and duodenum. Collagen distribution and relation to mechanical strength. Am. J. Surg. 141, 222–227 (1981)

Grant, J.A., Dupree, E., Goldmann, A.S., Schultz, D.R., Jackson, A.L.: Complement-mediated release of histamine from human leukocytes. J. Immunol. 114, 1101–1106 (1975)

Greenberg, P., Mara, B.: Intramedullary influences on in vitro granulopoiesis in human acute myeloid leukemia. In: Weth, R., Gallo, R.C., Hofschneider, P.H., Mannweiler, K., Haematology and Blood Transfusion, Modern Trends in Human Leukemia III, Newest Results in Clinical and Biological Research. Springer-Verlag, Berlin, Heidelberg, New York, 199–204 (1979)

Greene, W.C., Fleisher, T.A., Waldmann, T.A.: Soluble suppressor supernatants elaborated by Concavalin A-activated human mononuclear cells. J. Immunol. 126, 1185–1191 (1981)

Grey, H.M., Anderson, C.L.: Structural characteristics of Fc-receptors on macrophages. In: van Furth, R., Mononuclear Phagocytes, Functional Aspects I. Martinus Nijhoff Publishers, The Hague-Boston-London, 757–778 (1980)

Griffin, F.M.: Activation of macrophage complement receptors for phagocytosis. In: Adams, D.O., Hanna Jr., M.G., Contemporary Topics in Immunology 13., Macrophage Activation. Plenum Press, New York, London, 57–70 (1984)

Griffin, F.M., Griffin, J.A., Silverstein, S.C.: Studies on the mechanism of phagocytosis II. The Interaction of macrophages with anti-immunglobulin IgG-coated bone marrow-derived lymphocytes. J. Exp. Med. 146, 788–809 (1976)

Griffin, J.H.: Role of surface in surface-dependent activation of Hageman factor (blood coagulation factor XII). Proc. Natl. Acad. Sci. USA 75, 1998–2002 (1978)

Gupta, R.G., Sicilian, L., Catchatourian, R., Bekerman, C., Oparil, S., Szidon, J.P.: Angiotensin-converting enzyme in serum and in bronchoalveolar lavage in sarcoidosis. Respiration 43, 153–157 (1982)

Gupta, S., Ross, G.D., Good, R.A., Siegal, F.P.: Surface markers of human eosinophils. Blood 48, 755–763 (1975)

Habal, F.M., Burrowes, C.E., Movat, H.Z.: Generation of kinin by plasma kallikrein and plasmin and the effect of alpha-1-antitrypsin and antithrombin III on the kininogenases. Adv. Exp. Med. Biol. 70, 23–35 (1976)

Haberland, G., Mc Conn, R.: A rationale for the therapeutic action of aprotinin. Fed. Proc. 38, 2760–2767 (1979)

Hadding, U.: Komplement, Gerinnungsfaktoren und Kinine – in ihrer funktionellen Verknüpfung. In: Werner, M., Rother K., Meier-Sydow, J., Immunologische Aspekte der Entzündungsreaktion. Supplement Bd. 2 zu Zeitschrift für Immunitätsforschung – Immunobiology. Gustav Fischer Verlag, Stuttgart-New York, 14–26 (1977)

Hadding, U.: Das Komplementsystem. Medizin in unserer Zeit 4, 23–32 (1980)

Haeney, M.R., Ball, A.P., Thompson, R.A.: Recurrent bacterial meningitis due to genetic deficiencies of terminal complement components (C5 and C6). Immunbiol. 158, 101–106 (1980)

Haferkamp, O.: Unspezifische Entzündungen: Die akute Entzündung und ihre Mediatoren. Deutsches Ärzteblatt 15, 957–960 (1980a)

Haferkamp, O.: Unspezifische Entzündungen: Die akute Entzündung und ihre Zellen. Deutsches Ärzteblatt 14, 895–897 (1980b)

Hamburg, S.I., Cassell, G.H., Rabinovitch, M.: Relationship between enhanced macrophage phagocytic activity and the induction of interferon by Newcastle disease virus in mice. J. Immunol. 124, 1360–1364 (1980)

Hartman, D.W., Eutringer, M.A., Robinson, W.A., Vasil, M.L., Drebing, C.J., Morton, N.J., True, L.: Regulation of granulopoiesis and distribution of granulocytes in early phase of bacterial infection. J. Cell. Physiol. 109, 17–24 (1981)

Hartwig, J.H., Stossel, T.P.: Cytochalasin B dissolves actin gels by breaking actin filaments. J. Cell. Biol. 79, 1741 Abstr. (1978)

Hartwig, J.H., Davies, W.A., Stossel, T.P.: Evidence for contractile protein translocation in macrophage spreading, phagocytosis, and phagolysosome formation. J. Cell. Biol. 75, 956–967 (1977)

Hatch, E., Nichols, W.K., Hill, H.R.: Cyclic nucleotide changes in human neutrophils induced by chemoattractants and chemotactic modulators. J. Immunol. 119, 450–456 (1977)

Havemann, K., Schmidt, W., Bogdahn, U., Gramse, M.: Effect of polymorphonuclear granulocyte proteases on immunocompetent cells. In: Havemann, K., Janoff, A., Neutral Proteases of Human Polymorphonuclear Leukocytes. Urban und Schwarzenberg, Baltimore, München, 306–322 (1978)

Hayward, W.S., Neel, B.G., Astrin, S.M.: Activation of a cellular oncogene by promoter insertion in ALV-induced lymphoid leukosis. Nature 290, 475–480 (1981)

Hébert, J., Beandoin, R., Aubin, M., Fontaine, M.: The regulatory effect of histamine on the immune response: Characterization of the cells involved. Cell. Immunol. 54, 49–57 (1980)

Hébert, J., Beandoin, R., Fontaine, M., Fradet, G.: The regulatory effect of histamine on the immune response: II. Effect on the in vitro IgG-synthesis. Cell. Immunol. 58, 366–371 (1981)

Hedqvist, P., Dahlén, S.-E., Palmertz, U.: Leukotriene-dependent airway anaphylaxis in guinea pigs. Prostaglandins 28, 605–608 (1984)

Hehlmann, R., Schetters, H., Kreeb, G., Erfle, V., Schmidt, J., Luz, A.: RNA-tumorviruses, oncogenes, and their possible role in human carcinogenesis. Klin. Wochenschr. 61, 1217–1231 (1983)

Heimark, R.L., Kurachi, K., Fujikawa, K., Davie, E.W.: Surface activation of blood coagulation, fibrinolysis and kinin formation. Nature 286, 456–460 (1980)

Heit, W., Rich, I.N., Kubanek, B.: Macrophage-dependent production of erythropoietic and colony-stimulating factor. In: Schmalzl, F., Huhn, D., Schaefer, H.E., Haematology and Blood Transfusion 27, Disorders of the Monocyte Macrophage System. Springer-Verlag, Berlin, Heidelberg, New York, 71–77 (1981)

Heldin, C.-H., Westermark, B., Wasteson, Å.: Specific receptors for platelet-derived growth factor on cells derived from connective tissue and glia. Proc. Natl. Acad. Sci. USA 78, 3664–3668 (1981)

Helpap, B.: Der kryochirurgische Eingriff und seine Folgen. Morphologische und zellkinetische Analyse. In: Doerr, W., Leonhardt, H., Normale und Pathologische Anatomie Bd. 40. Georg Thieme Verlag, Stuttgart, New York, (1980)

Helpap, B.: Die Wundheilung von Leber und Nieren nach mehrfachen focalen Hitzecoagulationen. Langenbecks Arch. Chir. 354, 255–263 (1981)

Helpap, B.: Die lokale Gewebsverbrennung – Folgen der Thermochirurgie. In: Rehn, J., Schweiberer, L., Hefte zur Unfallheilkunde, Band 159. Springer-Verlag, Berlin, Heidelberg, New York, (1983)

Helpap, B.: Der Megakaryozyt. Morphologie, Funktion, Zellkinetik und Regulation. Band 49. In Normale und Pathologische Anatomie. Eds. W. Doerr, H. Leonhardt. Thieme Stuttgart-New York (1984)

Helpap, B., Cremer, H.: Proliferationsvorgänge an der traumatisch geschädigten Leber. Virchows Arch. B Zellpath 6, 365–366 (1970)

Helpap, B., Cremer, H.: Zellkinetische Untersuchungen zur Wundheilung der Mäuseleber. Virchows Arch. Abt. B Cell. Path. 10, 134–144 (1972)

Helpap, B., Grouls, V.: The cellular reaction of the kidney after different physical injuries. Urol. Res. 9, 115–121 (1981)

Helpap B., Hattori, T., Gedigk P: Repair of gastric ulcer. A cell kinetic study. Virchows Arch (Pathol Anat) 392, 159–170 (1981)

Helpap, B., Grouls, V., Hesse, U.: Reaction of bone marrow after cryo- and thermolesions on internal organs. Cryobiology 22, 168–174 (1985)

Helpap, B., Vogel J.: TUR prostatitis. Histological an immunhistochemical observations on a special type of granulomatous prostatitis. Path. Res. Pract. 181, 301–307 (1986)

Henderson, W.R., Jörg, A., Klebanoff, S.J.: Eosinophil peroxidase-mediated inactivation of leukotrienes B_4, C_4 and D_4. J. Immunol. 128, 2609–2614 (1982)

Henson, P.M.: Platelet-activating factor (PAF) as a mediator of neutrophil interactions in inflammation. Agents Actions 11, 545–547 (1981)

Henson, P.M., Larsen, G.L., Webster, R.O., Mitchell, B.C., Goins, A.J., Henson, J.E.: Pulmonary microvascular alterations and injury induced by complement fragments: Synergistic effect of complement activation, neutrophil sequestration, and prostaglandins. Ann. N.Y. Acad. Sci. 384, 287–300 (1982)

Hill, H.J.: Cyclic nucleotides as modulators of leucocyte chemotaxis. In: Gallin, J.I., Quie, P.G., Leukocyte Chemotaxis. Raven Press, New York, 179–193 (1978)

Hill, H.R.: Clinical disorders of leukocyte function. In: Snyderman, R., Contemporary Topics in Immunology 14, Regulation of Leukocyte Function. Plenum Press, New York, London, 345–393 (1984)

Hoefsmit, E.C.M., Kamperdijk, W.A., Hendriks, H.R., Beelen, R.H.J., Balfour, B.M.: Lymph node macrophages. In: Carr, I., Daems, W.T., The Reticuloendothelial System, A Comprehensive Treatis, 1 Morphology. Plenum Press, New York, London, 417–468 (1980)

Hoffstein, S.T.: Ultrastructural demonstration of calcium loss from local regions of the plasma membrane of surface-stimulated human granulocytes. J. Immunol. 123, 1395–1402 (1979)

Holsapple, M.P., Schur, M., Yim, K.W.: Pharmacological modulation of edema mediated by prostaglandin, serotonin and histamine. Agents Actions 10, 368–373 (1980)

Hoover, R.L., Folger, R., Haering, W.A., Ware, B.R., Karnovsky, M.J.: Adhesion of leukocytes to endothelium: Roles of divalent cations, surface change, chemotactic agents and substrate. J. Cell. Sci. 45, 73–86 (1980)

Hopper, K.E., Geczy, C.L.: Characterization of guinea pig macrophages I. Mobility and maturation of peritoneal cells following inflammatory stimuli. Cell. Immunol. 56, 400–414 (1980)

Houck, J.C., Patt, L.M., Lymphocyte chalone: Fact or artifact. In: Pick, E., Lymphokines 4. Academic Press, New York, London, Toronto, Sydney, San Francisco, 35–68 (1981)

Houck, J.C., Kanagalingam, K., Hunt, C., Attallah, A.: Lymphocyte and fibroblast chalones: Some chemical properties. Science 196, 896–897 (1977)

Houck, J.C., Hellman, K.B., Chang, C.M.: The biochemistry of lymphocyte-derived mediators of immunological inflammation. Agents Actions 8, 73–79 (1978)

Houslay, M.: Dual control of adenylate cyclase. Nature 303, 133 (1983)

Hovi, T., Mosher, D., Vaheri, A.: Cultured human monocytes synthesize and secrete alpha-2-macroglobulin. J. Exp. Med. 145, 1580–1589 (1977)

Hsieh, K.-H., Lin, C.-Y., Lee, T.-C.: Complete absence of the third component of complement in a patient with repeated infections. Clin. Immunol. Immunpathol. 20, 305–312 (1981)

Huber, C., Stingl, G.: Macrophages in the regulation of immunity. In: Schmalzl, F., Huhn, D., Schaefer, H.E., Haematology and Blood Transfusion 27, Disorders of the Monocyte Macrophage System. Springer-Verlag, Berlin, Heidelberg, New York, 31–37 (1981)

Huber, H., Ledochowski, M., Michlmayr, G.: The role of macrophages as effector cells. In: Schmalzl, F., Huhn, D., Schaefer, H.E., Haematology and Blood Transfusion 27, Disorders of the Monocyte Macrophage System. Springer-Verlag, Berlin, Heidelberg, New York, 39–48 (1981)

Huey, J., Narayanan, A.S., Jones, K., Page, R.C.: Effect of epidermal growth factor of the synthetic activity of human fibroblasts. Biochim. Biophys. Acta 632, 227–233 (1980)

Hugli, T.E., Morgan, E.L.: Mechanisms of leukocyte regulation by complement-derived factors. In: Snyderman, R., Contemporary topics in immunology 14, Regulation of Leukocyte Function. Plenum Press, New York, London, 109–154 (1984)

Hugli, T.E., Müller-Eberhard, H.J.: Anaphylatoxins: C3a and C5a. Adv. Immunol. 26, 1–53 (1978)

Hunt, T.K.: Disorders of wound healing. World J. Surg. 4, 271–277 (1980)

Hyatt, A.C., Altenburger, K.M., Johnston, R.B., Winkelstein, M.D.: Increased susceptibility to severe pyogenic infections in patients with an inherited deficiency of the second component of complement. J. Pediatr. 98, 417–419 (1981)

Issekutz, A.C., Movat, H.Z.: The in vivo quantitation and kinetics of rabbit neutrophil leukocyte accumulation in the skin in response to chemotactic agents and Escherichia coli. Lab. Invest. 42, 310–317 (1980)

Issekutz, A.C., Movat, H.Z.: The effect of vasodilator prostaglandins on polymorphonuclear leukocyte infiltration and vascular injury. Am. J. Pathol. 107, 300–309 (1982)

Issekutz, T.B., Issekutz, A.C., Movat, H.Z.: The in vivo quantitation and kinetics of monocyte migration into acute inflammatory tissue. Am. J. Pathol. 103, 47–55 (1981)

Iversen, O.H.: The Chalones. In: Baserga, R., Tissue Growth Factors. Handbuch Exper. Pharmacol. 57, Springer-Verlag, Berlin, 491–549 (1981)

Jacob, H.S., Moldow, Ch.F., Flynn, P.J., Weisdorf, D.J., Vercellotti, G.M., Hammerschmidt, D.E.: Therapeutic ramifications of the interaction of complement, granulocytes, and platelets in the production of acute lung injury. Ann. N.Y. Acad. Sci. 384, 489–495 (1982)

Janoff, A., Carp, H.: Proteases, antiproteases, and oxidants: Pathways of tissue injury during inflammation. In: Majno, G., Cotran, R.S., Kaufmann, N., Current Topics in Inflammation and Infection. Williams and Wilkins, Baltimore, London, 62–82 (1982)

Jeppson, J.-O., Laurell, C.B., Nosslin, B., Cox, D.W.: Catabolic rate of alpha-1-antitrypsin of Pi types S and M_{Malton} and of asialylated M-protein in man. Clin. Sci. molec. Med. 55, 103–107 (1978)

Jochum, M., Witte, J., Schiessler, H., Selbmann, H.K., Ruckdeschl, G., Fritz, H.: Clotting and other plasma factors in experimental endotoxemia. Inhibition of degradation by exogenous proteinase inhibitors. Eur. Surg. Res. 13, 152–168 (1981)

Johnson, K.J., Anderson, T.P., Ward, P.A.: Suppression of immune complex-induced inflammation by the chemotactic factor inactivator. J. Clin. Invest. 59, 951–958 (1977)

Johnson, U., Ohlsson, K., Olsson, I.: Effects of granulocyte neutral proteases on complement components. Scand. J. Immunol. 5, 421–426 (1976)

Johnson, W.J., Somers, S.D., Adams, D.O.: Expression and development of macrophage activation for tumor cytotoxicity. In: Adams, D.O., Hanna Jr., M.G., Contemporary Topics in Immunology 13, Macrophage Activation. Plenum Press, New York, London, 127–146 (1984)

Johnston, C.I., Clappison, B.I., Anderson, W.P., Yasujima, M.: Effect of angiotensin-converting enzyme inhibition on circulating and local kinin levels. Am. J. Cardiol. 49, 1401–1404 (1982)

Johnston, M.G., Hay, J.B., Movat, H.Z.: The modulation of enhanced vascular permeability by prostaglandins through alteration in blood flow (hyperemia). Agents Actions 6, 705–711 (1976)

Johnston, M.G., Hay, J.B., Movat, H.Z.: The role of prostaglandins in inflammation. In: Movat, H.Z., Current Topics in Pathology 68, The Inflammatory Reaction. Springer-Verlag, Berlin, Heidelberg, New York, 259–287 (1979)

Johnston, R.B.: Enhancement of phagocytosis-associated oxidative metabolism as a manifestation of macrophage activation. In: Pick, E., Lymphokines 3. Academic Press, New York, London, Toronto, Sydney, San Francisco, 33–56 (1981)

Jouvin-Marche, E., Poitevin, B., Benveniste, J.: Platelet-activating factor (PAF-acether), an activator of neutrophil functions. Agents Actions 12, 716–720 (1982)

Juan, H.: Dependence of histamine-evoked nociception on prostaglandin release. Agents Actions 11, 706–710 (1981)

Juan, H., Lembeck, F.: Release of prostaglandins from isolated perfused rabbit ear by bradykinin and acetylcholine. Agents Actions 6, 642–645 (1976)

Juan, H., Sametz, W.: Release and metabolism of (1-^{14}C)-arachidonic acid stimulated by bradykinin. Adv. Exp. Med. Biol. 156A, 519–526 (1983)

Kadish, A.S., Tansey, F.A., Yu, G.S.M., Doyle, A.T., Bloom, B.R.: Interferon as a mediator of human lymphocyt suppression. J. Exp. Med. 151, 637–650 (1980)

Kampschmidt, R.F., Upchurch, H.F., Pulliam, L.A.: Characterization of a leukocyte-derived endogenous mediator responsible for increased plasma fibrinogen. Ann. N.Y. Acad. Sci. 389, 338–351 (1982)

Kang, A.H.: Editorial: Fibroblast activation. J. Lab. Clin. Med. 92, 1–4 (1978)

Kaplan, A.P., Silverberg, M., Dunn, J.T., Miller, G.: Mechanisms for Hageman factor activation and the role of HMW-Kininogen as a coagulation cofactor. Ann. N.Y. Acad. Sci. 370, 253–260 (1981)

Kaplan, A.P., Dunn, J.T., Silverberg, M.: Initiation of contact activation of human plasma. Adv. Exp. Med. Biol. 156A, 45–61 (1983)

Kapp, J.A., Areano, B.A.: Interactions of macrophages and T-Cells in the development of antibody and proliferative responses. In: Unanue, E.R., Rosenthal, A.S., Macrophage Regulation of Immunity. Academic Press, New York, London, Toronto, Sydney, San Francisco, 141–151 (1980)

Karen, J.: Complement: Activation, consequences, and control. Am. J. Med. Technol. 48, 735–742 (1982)

Kather, H., Aktories, K.: cAMP-System und bakterielle Toxine. Klin. Wochenschr. 61, 1109–1114 (1983)

Kay, N.E., Bumol, T.F., Douglas, S.D.: Effect of phagocytosis and Fc receptor occupancy on complement-dependent neutrophil chemotaxis. J. Lab. Clin. Med. 91, 850–856 (1978)

Keller, H.U., Wissler, J.H., Hess, M.W., Cottier, H.: Distinct chemokinetic and chemotactic responses in neutrophil granulocytes. Eur. J. Immunol. 8, 1–7 (1978)

Keller, R.: Regulatory functions of macrophages. Agents Actions Suppl. 7, 90–99 (1980)

Keller, R.: Immunologie, Immunpathologie. Georg Thieme Verlag, Stuttgart, New York, 3–283 (1981)

Kennedy, I., Coleman, R.A., Humphrey, P.P.A., Levy, G.P., Lumley, P.: Studies on the characterisation of prostanoid receptors: A proposed classification. Prostaglandins 24, 667–689 (1982)

Kimura, Y., Saiga, T., Furnya, M., Fujrwara, H., Norose, Y., Okabe, T., Hida, M.: Suppressive effect of bradykinin to cellular immune responses in vivo and in vitro. Adv. Exp. Med. Biol. 156B, 755–766 (1983)

Kirkpatrick, C.J., Mohr, W., Haferkamp, O.: Prostaglandins and their precursors in rheumatoid arthritis: Progress and problems. Zeitschrift für Rheumatologie 41, 89–99 (1982)

Kluft, C., Vellenga, E., Brommer, J.P., Wijngaards: A familial hemorrhagic diathesis in a dutch family: An inherited deficiency of alpha-2-antiplasmin. Blood 59, 1169–1180 (1982)

Knighton, D.R., Hunt, T.K., Thakral, K.K., Goodson, W.H.: Role of platelets and fibrin in the healing sequence. Ann. Surg. 196, 379–388 (1982)

Kopaniak, M.M., Issekutz, A.C., Movat, H.Z.: Kinetics of acute inflammation induced by E. coli in rabbits. Quantitation of blood flow, enhanced vascular permeability, hemorrhage, and leukocyte accumulation. Am. J. Pathol. 98, 485–493 (1980)

Korchak, H.M., Serhan, C.N., Weissmann, G.: Activation of the human neutrophil: The roles of lipid remodeling and intracellular calzium. In: Majno, G., Cotran, R.S., Kaufman, N., Current Topics in Inflammation and Infection. Williams and Wilkins, Baltimore, London, 83–93 (1982)

Kozlowski, T., Raymond, R.M., Korthuis, R.J., Wang, C.Y., Grega, G.J., Robinson, N.E., Scott, J.B.: Microvascular protein efflux: Interaction of histamine and H_1-receptors. Proc. Soc. Exp. Biol. Med. 166, 263–270 (1981)

Krahenbuhl, J.L., Remington, J.S., Mc Leod, R.: Cytotoxic and microbicidal properties of macrophages. In: Van Furth, R., Mononuclear Phagocytes, Functional Aspects II., Martinus Nijhoff Publishers, The Hague-Boston-London, 1631–1650 (1980)

Kramer, H.J., Klingmüller, D., Glänzer, K., Düsing, R.: Interaction of the kinin and prostaglandin systems in mediating renal function and intrarenal hemodynamics. Adv. Exp. Med. Biol. 156B, 961–968 (1983)

Kreisle, R.A., Parker, C.W.: Uptake of leukotriene B_4 by human polymorphonuclear leukocytes. Fed. Proc. 42, 2860–2861 (1983)

Kuehl, F.A., Egan, R.W.: Prostaglandins, arachidonic acid, and inflammation. Science 210, 978–984 (1980)

Kunkel, S.L., Ogawa, H., Curan, P.B., Ward, P.A., Zurier, R.B.: Suppression of acute and chronic inflammation by orally administered prostaglandins. Arthr. Rheum. 24, 1151–1158 (1981)

Kurachi, K., Ohkubo, I., Heimark, R.L., Fujikawa, K., Davie, E.W.: Initiation of intrinsic blood coagulation. Adv. Exp. Med. Biol. 156A, 39–44 (1983)

Kurland, J.I.: The mononuclear phagocyte and its regulatory interactions in hemopoiesis. In: Baum, S.J., Ledney, G.D., Experimental hematology today. Springer-Verlag, Berlin, Heidelberg, New York, 47–60 (1978)

Kurland, J.I., Broxmeyer, H.E., Pelus, L.M., Bockman, R.S., Moore, M.A.S.: Role for monocyte-macrophage-derived colony-stimulating-factor and prostaglandin E in the positive and negative feedback control of myeloid stem cell proliferation. Blood 52, 388–407 (1978)

Kurland, J.I., Pelus, L.M., Ralph, P., Bockman, R.S., Moore, M.A.S.: Induction of prostaglandin E synthesis in normal and neoplastic macrophages: Role for colony-stimulating factor(s) distinct from effects on myeloid progenitor cell proliferation. Proc. Nat. Acad. Sci. USA 76, 2326–2330 (1979)

Kushner, I.: The phenomenon of the acute phase response. Ann. N.Y. Acad. Sci. 397, 39–48 (1982)

Kushner, I., Ribich, W.N., Blair, J.B.: Control of the acute phase response, C-reactive protein synthesis by isolated perfused rabbit livers. J. Lab. Clin. Med. 96, 1037–1045 (1980)

Lachman, L.B.: Human interleukin 1: Purification and properties. Fed. Proc. 42, 2639–2645 (1983)

Land, H., Parada, L.F., Weinberg, R.A.: Cellular oncogenes and multistep carcinogenesis. Science 222, 771–778 (1983)

Láng, I., Török, K., Gergely, P., Nékám, K., Petrányi, G.Y.: Effect of histamine receptor blocking on human antibody-dependent cell-mediated cytotoxicity. Scand. J. Immunol. 13, 361–366 (1981)

Laurence, E.B.: The place of chalones among the regulators of cell production in inflammation. In: Glynn, L.E., Houck, J.C., Weissmann, G., Handbook of Inflammation I, Chemical messengers of the Inflammatory Process. Elsevier/North Holland, Biomedical Press, Amsterdam, New York, Oxford, 353–413 (1979)

Lawrence, E.B., Spargo, D.J., Thornley, A.L.: Cell proliferation kinetics of epidermis and sebaceous glands in relation to chalone action. Cell. Tiss. Kinet. 12, 615–633 (1979)

Lee, K.C.: Macrophage heterogeneity in the stimulation of T-cell proliferation. In: Unanue, E.R., Rosenthal, A.S., Macrophage Regulation of Immunity. Academic Press, New York, London, Toronto, Sydney, San Francisco, 319–332 (1980)

Leijh, P.C.J., van den Barselaar, M., van Zwet, T.L., Daha, M.R., van Furth, R.: Extracellular stimulation of intracellular killing. In: van Furth, R., Mononuclear Phagocytes, Functional Aspects II, Martinus Nijhoff Publishers, The Hague-Boston-London, 1467–1489 (1980)

Leppla, S.H., Anthrax toxin edema factor: A bacterial adenylate cyclase that increases cyclic AMP concentrations in eukaryotic cells. Proc. Natl. Acad. Sci. USA 79, 3162–3166 (1982)

Levi, R., Chenonda, A.A., Trzeciakowski, J.P., Guo, Z.-G., Aaronson, L.M., Luskind, R.D., Lee, C.-H., Gay, W.A., Subramanian, V.A., Mc Cabe, J.C., Alexander, J.C.: Effects of histamine on the cardiovascular and respiratory system, Dysrhythmias caused by histamine release in guinea pig and human hearts. Klin. Wochenschr. 60, 965–971 (1982)

Levy, M., Habib, R.: Complement activation in nonsystemic glomerular diseases in children. Paediatrician 10, 314–342 (1981)

Leyva-Cobián, F., Mampaso, M.F., Sanchez-Bayle, M., Ecija, J.L., Bootello, A.: Familial C1q-deficiency associated with renal and cutaneous disease. Clin. Exp. Immunol. 44, 173–180 (1981)

Lewis, G.P.: Plasma kinins and other vasoactive compounds in acute inflammation. Ann. N.Y. Acad. Sci. 116, 847–854 (1964)

Lewis, R.A., Austen, K.F.: The biologically active leukotrienes. Biosynthesis, metabolism, receptors, functions and pharmacology. J. Clin. Invest. 73, 889–897 (1984)

Lewis, W.P.: Lipoxygenase-derived metabolites of arachidonate: Release and mode of action. Agents Actions 11, 569–571 (1981)

Li, A.K.C., Koroly, M.J.: Mechanical and humoral factors in wound healing. Br. J. Surg. 68, 738–743 (1981)

Li, A.K.C., Koroly, M.J., Schattenkerk, M.E., Malt, R.A., Young, M.: Nerve growth factor: Acceleration of the rate of wound healing in mice. Proc. Natl. Acad. Sci. USA 77, 4379–4381 (1980)

Lichtman, M.A.: Hemopoietic stem cell disorders. Am. J. Med. Techn. 49, 97–102 (1983)

Lieberman, J., Nosal, A., Schlessner, L.A., Sastre-Foken, A.: Serum angiotensin-converting enzyme for diagnosis and therapeutic evaluation of sarcoidosis. Am. Rev. Respir. Dis. 120, 329–335 (1979)

Lima, M., Rocklin, R.E.: Histamine modulates in vitro IgG production by pokeweed mitogen-stimulated human mononuclear cells. Cell. Immunol. 64, 324–336 (1981)

Lindner, J.: Morphologie und Biochemie der Wundheilung. Langenbecks Arch. Chir. 358, 153–160 (1982)

Lindner, J., Huber, P.: Biochemische und morphologische Grundlagen der Wundheilung und ihrer Beeinflussung. Med. Welt 24, 897–911 (1973)

Lint, T.F.: Laboratory detection of complement activation and complement deficiencies. Am. J. Med. Techn. 48, 743–748 (1982)

Lipper, S., Kahn, L.B., Reddick, R.L.: The myofibroblast. Pathol. Ann. 15, 409–441 (1980)

Lippert, T.H.: Klinische Bedeutung der Prostaglandine. Münch. med. Wschr. 27, 645–647 (1983)

Lipscomb, M.F., Lyons, C.R., Ben-Sasson, S.Z., Tucker, T.F., Uhr, J.W.: Mechanisms underlying the interactions of guinea pig T-lymphocytes with antigen-pulsed macrophages. In: Unanue, E.R., Rosenthal, A.S., Macrophage Regulation of Immunity. Academic Press, New York, London, Toronto, Sydney, San Francisco, 231–244 (1980)

Littmann, B.H., Ruddy, S.: Production of the second component of complement by human monocytes: Stimulation by antigen-activated lymphocytes or lymphokines. J. Exp. Med. 145, 1344–1352 (1977)

Loblay, R.H., Schroer, J., Rosenthal, A.S.: Attempts of determinant-specific antibody blockade of macrophage presentation. In: Unanue, E.R., Rosenthal, A.S., Macrophage Regulation of Immunity. Academic Press, New York, London, Toronto, Sydney, San Francisco, 87–96 (1980)

Lobo, P.I., Burge, J.J.: In vitro studies on the immune regulatory role of complement receptors (C3) present on human B lymphocytes. Eur. J. Immunol. 12, 682–686 (1982)

Löhle, E., Mann, W.: Das hereditäre angioneurotische Ödem. HNO 28, 305–307 (1980)

Loirat, C., Buriot, D., Pelties, A.P., Berche, P., Anjard, Y., Griscelli, C., Mathieu, H.: Case report: Fulminant meningococcemia in a child with hereditary deficiency of the seventh component of complement and proteinuria. Acta Paediatr. Scand. 69, 553–557 (1980)

Lorenz, W., Doenicke, A., Schöning, B., Ohmann, C., Neugebauer, E.: Definition and classification of the histamine release response to drugs in anaesthesia and surgery: Studies in the conscious human subject. Klin. Wochenschr. 60, 896–913 (1982)

Lovett, D.H., Ryan, J.L., Sterzel, R.B.: Stimulation of rat mesangial cell proliferation by macrophage interleukin 1. J. Immunol. 131, 2830–2836 (1983)

Lundberg, C., Campbell, D., Ågerup, B., Ulfendahl, H.: Quantification of the inflammatory reaction and collagen accumulation in an experimental model of open wounds in the rat. Scand. J. Plast. Reconstr. Surg. 16, 123–131 (1982)

Luskin, A.T., Tobin, M.C.: Alterations of complement components in disease. Am. J. Med. Techn. 48, 749–756 (1982)

Mac Glashan, D.W., Schleimer, R.P., Peters, S.P., Schulman, E.S., Adams, G.K., Sobotka, A.K., Newball, H.H., Lichtenstein, L.M.: Comparative studies of human basophils and mast cells. Fed. Proc. 42, 2504–2509 (1983)

Maderazo, E.G., Ward, P.A., Woronick, C.L., Quintiliani, R.: Partial characterization of a cell-directed inhibitor of leukotaxis in human serum. J. Lab. Clin. Med. 89, 190–199 (1977)

Majno, G., Shea, S.M., Lebenthal, M.: Endothelial contraction induced by histamine-type mediators: An electron microscopic study. J. Cell. Biol. 42, 647–672 (1969)

Malech, H.L., Root, R.K., Gallin, J.I.: Structural analysis of human neutrophil migration, centriole, microtubule and microfilament orientation and function during chemotaxis. J. Cell. Biol. 75, 666–693 (1977)

Mammen, E.F.: Congenital coagulation disorders. Sem. Thromb. Hemost. 9, 1–72 (1983)

Mampaso, F., Ecija, J., Fogne, L., Moneo, I., Gallego, N., Leyva-Cobian, F.: Familial C1q-deficiency in 3 siblings with glomerulonephritis and Rothmund-Thompson Syndrome. Nephron 28, 179–185 (1981)

Marceau, F., Barbaré, J., St. Pierre, S., Regoli, D.: Kinin receptors in experimental inflammation. Can. J. Physiol. Pharmacol. 58, 536–542 (1980)

Marrack, P., Swierkosz, J.E., Kappler, J.W.: The role of antigen-presenting cells in effector helper-T-cell action. In: Unanue, E.R., Rosenthal, A.S., Macrophage Regulation of Immunity. Academic Press, New York, London, Toronto, Sydney, San Francisco, 123–139 (1980)

Marx, J.L.: What do oncogenes do? Science 223, 673–676 (1984)

Mathews, K.P., Pan, P.M., Gardner, N.J., Hugli, T.E.: Familial carboxypeptidase N deficiency. Ann. Int. Med. 93, 443–445 (1980)

Maurer, H.R.: Wachstumsregulation durch Chalone. Natürliche Hemmstoffe und ihre medizinisch-pharmazeutische Bedeutung. Münch. med. Wschr. 125, 317–319 (1983)

Mc Conn, R., Haberland, G.L., Frölich, J.C.: The kallikrein-kinin system in circulatory and metabolic homeostasis. World J. Surg. 5, 639–651 (1981)

Mc Conn, R., Wasserman, E., Haberland, G.: The kallikrein-kinin system in the acutely-ill: (A) Changes in plasma kininogen in acutely-ill patients, (B) The efficacy of pulmonary clearance of bradykinin. Adv. Exp. Med. Biol. 156B, 1019–1035 (1983)

McGee, M.P., Kreger, A., Leake, E.S., Harshman, S.: Toxicity of staphylococcal alpha-toxin for rabbit alveolar macrophages. Inf. Immun. 39, 439–444 (1983)

Mc Guire, W.W., Spragg, R.G., Cohen, A.B., Cochrane, C.G.: Studies on the pathogenesis of the adult respiratory distress syndrome. J. Clin. Invest. 69, 543–553 (1982)

Mc Keever, P.E., Spicer, S.S.: Surface receptors of mononuclear phagocytes. In: Carr, I., Daems, W.T., The Reticuloendothelial System, Comprehensive Treatise 1 Morphology. Plenum Press, New York, London, 161–258 (1980)

Mc Manus, L.M., Hanahan, D.J., Pinckard, R.N.: Human platelet stimulation by acetyl glyceryl ether phosphorylcholine. J. Clin. Invest. 67, 903–906 (1981)

Mc Phail, L.C., Snyderman, R.: Mechanisms of regulating the respiratory burst in leukocytes. In: Snyderman, R., Contemporary Topics in Immunology 14, Regulation of Leukocyte Function. Plenum Press, New York, London, 247–283 (1984)

Medorf, M., Ilda, K., Mold, C., Nussenzweig, V.: Unique role of the complement receptor CR_1 in the degradation of C3b associated with immune complexes. J. Exp. Med. 156, 1739–1754 (1982)

Meltzner, M.S.: Tumor cytotoxicity by lymphokine-activated macrophages: Development of macrophage tumoricidal activity requires a sequence of reactions. In: Pick, E., Lymphokines 3. Academic Press, New York, 319–343 (1981)

Meltzner, M.S., Occhionero, M., Ruco, L.P.: Macrophage activation for tumor cytotoxicity: Regulatory mechanisms for induction and control of cytotoxic activity. Fed. Proc. 41, 2198–2205 (1982)

Mereteley, K., Room, G., Maini, R.N.: Effect of histamine on the mitogenic response of human lymphocytes and its modification by cimetidine and levamisole. Agents Actions 11, 84–88 (1981)

Messmore, H.L.: Natural inhibitors of the coagulation system. Sem. Thromb. Hemost. 8, 267–275 (1982)

Metcalf, D.: The control of neutrophil and macrophage production at the progenitor cell level. In: Baum, S.J., Ledney, D.G., Experimental hematology today. Springer-Verlag, Berlin, Heidelberg, New York, 35–46 (1978)

Metcalf, D., Burgess, A.W.: Clonal analysis of progenitor cell commitment to granulocyte of macrophage production. J. Cell. Physiol. 111, 275–283 (1982)

Metz, S.A.: Anti-inflammatory agents as inhibitors of prostaglandin synthesis in man. Med. Clin. North Am. 65, 713–757 (1981)

Meuer, S., Ecker, U., Hadding, U., Bitter-Suermann, D.: Platelet-serotonin release by C3a and C5a: Two independent pathways of activation. J. Immunol. 126, 1506–1509 (1981)

Meuret, G.: The kinetics of mononuclear phagocytes in man. In: Schmalzl, F., Huhn, D., Schaefer, H.E., Haematology and Blood Transfusion 27, Disorders of the Monocyte Macrophage System. Springer-Verlag, Berlin, Heidelberg, New York, 11–22 (1981)

Miller, M.E., Oski, F.A., Harris, M.D.: Lazy leukocyte, a new disorder of neutrophil function. Lancet 1, 665–669 (1971)

Millikan, L.E.: Skin anatomy in wound healing. Ear, Nose and Throat J. 60, 10–22 (1981)

Mims, C.A.: Infektion und Abwehr, Auseinandersetzung zwischen Erreger und Makroorganismus. Verlag Gerhard Witzstrock, Baden-Baden, Köln, New York, 3–230 (1981)

Minta, J.O., Movat, H.Z.: The complement system and inflammation. In: Movat, H.Z., Current Topics in Pathology 68, Inflammatory Reaction. Springer-Verlag, Berlin, Heidelberg, New York, 136–178 (1979)

Minta, J.O., Winkler, C.J., Biggar, W.D., Greenberg, M.: A selective and complete absence of C1q in a patient with vasculitis and nephritis. Clin. Immunol. Immunopathol. 22, 225–237 (1982)

Moll, A., Manning, P.A., Timmis, K.N.: Plasmid-determined resistence to serum bactericidal activity: A major outer membrane protein, the tra-T-Gene product, is responsible for plasmid-specified serum resistence in Escherichia coli. Inf. Immun. 28, 359–367 (1980)

Moncada, S.: The role of prostacyclin and thromboxane A_2 in the regulation of platelet behaviour. Materia Medica Polona 12, 207–212 (1980)

Moncada, S., Gryglewski, R., Buntling, S., Vane, J.R.: An enzyme isolated from arteries transforms prostaglandin endoperoxides to an unstable substance that inhibits platelet aggregation. Nature 263, 663–665 (1976)

Moore, M.A.S.: Humoral regulation of granulopoiesis. Clinics in Haematology 8, 287–309 (1979a)

Moore, M.A.S.: Regulatory interactions in normal and leukemic myelopoiesis. In: Neth, C.R., Gallo, R.C., Hofschneider, P.H., Mannweiler, K., Haematology and Blood Transfusion, Modern Trends in Human Leukemia III, Newest Results in Clinical and Biological Research. Springer-Verlag, Berlin, Heidelberg, New York, 171–179 (1979b)

Moore, R.N., Hoffeld, J.T., Farrar, J.J., Mergenhagen, S.E., Oppenheim, J.J., Shadduck, R.K.: Role of colony-stimulating factors as primary regulators of macrophage functions. In: Pick, E., Lymphokines 3. Academic Press, New York, London, Toronto, Sydney, San Francisco, 119–148 (1981)

Moorthy, A.V., Pringle, D.: Urticaria, vasculitis, hypocomplementemia, and immune-complex glomerulonephritis. Arch. Pathol. Lab. Med. 106, 68–70 (1982)

Morahan, P.S.: Editorial: Macrophage nomenclature: Where are we going? J. Reticuloendothel. Soc. 27, 223–245 (1980)

Morgan, E.L., Weigle, W.O., Hugli, T.E.: Anaphylatoxin-mediated regulation of the immune response, I. C3a-mediated suppression of human and murine humoral immune response. J. Exp. Med. 155, 1412–1426 (1982)

Morgan, E.L., Thoman, M.L., Weigle, W.O., Hugli, T.E.: Anaphylatoxin-mediated regulation of the immune response, II. C5a-mediated enhancement of human humoral and T-cell-mediated immune responses. J. Immunol. 130, 1257–1261 (1983)

Morley, J.: Role of prostaglandins secreted by macrophages in the inflammatory process. In: Pick, E., Lymphokines 4. Academic Press, New York, London, Toronto, Sydney, San Francisco, 377–394 (1981)

Morley, J., Bray, M.A., Jones, R.W.: Prostaglandin and thromboxan production by human and guinea-pig macrophages and leukocytes. Prostaglandines 17, 730–736 (1979)

Mosher, D.F., Proctor, R.A., Grossmann, J.E.: Fibronectin: Role in inflammation. In: Weissman, G., Advances in Inflammation Research 2. Raven Press, New York, 187–207 (1981)

Moss, J., Philbin, D.M., Rosow, C.E., Basta, S.J., Gelb, C., Sawarese, J.J.: Histamine release by neuromuscular agents in man. Klin. Wochenschr. 60, 891–895 (1982)

Mosser, D.M., Edelson, P.J.: Mechanism of microbial entry and endocytosis by mononuclear phagocytes. In: Adams, D.O., Hanna Jr., M.G., Contemporary Topics in Immunology 13, Macrophage Activation. Plenum Press, New York, London, 71–96 (1984)

Movat, H.Z.: The kinin system: Its relation to blood coagulation, fibrinolysis and the formed elements of the blood. Rev. Physiol. Biochem. Pharmacol. 84, 143–202 (1978)

Movat, H.Z.: The acute inflammatory reaction. In: Movat, H.Z., Inflammation, Immunity, Hypersensitivity. Harper & Row Publishers, 2–161 (1979a)

Movat, H.Z.: The kinin system and its relation to other systems. In: Movat, H.Z., Current Topics in Pathology 68, Inflammatory Reaction. Springer-Verlag, Berlin, Heidelberg, New York, 111–134 (1979b)

Muller, H.K.: Mechanisms of clearing injured tissue. In: Glynn, L.C., Tissue Repair and Regeneration, Handbook of Inflammation 3. Elsevier/North-Holland, Biochemical Press, Amsterdam, 145–175 (1981)

Müller, H.-M., Overlack, A., Stumpe, K.O., Kolloch, R., Ressel, C.: Increased prostaglandin E_2 excretion with oral kallikrein treatment in hypertensive and normotensive subjects. Adv. Exp. Med. Biol. 156B, 1105–1110 (1983)

Müller, P., Kather, H., Dammann, H.-G., Simon, B.: Heilen Prostaglandine in niedriger zytoprotektiver Dosierung peptische Ulzera? Münch. med. Wschr. 124, 93–94 (1982)

Mundy, G.R.: Control of osteoclast function by lymphokines in health and disease. In: Pick, E., Lymphokines 4. Academic Press, New York, London, Toronto, Sydney, San Francisco, 395–408 (1981)

Murray, H.W.: Macrophage activation: Enhanced oxidative and antiprotozoal activity. In: Adams, D.O., Hanna Jr., M.G., Contemporary Topics in Immunology 13, Macrophage Activation. Plenum Press, New York, London, 97–115 (1984)

Murray, H.W., Cohn, Z.A.: Mononuclear phagocyte antimicrobial and antitumor activity: The role of oxygen intermediates. J. Invest. Derm. 74, 285–288 (1980)

Mustard, J., Packham, A.A.: The reaction of the blood to injury. In: Movat, H.Z., Inflammation, Immunity, Hypersensitivity, Cellular and Molecular Mechanisms. Harper & Row Publishers, 558–664 (1979)

Myers, S., Castor, C.W.: Connective tissue activation: Identification of CTAP-PMN. Clin. Res. 26, 715A (1978)

Naccache, P.H., Showell, H.J., Becker, E.L., Sha'afi, R.I.: Changes in ionic movements across rabbit polymorphonuclear leukocyte membrane during lysosomal enzyme release. J. Cell. Biol. 75, 635–649 (1977)

Nachman, R.L., Polley, M.: The platelet as an inflammatory cell. In: Weissmann, G., Samuelsson, B., Paoletti, R., Advances in Inflammation Research 1. Raven Press, New York, 169–173 (1979)

Nadal, G.: Control of liver growth by inhibitors (chalones). Arch. Toxicol. Suppl. 2, 131–142 (1979)

Nadal, G., Lombard, M.N., Zajdela, F.: Inhibition of rat hepatocyte multiplication by serum and liver factors: Physiological development and experimental induction. Virchows Arch. Abt. B Cell. Path. 20, 277–285 (1976)

Nakahata, T., Ogawa, M.: Clonal origin of murine hemopoietic colonies with apparent restriction to granulocyte-macrophage-megakaryocyte (GMM) differentiation. J. Cell. Physiol. 111, 239–246 (1982)

Nariuchi, H., Kakiuchi, T.: Antibody responses to various T-independent antigens of B-cells with or without C3-receptors and adherent cell requirement for these responses. J. Immunol. 128, 161–167 (1982)

Nathan, C.F.: Secretion of oxygen intermediates: Role in effector functions of activated macrophages. Fed. Proc. 41, 2206–2211 (1982)

Nathan, C.F., Brukner, L.H., Silverstein, S.C., Cohn, Z.A.: Extracellular cytolysis by activated macrophages and granulocytes, I. Pharmacologic triggering of effector cells and the release of hydrogen peroxide. J. Exp. Med. 149, 84–99 (1979a)

Nathan, C.F., Silverstein, S.C., Brukner, L.H., Cohn, Z.A.: Extracellular cytolysis by activated macrophages and granulocytes. II. Hydrogen peroxide as a mediator of cytotoxicity. J. Exp. Med. 149, 100–113 (1979b)

Nathan, C.F., Murray, H.W., Wiebe, M.E., Rubin, B.Y.: Identification of interferon-gamma, as the lymphokine that activates human macrophage oxidative metabolism and antimicrobial activity. J. Exp. Med. 158, 670–689 (1983)

Naum, Y.: Macrophage growth factor. In: Glynn, L.E., Houck, J.C., Weissmann, G., Handbook of Inflammation I, Chemical messengers of the Inflammatory Process. Elsevier/North Holland Biomedical Press, Amsterdam, New York, Oxford, 285–316 (1979)

Neter, E.: Enteropathogenicity: Recent developments. Klin. Wochenschr. 60, 699–701 (1982)

Newball, H.H., Lichtenstein, L.M.: Mast cells and basophils: Effector cells of inflammatory disorders in the lung. Thorax 36, 721–725 (1981)

Newman, S.L., Musson, R.A., Henson, P.M.: Development of functional complement receptors during in vitro maturation of human monocytes into macrophages. J. Immunol. 125, 2236–2244 (1980)

Nichols, B.A., Bainton, D.F.: Ultrastructure and cytochemistry of mononuclear phagocytes. In: van Furth, R., Mononuclear Phagocytes in Immunity, Infection and Pathology. Blackwell Scientific Publications, Oxford, London, Edinburgh, Melbourne, 17–56 (1975)

Niskanen, E., Tyler, W.S., Symann, M., Stohlmann, F., Howard, B.: The effect of neutropenia on the cell cycle of granulocyte precursors in an in vivo culture system. Blood 43, 23–31 (1974)

Nogueira, N., Cohn, Z.A.: Activation of mononuclear phagocytes for the destruction of intracellular parasites: Studies with Trypanosoma cruzi. In: Adams, D.O., Hanna Jr., M.G., Contemporary Topics in Immunology 13, Macrophage Activation. Plenum Press, New York, London, 117–126 (1984)

Oelz, O.: Die klinische Bedeutung der Prostaglandine und anderer Arachidonsäuremetaboliten, Prostazyklin (PGI_2), Thromboxan A_2, Leukotriene. Therapeutische Umschau 39, 751–758 (1982)

O'Flaherty, J.T., Ward, P.A.: Leukocyte aggregation induced by chemotactic factors. A review. Inflammation 3, 177–194 (1978)

Ogata, R.T., Levine, R.P.: Characterization of complement resistance in Escherichia coli conferred by the antibiotic resistence plasmid R_{100}. J. Immunol. 125, 1494–1498 (1980)

Ogden, B.E., Hill, H.R.: Histamine regulates lymphocyte mitogenic responses through activation of specific H_1 and H_2 histamine receptors. Immunology 41, 107–114 (1980)

O'Hare, R.P., Fallon, A., Bradley, J.F., Burns, J., Mc Gee, J.: Isolation of collagen stimulating factors from healing wounds. J. Clin. Pathol. 36, 707–711 (1983)

Ohlsson, F., Balldin, G., Lasson, A.: Trypsin-induced release of bradykinin and of C3 fragments in man: Clinical and experimental studies on the protective role of alpha-2-macroglobulin and Aprotinin. Adv. Exp. Med. Biol. 156B, 1083–1098 (1983)

Ohlsson, K.: Interaction of granulocyte neutral proteases with $alpha_1$-antitrypsin, $alpha_2$-macroglobulin and $alpha_1$-antichymotrypsin. In: Havemann, K., Janoff, A., Neutral Proteases of Human Polymorphonuclear Leukocytes. UTB, Baltimore, München, 167–177 (1978a)

Ohlsson, K.: Purification and properties of granulocyte collagenase and elastase. In: Havemann, K., Janoff, A., Neutral Proteases of Human Polymorphonuclear Leukocytes. UTB, Baltimore, München, 89–101 (1978b)

Ohlsson, K., Olsson, I.: The neutral proteases of human granulocytes. Isolation and partial characterization of granulocyte elastases. Eur. J. Biochem. 42, 519–527 (1974)

Ohlsson, K., Olsson, I., Spitznagel, J.K.: Localization of chymotrypsin-like cationic protein, collagenase and elastase in azurophil granules of human neutrophilic polymorphonuclear leukocytes. Hoppe-Seyler's Z. Physiol. Chem. 358, 361–366 (1977)

Olsson, I., Venge, P.: The role of the human neutrophil in the inflammatory reaction. Allergy 35, 1–13 (1980)

Oppenheim, J.J., Moore, R., Gmelig-Myeling, F., Togawa, A., Wahl, S., Mathieson, B.J., Dougherty, S., Carter, C.: Role of cytokine and endotoxin induced monokines in lymphocyte proliferation, differentiation, and immunglobulin production. In: Unanue, E.R., Rosenthal, A.S., Macrophage Regulation of Immunity. Academic Press, New York, London, Toronto, Sydney, San Francisco, 379–398 (1980)

Oppenheim, J.J., Stadler, B.M., Siraganian, R.P., Mage, M., Mathieson, B.: Lymphokines: Their role in lymphocyte responses, Properties of interleukin 1. Fed. Proc. 41, 257–262 (1982)

Orredson, S.U., Knighton, D.R., Scheuenstuhl, H., Hunt, T.K.: A qualitative in vitro study of fibroblast and endothelial cell migration in response to serum and wound fluid. J. Surg. Res. 35, 249–258 (1983)

Overlack, A., Stumpe, K.O., Kühnert, M., Kolloch, R., Ressel, C., Heck, I., Krück, F.: Evidence for participation of kinins in the antihypertensive effect of converting enzyme inhibition. Klin. Wochenschr. 59, 69–74 (1981)

Owen, D.A.A., Farrington, H.E.: Inflammation and the vascular changes due to thermal injury in rat hind paws. Agents Actions 6, 622–626 (1976)

Owen, D.A.A., Poy, E., Woodward, D.F.: Evaluation of the role of histamine H_1- and H_2-receptors in cutaneous inflammation in the guinea pig produced by histamine and mast cell degranulation. Br. J. Pharmacol. 69, 615–623 (1980)

Owen, D.A.A., Harvey, C.A., Boyce, M.J.: Effects of histamine on the circulatory system. Klin. Wochenschr. 60, 972–977 (1982)

Page, R.C., Davies, P., Allison, A.C.: The macrophage as a secretory cell. Int. Rev. Cytol. 52, 119–157 (1978)

Pangburn, M.K.: Activation of complement via the alternative pathway. Fed. Proc. 42, 139–143 (1983)

Pangburn, M.K., Schreiber, R.D., Trombold, J.S., Müller-Eberhard, H.J.: Paroxysmal nocturnal hemoglobinuria: Deficiency in factor H-like functions of the abnormal erythrocyts. J. Exp. Med. 157, 1971–1980 (1983)

Parker, C.W., Stenson, W.F., Huber, M.G., Kelly, J.P.: Formation of thromboxane B_2 and hydroxyarachidonic acids in purified human lymphocytes in the presence and absence of PHA. J. Immunol. 122, 1572–1577 (1979)

Parker, J.W., Metcalf, D.: Production of colony-stimulating factor in mitogen-stimulated lymphocyte cultures. J. Immunol. 112, 502–510 (1974)

Paton, J.C., Ferrante, A.: Inhibition of human polymorphonuclear leucocyte respiratory burst, bactericidal activity and migration by pneumolysin. Inf. Immun. 41, 1212–1216 (1983)

Pavek, K., Wegmann, A., Nordström, L., Schwander, D.: Cardiovascular and respiratory mechanisms in anaphylactic and anaphylactoid shock reaction. Klin. Wochenschr. 60, 941–947 (1982)

Peacock, E.E.: Collagenolysis: The other side of the equation. World J. Surg. 4, 297–302 (1980)

Pedata, F., Del Bianco, P.L., Curradi, C., Anselmi, B., Sicuteri, F.: Histamine and kallikrein system in man. Agent Actions Suppl. 6, 229–233 (1979)

Pelus, L.M., Broxmeyer, H.E., Moore, M.A.S.: Regulation of human myelopoiesis by prostaglandin E and lactoferrin. Cell Tissue Kinet. 14, 515–526 (1981)

Perez, H.D., Goldstein, I.M.: Regulation of the biologic activity of C5-derived peptides. In: Weissmann, G., Advances in Inflammation Research 2. Raven Press, New York, 1–19 (1981)

Perez, H.D., Lipton, M., Goldstein, I.M.: A specific inhibitor of complement (C5)-derived chemotactic activity in serum from patients with systemic lupus erythematodes. J. Clin. Invest. 62, 29–38 (1978)

Perez, H.D., Goldstein, I.M., Webster, R.O., Henson, P.M.: Enhancement of the chemotactic activity of human C5a-desarg by an anionic polypeptid ("Cochemotaxin") in normal serum and plasma. J. Immunol. 126, 800–804 (1981)

Perontka, S.J., Snyder, S.H.: Multiple serotonin receptors and their physiological significance. Fed. Proc. 42, 213–218 (1983)

Picker, L.J., Raff, H.V., Goldyne, M.E., Stobo, J.D.: Metabolic heterogeneity among human monocytes and its modulation by PGE_2. J. Immunol. 124, 2557–2562 (1980)

Pierce, C.W.: Macrophages: Modulators of immunity. Am. J. Pathol. 98, 10–28 (1980)

Piessens, W.F., Churchill, W.H., Sharma, S.D.: On the killing of syngeneic tumor cells by guinea pig macrophages activated in vitro with lymphocyte mediators. In: Pick, E., Lymphokines 3. Academic Press, New York, London, Toronto, Sydney, San Francisco, 293–318 (1981)

Pike, M.C., Snydermann, R.: Requirement of transmethylation reactions for immune effector function. In: Pick, E., Lymphokines 3. Academic Press, New York, London, Toronto, Sydney, San Francisco, 423–444 (1981a)

Pike, M.C., Snydermann, R.: Transmethylation reactions are required for initial morphologic and biochemical responses of human monocytes to chemoattractants. J. Immunol. 127, 1444–1449 (1981 b)

Pike, M.C., Kredich, N.M., Snyderman, R.: Requirement of S-adenosyl-L-methionine-mediated methylation for human monocyte chemotaxis. Proc. Natl. Acad. Sci. USA 75, 3928–3932 (1978)

Pike, M.C., Kredich, N.M., Snyderman, R.: Phospholipid methylation in macrophages is inhibited by chemotactic factors. Proc. Natl. Acad. Sci. USA 76, 2922–2926 (1979)

Pinckard, R.N.: The "New chemical mediators of inflammation". In: Majno, G., Cotran, R.S., Kaufman, N., Current Topics in Inflammation and Infection 3. Williams and Wilkins, Baltimore, London, 38–53 (1982)

Piper, P.J., Samhoun, M.N., Tippins, J.R., Morris, H.R., Taylor, G.W.: Slow-reacting substances and their formation by a lipoxygenase pathway. Agents Actions 10, 541–547 (1980)

Plow, E.F., Edington, T.S.: The fibrinolytic pathway of leukocytes. In: Havemann, K., Janoff, A., Neutral Proteases of Human Polymorphonuclear Leukocytes. Urban & Schwarzenberg, Baltimore, München, 330–345 (1978)

Plummer, T.H., Hurwitz, M.Y.: Human plasma carboxypeptidase N. J. Biol. Chem. 253, 3907–3912 (1978)

Polverini, P.J., Cotran, R.S., Gimbrone, M.A., Unanue, E.R.: Activated macrophages induce vascular proliferation. Nature 269, 804–806 (1977)

Postlethwaite, A.E., Kang, A.H.: Collagen- and collagen peptide-induced chemotaxis of human blood monocytes. J. Exp. Med. 143, 1299–1307 (1976)

Postlethwaite, A.E., Kang, A.H.: Induction of fibroblast proliferation by human mononuclear leukocyte-derived proteins. Arthr. Rheum. 26, 22–27 (1983)

Powanda, M.C., Moyer, E.D.: Plasma proteins and wound healing. Surg. Gynec., Obstetr. 153, 749–755 (1981)

Pünter, J.: Tumorgene, neuer Ansatzpunkt für Krebstherapie? Münch. med. Wschr. 40, 860–864 (1983)

Puri, J., Lonai, P.: Mechanisms of antigen binding by T-cells: H-2 (Ia)-restricted binding of antigen plus Ia by helper cells. Eur. J. Immunol. 10, 273–281 (1980)

Quesenberry, P., Morley, A., Stohlmann, F., Rickard, K., Howard, D., Smith, M.: Effect of endotoxin on granulopoiesis and colony-stimulating factor. N. Engl. J. Med. 286, 227–232 (1972)

Quesenberry, P.J., Morley, A., Miller, M., Rickard, K., Howard, D., Stohlman, F.: Effect of endotoxin on granulopoiesis and the in vitro colony-forming cell. Blood 41, 391–398 (1973)

Rabes, H.M., Tuczek, H.U.: Quantitative autoradiographische Untersuchungen zur Heterogenität der Leberzellproliferation nach partieller Hepatektomie. Virchows Arch. B. Cell. Path. 6, 302–312 (1970)

Rachmilewitz, M., Rachmilewitz, B., Chaonat, M., Zlotnik, H., Schlesinger, M.: The mononuclear phagocyte system and hemopoiesis. In: Cohen, S., Pick, E., Oppenheim, J.H., Biology of the Lymphokines A. Academic Press, New York, San Francisco, London, 419–431 (1979)

Ratnoff, O.D., Pensky, J., Ogston, D., Naff, G.B.: The inhibition of plasmin, plasma kallikrein, plasma permeability factor, and the C'1r subcomponent of the first component of complement by serum C'1 esterase inhibitor. J. Exp. Med. 129, 315–329 (1969)

Reinhardt, D., Borchard, U.: H_1-receptor antagonists: Comparative pharmacology and clinical use. Klin. Wochenschr. 60, 983–990 (1982)

Robbins, S.L., Angell, M., Kumar, V.: Basic Pathology, Chapter 2: Inflammation and repair. W.B. Saunders Company, Philadelphia, London, Toronto, Sydney, 28–61 (1981)

Roberts, R.L., Nath, J., Friedman, M.M., Gallin, J.I.: Effect of taxol on human neutrophils. Fed. Proc. 42, 2853–2854 (1983)

Robinson, W.A.: White blood cell interaction in granulocyte regulation. J. Reticuloendothel. Soc. 24, 583–587 (1978)

Roblin, R.O., Hammond, M.E., Bensky, N.D., Dvorak, A.M., Dvorak, H.F., Black, P.H.: Generation of macrophage migration inhibitory activity by plasminogen activators. Proc. Natl. Acad. Sci. USA 74, 1570–1574 (1977)

Rocklin, R.E.: Products of activated lymphocytes: Leukocytes inhibitory factor (LIF) distinct from migration inhibitory factor (MIF). J. Immunol. 112, 1416–1466 (1974)

Rocklin, R.E.: Modulation of cellular-immune responses in vivo and in vitro by histamine receptor-bearing lymphocytes. J. Clin. Invest. 57, 1051–1058 (1976)

Rohatgi, P.K.: Serum angiotensin converting enzyme in pulmonary disease. Lung 160, 287–301 (1982)

Rohrbach, R.: Zur Steuerung der Zellproliferation durch Chalone. In: Büngeler, W., Eder, M., Lennert, K., Peters, G., Sandritter, W., Seifert, G., Veröffentlichungen aus der Pathologie, 99. Fischer, Stuttgart (1975)

Roos, D., Weening, R.S., Voetman, A.A.: Protection of human neutrophils against oxidative damage. Agents Actions 10, 528–535 (1980)

Root, R.K., Beeson, P.B.: Genetic disorders of leukocyte function: What they tell us about normal antimicrobial mechanisms of human phagocytic cells. Klin. Wochenschr. 60, 731–734 (1982)

Rosen, H., Klebanoff, S.J.: Bactericidal activity of a superoxide anion-generating system, A model for the polymorphonuclear leucocyte. J. Exp. Med. 149, 27–39 (1979)

Rosenwasser, L.J., Rosenthal, A.S.: Adherent cell function in murine T lymphocyte antigen recognition, I. A macrophage-dependent T cell proliferation assay in the mouse. J. Immunol. 120, 1991–1995 (1978)

Ross, G.D.: Structure and function of membrane complement receptors. Fed. Proc. 41, 3089–3093 (1982)

Ross, G.D., Lambris, J.D.: Identification of a C 3b_i-specific membrane complement receptor that is expressed on lymphocytes, monocytes, neutrophils, and erythrocytes. J. Exp. Med. 155, 96–110 (1982)

Ross, R.: Fibroblast proliferation induced by blood cells. Agents Actions 7, 81–84 (1980)

Ross, R., Kariya, B., Vogel, A., Raines, E.: Cell proliferation: Platelet and macrophage-derived growth factor. In: Weissmann, G., Samuelsson, B., Paoletti, R., Advances in Inflammation Research 1. Raven Press, New York, 183–187 (1979)

Roth, S.L., Martini, G.A., Havemann, K., Adler, G.: Hepatopathie im Kindes- und Erwachsenenalter bei Alpha-1-Antitrypsin-Mangel. In: Ergebnisse der Inneren Medizin und Kinderheilkunde 46, 37–73 (1981)

Rudolph, R.: Contraction and the control of contraction. World J. Surg. 4, 279–287 (1980)

Russo, M.: The role of macrophages in the chemotactic response of polymorphonuclear leukocytes to bacterial lipopolysaccharides. Proc. Soc. Exp. Biol. Med. 164, 326–330 (1980)

Ryan, J.W., Ryan, U.S., Chung, A., Fisher, G.H.: Metabolism of bradykinin by endothelial cells in culture. Adv. Exp. Med. Biol. 156 B, 775–781 (1983)

Rytömaa, T.: The chalone concept. Int. Rev. Exp. Path. 16, 155–206 (1976)

Saito, H., Ratnoff, O.D.: Interactions among Hageman factor (HG, Factor XII), plasma thromboplastin antecedant (PTA, Factor XI), plasma prekallikrein (PK, Fletcher factor) and high molecular weight kininogen (HMW-K, Fitzgerald factor) in blood coagulation. Adv. Exp. Med. Biol. 120 B, 61–70 (1979)

Salvesen, G., Virca, G.D., Travis, J.: Interaction of plasma kallikrein with proteinase inhibitors. Adv. Exp. Med. Biol. 156 A, 121–130 (1983)

Samuelsson, B., Hammarström, S., Murphy, R.C., Borgeat, P.: Leukotriens and slow reacting substance of anaphylaxis (SRS-A). Allergy. 35, 375–381 (1980)

Sano, Y., Nishimukai, H., Kitamura, H., Nagaki, K., Inai, S., Hamasaki, Y., Marnyama, I., Igata, A.: Hereditary deficiency of the third component of complement in two sisters with systemic lupus erythematodes-like symptoms. Arthr. Rheum. 24, 1255–1260 (1981)

Sawai, K., Niwa, S., Katori, M.: The significant reduction of high molecular weight-kininogen in synovial fluid of patients with acute rheumatoid arthritis. Adv. Exp. Med. Bio. 120 B, 195–202 (1979)

Schaefer, H.E.: The role of macrophages in atherosclerosis. In: Schmalzl, F., Huhn, D., Schaefer, H.E., Haematology and Blood Transfusion 27, Disorders of the Monocyte Macrophage System. Springer-Verlag, Berlin, Heidelberg, New York, 137–142 (1981 a)

Schaefer, H.E.: The role of macrophages in storage diseases. In: Schmalzl, F., Huhn, D., Schaefer, H.E., Haematology and Blood Transfusion 27, Disorders of the Monocyte Macrophage System. Springer-Verlag, Berlin, Heidelberg, New York, 121–130 (1981 b)

Schaefer, H.E., Assmann, G.: Bedeutung der Makrophagen für die Genese der Arteriosklerose. Münch. med. Wschr. 122, Suppl. 5, 228–238 (1980)

Schapira, M., James, A., Scott, C.F., Kueppers, F., James, H.L., Cohen, A.B., Colman, R.W.: Role of high molecular weight kininogen in modulating the inactivation of human plasma kallikrein by plasma protease inhibitors. Adv. Exp. Med. Biol. 156A, 131–141 (1983)

Schiffmann, E., Corcoran, B.A., Wahl, S.M.: Formylmethionyl peptides as chemoattractants for leukocytes. Proc. Natl. Acad. Sci. USA 72, 1059–1062 (1975)

Schlick, E., Freundt, K.J.: Pharmakologische Grundlagen der medikamentösen Gerinnungshemmung. Zeitschrift für Allgemeinmedizin 57, 915–923 (1981)

Schmidt, M.E., Douglas, S.D., Quie, P., Nelson, R.D., Schmidt, W., Havemann, K.: Effect of neutral granulocyte proteases on human immuncompetent cells: Action of elastase-like protease and chymotrypsin-like protease on mononuclear phagocytes. In: Havemann, K., Janoff, A., Neutral Proteases of Human Polymorphonuclear Leukocytes. Urban & Schwarzenberg, Baltimore, München, 298–305 (1978)

Schmidt, J.A., Mizel, S.B., Cohen, D., Green, I.: Interleukin 1, a potential regulator of fibroblast proliferation. J. Immunol. 128, 2177–2182 (1982a)

Schmidt, J.A., Oliver, C.N., Green, I., Gery, I.: Silica stimulated macrophages release a fibroblast proliferation factor identical to interleukin 1 (IL-1). Fed. Proc. 41, 438 (1982b)

Schmitt, M., Mussel, H.-H., Dierich, M.P.: Qualitative and quantitative assessment of C3-receptor reactivities on lymphoid and phagocytic cells. J. Immunol. 126, 2042–2047 (1981)

Schnaper, H.W., Aune, T.M., Pierce, C.W.: Suppressor T cell activation by human leukocyte interferon. J. Immunol. 131, 2301–2306 (1983)

Schnyder, J.: Biochemical properties of human and murine mononuclear phagocytes and their changes on activation. In: Schmalzl, F., Huhn, D., Schaefer, H.E., Haematology and Blood Transfusion 27, Disorders of the Monocyt Macrophage System. Springer-Verlag, Berlin, Heidelberg, New York, 23–30 (1981)

Schnyder, J., Baggiolini, M.: Secretion of lysosomal hydrolases by stimulated and nonstimulated macrophages. J. Exp. Med. 148, 435–450 (1978a)

Schnyder, J., Baggiolini, M.: Role of phagocytosis in the activation of macrophages. J. Exp. Med. 148, 1449–1457 (1987b)

Schorlemmer, H.U.: The role of complement in the function of the monocyte/macrophage system. In: Schmalzl, F., Huhn, D., Schaefer, H.E., Haematology and Blood Transfusion 27, Disorders of the Monocyte Macrophage System. Springer-Verlag, Berlin, Heidelberg, New York, 49–61 (1981)

Schorlemmer, H.U., Ferluga, J., Allison, A.C.: Interactions of macrophages and complement components in the pathogenesis of chronic inflammation. In: Willoughby, D.A., Giroud, J.P., Perspectives in Inflammation. MTP-Press, Lancaster Engl., 191–209 (1977)

Schorlemmer, H.U., Kist, M., Bredit, W.: Mycoplasma stimulate mouse peritoneal macrophages to secrete lysosomal enzymes and to be cytotoxic. In: Willoughby, D.A., Giroud, J.P., Inflammation, Mechanisms and Treatment. MTP Press Lancaster Engl., 805–811 (1980)

Schreiber, R.D., Morrison, D.C., Podack, E.R., Müller-Eberhard, H.J.: Bactericidal activity of the alternative complement pathway generated from 11 isolated plasma proteins. J. Exp. Med. 149, 870–882 (1979)

Schreiber, R.D., Pangburn, M.K., Bjorson, A.B., Brothers, M.A., Müller-Eberhard, H.J.: The role of C3 fragments in endocytosis and extracellular cytotoxic reactions by polymorphonuclear leukocytes. Clin. Immunol. Immunpathol. 23, 335–357 (1982)

Schur, P.H.: Complement and lupus erythematodes. Arthr. Rheum. 25, 793–798 (1982)

Schweisfurth, H.: Das Angiotensin-I-Converting-Enzym bei verschiedenen Erkrankungen. Med. Welt 31, 1758–1759 (1980)

Schweisfurth, H.: Das Angiotensin-I-Converting-Enzym, Physiologische Aspekte und klinische Bedeutung. Dtsch. med. Wschr. 107, 1815–1818 (1982)

Schweisfurth, H., Wernze, H.: Changes in Angiotensin-I-converting-enzyme in patients with viral hepatitis and liver cirrhosis. Acta Hepato-Gastroenterologica 26, 207–210 (1979)

Scott, W.A., Ronzer, C.A., Cohn, Z.A.: Leukotriene C release by macrophages. Fed. Proc. 42, 129–133 (1983)

Sharma, J.N., Watson Buchanan, W.: Kinin system in clinical and experimental rheumatoid inflammation: A short review. Current Medical Research and Opinion 6, 314–321 (1979)

Shevach, E.: The role of antigenic determinants in macrophage-T lymphocyte interactions. In: Unanue, E.R., Rosenthal, A.S., Macrophage Regulation of Immunity. Academic Press, New York, London, Toronto, Sydney, San Francisco, 59–72 (1980a)

Shevach, E.M.: The role of the major histocompatibility complex in the regulation of macrophage-T lymphocyte interaction. J. Invest. Derm. 74, 289–291 (1980b)

Shimada, T., Sugo, T., Kato, H., Iwanaga, S.: Role of HMW-kininogen on surface-mediated activation of factor XII. Adv. Exp. Med. Biol. 156A, New York and London, 73–85 (1983)

Showell, H.J., Freer, R.J., Zigmond, S.H., Schiffmann, E., Aswanikumar, S., Corcoran, B., Becker, E.: The structure–activity relations of synthetic peptides as chemotactic factors and inducers of lysosomal enzyme secretion for neutrophils. J. Exp. Med. 143, 1154–1169 (1976)

Shulman, L.N., Robinson, S.H.: Transition from granulocyte to macrophage predominance in bone marrow cultures. Br. J. Haematol. 54, 405–414 (1983)

Siegel, J.N., Schwartz, A., Askenase, P.W., Gershan, R.K.: T-cell suppression and contrasuppression induced by histamine H_2 and H_1 receptor agonists, respectively. Proc. Natl. Acad. Sci. USA 79, 5052–5056 (1982)

Silberberg, A.: Microcirculation and the extravascular space. Bibliotheca anatomica 17, 54–65 (1979)

Silverberg, M., Kaplan, A.P.: Activation of Hageman factor. In: Weissmann, G., Advances in Inflammation Research 2. Raven Press, New York, 165–185 (1981)

Silverblatt, F.J.: Host–parasite interaction in the rat renal pelvis, A possible role for pili in the pathogenesis of pyelonephritis. J. Exp. Med. 140, 1696–1711 (1974)

Silverblatt, F.J., Ofek, I.: Interaction of bacterial pili and leukocytes. Infection 11, 235–238 (1983)

Silverstein, S.C., Loike, J.D.: Phagocytosis. In: van Furth, R., Mononuclear Phagocytes Function Aspects Part I. Martinus Nijhoff Publishers, The Hague-Boston-London, 895–917 (1980)

Silverstein, E., Fierst, S.M., Simon, M.R., Weinstock, J.V., Friedland, J.: Angiotensin-converting enzyme in Crohn's disease and ulcerative colitis. Am. J. Clin. Pathol. 75, 175–178 (1981)

Sissons, J.G.P., Schreiber, R.D., Cooper, N.R., Oldstone, M.B.A.: The role of antibody and complement in lysing virus-infected cells. Med. Microbiol. Immunol. 170, 221–227 (1982)

Sklar, L.A., Jesaitis, A.J., Painter, R.G.: The neutrophil N-formyl peptide receptor: Dynamics of ligand–receptor interactions and their relationship to cellular responses. In: Snyderman, R., Contemporary Topics in Immunology 14. Plenum Press, New York, London, 29–82 (1984)

Sluiter, W., van Waarde, D., Hulsing-Hesselink, E., Elzenga-Claasen, Ine, L., van Furth, R.: Humoral control of monocyte production during inflammation. In: van Furth, R., Mononuclear Phagocytes. Martinus Nijhoff Publishers, The Hague-Boston-London, 325–339 (1980)

Smith, J.B., Ingerman, C., Kocsis, J.J., Silver, M.J.: Formation of prostaglandins during the aggregation of human blood platelets. J. Clin. Invest. 52, 965–969 (1973)

Smith, K.A., Lachman, L.B., Oppenheim, J.J., Favata, M.F.: The functional relationship of the interleukins. J. Exp. Med. 151, 1551–1556 (1980)

Smith, M.J.H.: Biological activities of leukotrien B_4. Agents Actions 11, 571–572 (1981)

Smith-Erichsen, N., Aasen, A.O., Amundsen, E.: The functional inhibition of kallikrein, A critical factor in septic shock. Adv. Exp. Med. Biol. 156B, 1049–1054 (1983)

Smolen, J.E., Weissmann, G.: The granulocyte: Metabolic properties and mechanisms of lysosomal enzyme release. In: Havemann, K., Janoff, A., Neutral Proteases of Human Polymorphonuclear leukocytes. Urban & Schwarzenberg, Baltimore, München, 56–76 (1978)

Smolen, J.E., Korchak, H.M., Weissmann, G.: Increased levels of cyclic adenosine-3′,5′-monophosphate in human polymorphonuclear leukocytes after surface stimulation. J. Clin. Invest. 65, 1077–1085 (1980)

Snyderman, R.: Characterization of the oligopeptide chemoattractant receptor on leukocytes: Binding affinity reflects signal transduction. Fed. Proc. 42, 2855–2856 (1983)

Snyderman, R., Fudman, E.J.: Demonstration of a chemotactic factor receptor on macrophages. J. Immunol. 124, 2754–2757 (1980)
Snyderman, R., Pike, M.C.: Transductional mechanisms of chemoattractant receptors on leukocytes. In: Snyderman, R., Contemporary Topics in Immunology 14, Regulation of Leukocyte Function. Plenum Press, New York, London, 1–28 (1984)
Sobermann, R.J., Karnovsky, M.L.: Biochemical properties of activated macrophages. In: Pick, E., Lymphokines 3. Academic Press, New York, London, Toronto, Sydney, San Francisco, 11–31 (1981)
Solomkin, J.S., Jenkins, M.K., Nelson, R.D., Chenoweth, D., Simmons, R.L.: Neutrophil dysfunction in sepsis II. Evidence for the role of complement activation products in cellular deactivation. Surgery 90, 319–327 (1981)
Sorg, C., Neumann, C.: A developmental concept for the heterogeneity of macrophages in response to lymphokines and other signals. In: Pick, E., Lymphokines 3. Academic Press, New York, London, Toronto, Sydney, San Francisco, 85–118 (1981)
Soter, N.A., Austen, F.: Urticaria, angioedema, and mediator release in humans in response to physical environmental stimuli. Fed. Proc. 36, 1736–1741 (1977)
Spector, W.G.: The macrophage and its derivatives. In: Weissmann, G., Samuelsson, B., Paoletti, K., Advances in Inflammation Research 1. Raven Press, New York, 113–116 (1979)
Spector, W.G.: Die Morphologie, Kinetik und Schicksal der Granulome. Verh. Dtsch. Ges. Path. 64, 21–24 (1980)
Spitznagel, J.K.: Nonoxidative antimicrobial reactions of leukocytes. In: Snyderman, R., Contemporary Topics in Immunology 14. Plenum Press, New York, London, 283–343 (1984)
Springer, T.A., Unkeless, J.C.: Analysis of macrophage differentiation and function with monoclonal antibodies. In: Adams, D.O., Hanna Jr., M.G., Contemporary Topics in Immunology 13, Macrophage Activation. Plenum Press, New York, London, 1–31 (1984)
Stadecker, M.J., Calderon, J., Karnovsky, M.L., Unanue, E.R.: Synthesis and release in thymidine by macrophages. J. Immunol. 119, 1738–1743 (1977)
Stadler, B.M., Bernstein, E.H., Siraganian, R.P., Oppenheim, J.J.: Monoclonal antibody against human interleukin 2 (IL-2) I. Purification of IL-2 for the production of monoclonal antibodys. J. Immunol. 128, 1620–1624 (1982)
Stanley, E.R., Guilbert, L.J.: Regulation of macrophage production by a colony-stimulating factor. In: van Furth, R., Mononuclear Phagocytes, Functional Aspects I. Martinus Nijhoff Publishers, The Hague-Boston-London, 417–433 (1980)
Steinmann, R.M., Nogueira, N., Witmer, M.D., Tydings, J.D., Mellman, I.S.: Lymphokine enhances the expression and synthesis of Ia-antigens on cultured mouse peritoneal macrophages. J. Exp. Med. 152, 1248–1261 (1980)
Stewart, R.J., Duley, J.A., Rosman, I., Fraser, R., Allardyce, R.A.: The wound fibroblast and macrophage I: Wound cell population changes observed in tissue culture. Br. J. Surg. 68, 125–128 (1981 a)
Stewart, R.J., Duley, J.A., Dewdney, J., Allardyce, R.A., Beard, M.E.J., Fitzgerald, P.H.: The wound fibroblast and macrophage II: Their origin studied in a human after bone marrow transplantation. Br. J. Surg. 68, 129–131 (1981 b)
Stingl, G., Tamaki, K., Katz, S.I.: Origin and function of epidermal Langerhans cells. Immunological Review 53, 149–174 (1980)
Stobo, J.D., Kennedy, M.S., Goldyne, M.E.: Prostaglandin E modulation of the mitogenic response of human T-cells. Differentiation response of T-cell subpopulations. J. Clin. Invest. 64, 1188–1195 (1979)
Stojan, B.: Komplement (C3)-aktivierendes Material in der Gelenkflüssigkeit von Patienten mit rheumatoider Arthritis. Z. Rheumatol. 40, 208–212 (1981)
Stossel, T.P.: The mechanism of leukocyte locomotion. In: Gallin, J.I., Quie, P.G., Leukocyte Chemotaxis. Raven Press, New York, 143–160 (1978)
Stossel, T.P., Hartwig, J.H.: Interaction of actin-myosin and a new actin-binding protein of rabbit pulmonary macrophages: Role in cytoplasmic movement and phagocytosis. J. Cell. Biol. 68, 602–619 (1976)
Sueishi, K., Nanno, S., Tanaka, K.: Permeability enhancing and chemotactic activities of lower molecular weight degradation products of human fibrinogen. Thrombos. Haemostas. 45, 90–94 (1981)

Sullivan, J.: The role of eosinophils in inflammatory reactions. In: Elmer, B., Brown, M.D., Progress in Hematology. Grune and Stratton, New York, London, Toronto, Sydney, San Francisco, 65–82 (1979)

Sundsmo, J.S.: The leukocyte complement system. Fed. Proc. 41, 3094–3098 (1982)

Tabin, C.I., Bradley, S.M., Bargmann, C.I., Weinberg, R.A., Papageorgi, A.G., Screnick, E.M., Lowy, D.R., Chang, E.H.: Mechanism of activation of a human oncogene. Nature 300, 143–149 (1982)

Tada, T., Takemori, T., Okumura, K., Nonaka, M., Tokuhisa, T.: Two distinct types of helper T cells involved in the secondary antibody response: Independant and synergistic effects of Ia^- and Ia^+ helper T cells. J. Exp. Med. 147, 446–458 (1978)

Taffet, S.M., Russell, S.W.: Macrophage-mediated tumor cell killing: Regulation of expression of cytolytic activity by prostaglandin E. J. Immunol. 126, 424–427 (1981)

Takai, Y., Kikkawa, U., Kaibuchi, K., Nishizuka, Y.: Membrane phospholipid metabolism and signal transduction for protein phosphorylation. In: Greengard, P., Robinson, G.A., Advances in Cyclic Nucleotide and Protein Phosphorylation Research 18. Raven Press, New York, 119–158 (1984)

Talamo, R.C.: Basic and clinical aspects of the $alpha_1$-antitrypsin. Pediatrics 56, 91–99 (1975)

Tamaki, K., Stingl, G., Katz, St.I.: The origin of Langerhans cells. J. Invest. Derm. 74, 309–311 (1980)

Taparowsky, E., Suard, Y., Fasano, O., Shimizu, K., Goldfarb, M., Wigler, M.: Activation of the T24 bladder carcinoma transforming gene is linked to a single amino acid change. Nature 300, 762–765 (1982)

Tauber, A.I.: Current views of neutrophil dysfunction, an integrated clinical perspective. Am. J. Med. 70, 1237–1246 (1981)

Taylor, J.C., Crawford, I.P., Hugli, T.E.: Limited degradation of the third component (C3) of human complement by human leukocyte elastase (HLE): Partial characterization of C3-fragments. Biochemistry 16, 575–587 (1977)

Tedesco, F., Silivani, C.M., Agelli, M., Giovanetti, A.M., Bombardieri, S.: A lupus-like syndrome in a patient with deficiency of the sixth component of complement. Arthr. Rheum. 24, 1438–1440 (1981)

Terranova, V.P., Liotta, L.A., Vasanthakumar, G., Thorgeirsson, U., Siegal, G.P., Schiffmann, E.: Role of laminin in the adherence and chemotaxis of neutrophils. Fed. Proc. 42, 2851–2852 (1983)

Thiel, H., Oelling, W.-P., Rasche, B.: Chronisch progredientes Lungenemphysem bei homozygotem $alpha_1$-Antitrypsinmangel, Kasuistik einer mehr als sechsjährigen Verlaufsbeobachtung. Prax. Pneumol. 35, 23–28 (1981)

Thomas, D.W., Shevach, E.M.: Nature of the antigenic complex recognized by T-lymphocytes, VI. The effect of anti-TNP antibody on T-cell responses to TNP-conjugated macrophages. J. Immunol. 121, 1145–1151 (1978)

Thomas, J.W., Schroer, J., Danho, W., Bullesbach, E., Fohles, J., Rosenthal, A.S.: Determinant selection and macrophage-mediated Ir-Gene function. In: Unanue, E.R., Rosenthal, A.S., Macrophage Regulation of Immunity. Academic Press, New York, London, Toronto, Sydney, San Francisco, 3–14 (1980)

Thompson, R.E., Mandle Jr., R., Kaplan, A.P.: Characterization of human high molecular weight kininogen, Procoagulant activity associated with the light chain of kinin-free high molecular weight kininogen. J. Exp. Med. 147, 488–499 (1978)

Thorne, K.J., Oliver, R.C., Lackie, J.: Changes in the surface properties of rabbit polymorphonuclear leukocytes induced by bacteria and bacterial endotoxin. J. Cell. Sci. 27, 213–225 (1977)

Till, G.: The regulation of leukocyte chemotaxis and its role in the inflammatory response. Monogr. Allergy 12, 169–178 (1977)

Till, G., Ward, P.A.: Two distinct chemotactic factor inactivators in human serum. J. Immunol. 114, 843–847 (1975)

Tolone, G., Bonasera, L., Brai, M., Tolone, C.: Prostaglandin production by human polymorphonuclear leukocytes during phagocytosis in vitro. Experientia 33, 839–841 (1977)

Trang, L.E.: Prostaglandins and inflammation. Sem. Arthr. Rheum. 9, 153–190 (1980)

Trede, M., Petermann, C., Wächter, K.: Heilungsstörungen bei aseptischen Wunden. Langenbecks Arch. Chir. 358, 161–165 (1982)

Tuczek, H.V., Rabes, H.M.: Autoradiographische Untersuchungen über intralobuläre Differenzen der Flußrate von Hepatozyten in das S-Kompartiment im Frühstadium nach partieller Hepatektomie. Virchows Arch. B Cell. Path. 15, 55–63 (1973)

Turk, D.C.: The pathogenicity of Haemophilus influenzae, occasional review. J. Med. Microbiol. 18, 1–16 (1984)

Turk, J.L.: Immunologic and nonimmunologic activation of macrophages. J. Invest. Derm. 74, 301–306 (1980)

Turk, J.L., Narayanan, R.B.: The monocyto-macrophage system in granulomatous inflammation. In: Schmalzl, F., Huhn, D., Schaefer, H.E., Haematology and Blood Transfusion 27, Disorders of the Monocyt Macrophage System. Springer-Verlag, Berlin, Heidelberg, New York, 99–105 (1981)

Turner, S.R., Lynn, W.S.: Lipid molecules as chemotactic factors. In: Gallin, J.I., Quie, P.G., Leukocyte Chemotaxis. Raven Press, New York, 289–298 (1978)

Tyers, M.B., Haywood, H.: Effects of prostaglandins on peripheral nociceptors in acute inflammation. Agents Actions Suppl. 6, 65–77 (1979)

Ulmer, W.T., Zimmermann, I., Bugalho de Almeida, A.A., Park, H.S.: Effects of exogenous and endogenous histamine on the respiratory system. Klin. Wochenschr. 60, 991–996 (1982)

Unanue, E.R.: The regulation of lymphocyte functions by the macrophage. Immunological Reviews 40, 235–249 (1978)

Unanue, E.R.: T cell-macrophage interaction in infection to the intracellular pathogen Listeria monocytogenes. In: Unanue, E.R., Rosenthal, A.S., Macrophage Regulation of Immunity. Academic Press, New York, London, Toronto, Sydney, San Francisco, 73–85 (1980)

Unanue, E.R.: The regulatory role of macrophages in antigenic stimulation, Part two: Symbiotic relationship between lymphocytes and macrophages. Adv. Immunol. 31, 1–136 (1981)

Uotila, L., Suttle, J.W.: Recent findings in understanding the biological function of vitamin K. Medical Biology 60, 16–24 (1982)

Urbaschek, B., Urbaschek, R.: The inflammatory response to endotoxins. Bibliotheca anatomica 17, 74–104 (1979)

Vaes, G., Huybrechts-Codin, G., Hauser, P.: Lymphocyte-macrophage-fibroblast-cooperation in the inflammatory degradation of cartilage and connective tissue. Agents Actions 7, 100–108 (1980)

Valone, F.H.: Regulation of human leukocyte function by lipoxygenase products of arachidonic acid. In: Snyderman, R., Contemporary Topics in Immunology 14, Regulation of Leukocyte Function. Plenum Press, New York, London, 155–170 (1984)

van Dyke, T.E., Bartholomew, E., Genco, R.J., Slots, J., Levine, M.J.: Inhibition of neutrophil chemotaxis by soluble bacterial products. J. Periodontol. 53, 502–508 (1982)

van Epps, D.E., Palmer, D.L., Williams, R.C.: Characterization of serum inhibitors of neutrophil chemotaxis associated with anergy. J. Immunol. 113, 189–200 (1974)

van Furth, R.: Cell kinetics during inflammation. Agents Actions Suppl. 4, 51–59 (1977)

van Furth, R.: The mononuclear phagocyte system. Verh. Dtsch. Ges. Path. 64, 1–10 (1980)

van Furth, R., Crofton, R.W.: The origin and kinetics of liver macrophages during steady state and inflammation. In: Willoughby, D.A., Perspectives in Inflammation. MTP Press, Lancaster, Engl., 81–83 (1977)

van Furth, R., Willemze, R.: Phagocytic cells during an acute inflammatory reaction. In: Movat, H.Z., Current Topics in Pathology 68, Inflammatory Reaction. Springer-Verlag, Berlin, Heidelberg, New York, 179–212 (1979)

van Furth, R., Diesselhoff-den Dulk, M., Mattie, H.: Quantitative study on the production and kinetics of mononuclear phagocytes during an acute inflammatory response. J. Exp. Med. 138, 1314–1330 (1973)

van Furth, R., Raeburn, J.A., van Zwet, T.L.: Characteristics of human mononuclear phagocytes. Blood 54, 485–500 (1979)

van Furth, R., Diesselhoff-den Dulk, Martina, M.C., Raeburn, J.A., van Zwet, T.L., Crofton, R., Blussé van Oud Alblas, A.: Characteristics, origin and kinetics of human and murine mononuclear phagocytes. In: van Furth, R., Mononuclear Phagocytes I. Martinus Nijhoff Publishers, The Hague-Boston-London, 279–298 (1980)

van Heyningen, S.: Bacterial toxins and cyclic AMP. Nature 299, 782 (1982)

Vanhoutte, P.M.: Introductery remarks: Why 5-hydroxytryptamine. Fed. Proc. 42, 211–212 (1983a)

Vanhoutte, P.M.: 5-Hydroxytryptamine and vascular disease. Fed. Proc. 42, 233–237 (1983b)

van Nueten, J.M.: 5-Hydroxytryptamine and precapillary vessels. Fed. Proc. 42, 223–227 (1983)

van Waarde, D., Hulsing-Hesselink, E., Sandkuyl, L.A., van Furth, R.: Humoral regulation of monocytopoiesis during the early phase of an inflammatory reaction caused by particulate substances. Blood 50, 141–154 (1977a)

van Waarde, D., Hulsing-Hesselink, E., van Furth, R.: Properties of a factor increasing monocytopoiesis (FIM) occurring in serum during the early phase of an inflammatory reaction. Blood 50, 727–742 (1977b)

van Waarde, D., Hulsing-Hesselink, E., van Furth, R.: Humoral control of monocytopoiesis by an activator and an inhibitor. Agents Actions 84, 432–437 (1978)

Vassalli, J.D., Reich, E.: Macrophage plasminogenactivator: Induction by products of activated lymphoid cells. J. Exp. Med. 154, 429–437 (1977)

Venge, P.: Polymorphonuclear leukocyte proteases and their effects on complement components and neutrophil function. In: Havemann, K., Janoff, A., Neutral Proteases of Human Polymorphonuclear Leukocytes. Urban & Schwarzenberg, Baltimore, München, 264–275 (1978)

Verweij-van Vught, A.M.J.J., van den Bosch, J.F., Namavar, F., Sparrius, M., Mac Laren, D.M.: K Antigens of Escherichia coli and virulence in urinary-tract infection: Studies in mouse model. J. Med. Microbiol. 16, 147–155 (1983)

Verweij-van Vught, A.M.J.J., Namavar, F., Peerbooms, H., Sparrius, M., Mac Laren, D.M.: The role of different K antigens of Escherichia coli in phagocytosis by polymorphonuclear leukocytes. J. Med. Microbiol. 17, 141–150 (1984)

Vickers, M.R., Milliner, K., Martin, D., Ganelli, C.R.: Histamine-induced inhibition of lymphocyte proliferation and lysosomal enzyme release from polymorphs may not be mediated via H_1- or H_2-receptors. Agents Actions 12, 630–634 (1982)

Vinegar, R., Truax, J.F., Selph, J.L., Voelker, F.A.: Pathway of onset, development, and decay of carrageenan pleurisy in the rat. Fed. Proc. 41, 2588–2595 (1982)

Vranian, G., Conrad, D.H., Ruddy, S.: Specificity of C3 receptors that mediated phagocytosis by rat peritoneal mastcells. J. Immunol. 126, 2302–2306 (1981)

Wahn, V.: Hereditäre Komplementdefekte. Monatsschr. Kinderheilkd. 131, 765–772 (1983)

Waldvogel, F.A.: Pathophysiological mechanisms in pyogenic infections: Two examples – Pleural empyema and acute bacterial meningitis. In: Majno, G., Cotran, R.S., Kaufman, N., Current Topics in Imflammation and Infection. Williams and Wilkins, Baltimore/London, 115–122 (1982)

Walker, R.I., Willemze, R.: Neutrophil kinetics and the regulation of granulopoiesis. Rev. Infect. Dis. 2, 282–292 (1980)

Walker, W.S.: Macrophage heterogeneity: Membrane markers and properties of macrophage subpopulations. In: Unanue, E.R., Rosenthal, A.S., Macrophage Regulation of Immunity. Academic Press, New York, London, Toronto, Sydney, San Francisco, 307–318 (1980)

Wall, R.T., Harker, L.A., Quadracci, L.J., Striker, G.E.: Factors influencing endothelial cell proliferation in vitro. J. Cell. Physiol. 96, 203–214 (1978)

Walsh, P.N.: Platelets and coagulation proteins. Fed. Proc. 40, 2086–2091 (1981)

Ward, P.A.: Mediators of inflammatory responses. In: Cohen, S., Ward, P.A., Mc Cluskey, R.T., Mechanisms in Immunpathology. Wiley & Sons, New York, 1–12 (1979)

Ward, P.A.: Inflammatory proteins: Chemical and biological aspects. Clin. Biochem. 13, 187–190 (1980)

Ward, P.A.: The Chemotaxis system. In: Majno, G., Cotran, R.S., Kaufman, N., Current Topics in Inflammation and Infection. Williams and Wilkins, Baltimore/London, 54–61 (1982)

Ward, P.A., Berenberg, J.L.: Defective regulation of inflammatory mediators in Hodgkin's disease, supernormal levels of chemotactic-factor inactivator. N. Engl. J. Med. 290, 76–80 (1974)

Ward, P.A., Goralnick, S., Bullock, W.E.: Defective leukotaxis in patients with lepromatous leprosy. J. Lab. Clin. Med. 87, 1025–1032 (1976)

Ward, P.A., Kreutzer, D.L., Senior, R.M.: The modulation of leukotaxis by neutral proteases and other factors from neutrophils. In: Havemann, K., Janoff, A., Neutral Proteases of Human Polymorphonuclear Leukocytes. Urban & Schwarzenberg. Baltimore, München, 276–286 (1978)

Ward, P.A., Hugli, T.E., Chenoweth, D.E.: Complement and chemotaxis. In: Glynn, L.E., Houck, J.C., Weissmann, G., Handbook of Inflammation I, Chemical Messengers of the Inflammatory Process. Elsevier/North Holland, Biomedical Press, Amsterdam, New York, Oxford, 153–178 (1979)

Ward, P.E., Sheridan, M.S.: Converting enzyme kininase and angiotensinase of renal and intestinal brush border. Adv. Exp. Med. Biol. 156B, 835–844 (1983)

Wasi, S., Movat, H.Z., Pass, E., Chan, J.Y.C.: Production, conversion and destruction of kinins by human neutrophil leukocyte proteases. In: Havemann, K., Janoff, A., Neutral Proteases of Human Polymorphonuclear Leukocytes. Urban & Schwarzenberg, Baltimore, München, 245–260 (1978)

Watson, J.D., Mochizuki, D.Y., Gillis, S.: Molecular characterization of interleukin 2. Fed. Proc. 42, 2747–2752 (1983)

Weigelt, H., Addicks, K., Houck, G., Lübbers, D.W.: Vital microscopic studies in regard to the role of endothelian reactive structures in the inflammatory process. Bibliotheca Anatomica 17, 11–20 (1979)

Weigle, W.O., Morgan, E.L., Goodman, M.G., Chenoweth, D.E., Hugli, T.E.: Modulation of the immune response by anaphylatoxin in the microenvironment of the interacting cells. Fed. Proc. 41, 3099–3103 (1982)

Weir, D.M., Ögmundsdóttir, H.M.: Cellular recognition by phagocytes: Role of lectin-like receptor(s). In: van Furth, R., Mononuclear Phagocytes, Functional Aspects I. Martinus Nijhoff Publishers, The Hague-Boston-London, 865–884 (1980)

Weiss, J., Elsbach, P., Olsson, I., Odeberg, H.: Purification and characterization of a potent bactericidal and membrane active protein from the granules of human polymorphonuclear leukocytes. J. Biol. Chem. 253, 2664–2672 (1978)

Weisbart, R.H., Bluestone, R., Goldberg, L.S., Pearson, C.M.: Migration enhancement factor: A new lymphokine. Proc. Natl. Acad. Sci. USA 71, 875–879 (1974)

Weissmann, G., Goldstein, I., Hoffstein, S., Tsung, P.K.: Reciprocal effects of cAMP and cGMP on microtubule-dependent release of lysosomal enzymes. Ann. N.Y. Acad. Sci. 253, 750–762 (1975)

Weissmann, G., Korchak, H.M., Perez, H.D., Smolen, J.E., Goldstein, I.M., Hoffstein, S.T.: Leukocytes as secretory organs of inflammation. In: Weissmann, G., Samuelsson, B., Paoletti, R., Advances in Inflammation Research I. Raven Press, New York, 95–112 (1979)

Weissmann, G., Smolen, J.E., Korchak, H.M.: Release of inflammatory mediators from stimulated neutrophils. N. Engl. J. Med. 303, 27–34 (1980)

Weissmann, G., Serhan, C., Korchak, H.M., Smolen, J.E.: Neutrophils: Release of mediators of inflammation with special reference to rheumatoid arthritis. Ann. N.Y. Acad. Sci. 389, 11–24 (1982)

Weksler, B.B., Goldstein, I.M.: Prostaglandins: Interaction with platelets and polymorphonuclear leukocytes in hemostasis and inflammation. Am. J. Med. 68, 419–428 (1979)

Weller, P.F., Goetzl, E.J.: The human eosinophil. Roles in host defense and tissue injury. Am. J. Pathol. 100, 793–820 (1980)

Werb, Z., Bauda, M.J., Jones, P.A.: Degradation of connective tissue matrices by macrophages, I. Proteolysis of elastin, glycoproteins, and collagen by proteinases isolated from macrophages. J. Exp. Med. 152, 1340–1357 (1980)

Werdelin, O.: Antigen-specific physical interaction between macrophages and T-lymphocytes. In: Unanue, E.R., Rosenthal, A.S., Macrophage Regulation of Immunity. Academic Press, New York, London, Toronto, Sydney, San Francisco, 213–229 (1980)

Westwick, J.: Prostaglandins as mediators of inflammation – Vascular aspects. Agents Actions Suppl. 6, 59–62 (1979)

Wexler, D.A., Nelson, R.D., Cleary, P.P.: Human neutrophil chemotactic response to group A streptococci: Bacteria-mediated interference with complement-derived chemotactic factors. Infect. Immun. 39, 239–246 (1983)

Whaley, K.: Biosynthesis of the complement components and the regulatory proteins of the alternative complement pathway by human peripheral blood monocytes. J. Exp. Med. 151, 501–516 (1980)

Whitelaw, D.M., Batho, H.F.: Kinetics of monocytes. In: van Furth, R., Mononuclear Phagocytes in Immunity, Infection and Pathology. Blackwell Scientific Publications, Oxford, London, Edinburgh, Melbourne, 175–188 (1975)

Wicklmayr, M., Brunnbauer, H., Dietze, G.: The kallikrein-kinin-prostaglandin system: Involvement in the control of capillary blood flow and substrate metabolism in skeletal muscle. Adv. Exp. Med. Biol. 156A, 625–638 (1983)

Wilkinson, P.C.: Synthetic peptide chemotactic factors for neutrophils: The range of active peptides, their efficacy and inhibitory activity and susceptibility of the cellular response to enzymes and bacterial toxins. Immunol. 36, 579–588 (1979)

Wilkinson, P.C., Allan, R.B.: The locomotor behaviour of human blood monocytes in chemotactic and chemokinetic environments and the role of substratum in monocyte locomotion. In: van Furth, R., Mononuclear Phagocytes, Functional Aspects I. Martinus Nijhoff Publishers, The Hague-Boston-London, 475–500 (1980)

Wilkinson, P.C., Lackie, J.M.: The adhesion, migration and chemotaxis of leukocytes in inflammation. In: Movat, H.Z., Current Topics in Pathology 68, Inflammatory Reaction. Springer-Verlag, Berlin, Heidelberg, New York, 47–88 (1979)

Williams, L.T., Snyderman, R., Pike, M.C., Lefkowitz, R.J.: Specific receptors sites for chemotactic peptides in human polymorphonuclear leukocytes. Proc. Natl. Acad. Sci. USA 74, 1204–1208 (1977)

Williams, T.J., José, P.J.: Mediation of increased vascular permeability after complement activation. J. Exp. Med. 153, 136–153 (1981)

Williams, T.J., Peck, M.J.: Role of prostaglandin-mediated vasodilation in inflammation. Nature 270, 530–532 (1977)

Wilson, A.B., Prichard-Thomas, S., Gurner, B.-W., Lachmann, P.J., Coombs, R.R.A.: Complement component on human lymphocytes. Clin. Immunol. Immunpathol. 22, 118–127 (1982)

Wilson Cox, D., Smyth, S.: Risk for liver disease in adults with alpha$_1$-antitrypsin deficiency. Am. J. Med. 74, 221–227 (1983)

Wong, P.Y., Talamo, R.C., Williams, G.H.: Kallikrein-kinin and renin-angiotensin systems in functional renal failure of cirrhosis of the liver. Gastroenterology 73, 1114–1118 (1977)

Woodward, D.F., Owen, D.A.A.: The time course of the vascular events associated with inflammation due to ultraviolet irradiation of guinea pig ears. In: Willoughby, D.A., Perspectives in Inflammation. MTP-Press, Lancaster England, 289–293 (1977)

Woodward, D.F., Owen, D.A.: Studies on histamine-induced cutaneous flare in the guinea pig. Agents Actions 13, 35–44 (1983)

Wright, D.G., Gallin, J.I.: A functional differentiation of human neutrophil granules: Generation of C5a by a specific (secondary) granule product and inactivation of C5a by azurophil (primary) granule products. J. Immunol. 119, 1068–1076 (1977)

Zabucchi, G., Bellavite, P., Berton, G., Dri, P.: Free radicals generation by the inflammatory cells. Agents Actions 7, 159–166 (1980)

Zederfeldt, B.: Factors influencing wound healing. In: Viidik Vunst, Biology of Collagen. Academic Press, New York, London, Toronto, Sydney, San Francisco, 347–362 (1980)

Zeitlin, I.J., Sharma, J.N., Brooks, P.M., Dick, W.C.: Raised plasma kininogen levels in rheumatoid patients – Response to therapy with nonsteroidal anti-inflammatory drugs. Adv. Exp. Med. Biol. 70, 335–343 (1976)

Zigmond, S.H.: Chemotaxis by polymorphonuclear leukocytes – Review. J. Cell. Biol. 77, 269–287 (1978)

Zigmond, S.H.: Consequences of chemotactic peptide receptor modulation for leukocyte orientation. J. Cell. Biol. 88, 644–647 (1981)

Zigmond, S.H., Hirsch, J.G.: Leukocyte locomotion and chemotaxis, new methods for evaluation, and demonstration of a cell-derived chemotactic factor. J. Exp. Med. 137, 387–410 (1973)

Zimmer, B., Hartung, H.-P., Scharfenberg, G., Bitter-Suermann, D., Hadding, U.: Quantitative studies of the secretion of complement component C3 by resident, elicited and activated macrophages. Comparison with C2, C4 and lysosomal enzyme release. Eur. Immunol. 12, 426–430 (1982)

Zurier, R.B.: Prostaglandins immune responses and murine lupus. Arthr. Rheum. 25, 804–809 (1982)

Zurier, R.B., Weissmann, G., Hoffstein, S., Kammermann, S., Tai, H.H.: Mechanisms of lysosomal enzyme release of lysosomal from human leukocytes: II. Effects of cAMP and cGMP, autonomic and agents with affect microtubule function. J. Clin. Invest. 53, 297–309 (1974)

Zwaan, F.E.: Haemopoietic progenitor cells in peripheral blood. Blut 45, 87–95 (1982)

Zweifach, B.W.: Microcirculatory aspects of tissue injury. Ann. N.Y. Acad. Sci. 116, 831–838 (1964)

5 Sachverzeichnis